ULLSTEIN

Das Buch

Vergeßlich, zerstreut, zu langsam? Wenn die grauen Zellen müde werden, muß das weder eine Krankheit sein, noch müssen Sie sich damit abfinden. Wahrscheinlich fehlen Ihrem Gehirn nur die richtigen Fette, Eiweißstoffe oder bestimmte Vitamine und Mineralien.
Die Bestsellerautorin Jean Carper erklärt Ihnen in diesem Buch ganz genau, was Ihr Gehirn braucht, um bestmöglich zu funktionieren. Sie breitet eine ganze Palette von Nahrungs- und Nahrungsergänzungsmitteln vor Ihnen aus, die Ihnen geistige Höchstleistungen ermöglichen, und das bis ins hohe Alter!

Die Autorin

Jean Carper ist eine international gefragte Kapazität auf dem Gebiet medizinischer und ernährungswissenschaftlicher Fachpublizistik. Ihre Arbeiten als Funk- und Fernsehjournalistin wurde vielfach ausgezeichnet. Ihre Bücher fanden weltweit ein Millionenpublikum.

In unserem Hause sind von Jean Carper bereits erschienen:
Jungbrunnen Nahrung
Nahrung ist die beste Medizin
Natur wirkt Wunder

Jean Carper

Wundernahrung fürs Gehirn

Steigert den IQ
Optimiert die geistige Kraft
Stoppt Alterungsprozesse

Aus dem Englischen
von Matthias Schossig

Ullstein

Besuchen Sie uns im Internet:
www.ullstein-taschenbuch.de

Umwelthinweis:
Dieses Buch wurde auf chlor- und säurefreiem Papier gedruckt.

Ullstein ist ein Verlag der Ullstein Buchverlage GmbH, Berlin.
4. Auflage 2004

Titel der amerikanischen Originalausgabe: *Your Miracle Brain*
(HarperCollins Publishers, Inc., New York)
Übersetzung: Matthias Schossig
Redaktion: SWB Communications, Dr. Sabine Werner-Birkenbach

Umschlaggestaltung: Init GmbH, Bielefeld
Titelabbildung: Bavaria, Düsseldorf
Gesetzt aus der Garamond, Linotype
Satz: KompetenzCenter, Mönchengladbach
Druck- und Bindearbeiten: Ebner & Spiegel, Ulm
Printed in Germany
ISBN 3-548-36468-3

Inhalt

Dank

Beim Verfassen dieses Buches hatte ich das Privileg, auf einige der besten wissenschaftlichen Kapazitäten im Bereich der Gehirnforschung und Ernährungswissenschaft der Gegenwart zurückgreifen zu können. Diese Wissenschaftler waren Willens, mir bei der Interpretation der vielen kürzlich erschienenen Studien zum Thema Gehirn, Ernährung und Nahrungsergänzungsmittel zu helfen. Erst durch sie war ich in der Lage, die Informationen in einer Weise darzustellen, die – so hoffe ich – leicht verständlich ist und für den Leser einen praktischen Nutzen hat. Insbesondere möchte ich einigen prominenten Forschern meinen Dank aussprechen, die meine Hauptquelle zum grundlegenden Verständnis der Einflüsse unserer Ernährung auf unser Gehirn bildeten. Natürlich liegt die Verantwortung für die Schlußfolgerungen aus diesen Erkenntnissen ganz allein bei mir.

Ich danke Dr. William Lands, früher Professor der Biochemie an der University of Illinois in Chicago und nun Forscher am National Institute of Alcohol and Drug Abuse. Mit meinem geringen Schulwissen im Bereich Chemie hätte ich nur einen Bruchteil dessen verstanden, was ich über Omega-3-Fischöl und andere Fettsäuren gelesen habe, wenn ich nicht Bill Lands als vorzüglichen Lehrer gehabt hätte, der mir auf seine geduldige und ständig ermutigende Weise alles erklärte. Ich bin ihm zutiefst dankbar dafür, daß er mir über ein Jahrzehnt hinweg ein Freund und Mentor im Bereich der Biochemie der Fettsäuren gewesen ist.

Mein Dank gilt Dr. Jerry Cott und Dr. Joseph Hibbeln, die beide an prominenter Stelle am National Institute of

Mental Health arbeiten. Sie waren immer Ansprechpartner, wenn es darum ging, die neuesten Forschungsinformationen und Erklärungen der Mechanismen des Gehirns bezüglich Ernährung und Ergänzungsmitteln zu erhalten. Ihr Wissen und ihre Fähigkeiten waren unschätzbar wichtig.

Meine berufliche Laufbahn hat sich erheblich verändert, seit ich Dr. Denham Harman, Professor emeritus der Medizin der University of Nebraska Medical School, 1994 zum ersten Mal begegnete. Er ist als »Vater der Freie-Radikale-Theorie des Alterns« bekannt. Zahlreiche Stunden hat er damit verbracht, mir die Wirkung der freien Radikale und Antioxidantien zu vermitteln. Selbst in fortgeschrittenem Alter arbeitet er noch immer unermüdlich an der wissenschaftlichen Erforschung des Alterungsprozesses. Er ist immer eine Inspiration für mich.

Mein Dank gilt Dr. Lester Packer, Professor der Molekularbiologie an der University of California in Berkeley und weltweit anerkannte Kapazität im Bereich freie Radikale und Antioxidantien. Les ist eine Legende wegen seiner Energie, seines enzyklopädischen Wissens und seiner umfangreichen Forschungen. Ich bin sehr glücklich, ihn zu den wichtigsten Informanten für dieses Buch zählen zu dürfen.

Dr. Norman Rosenthal, forschender Psychiater am National Institute of Mental Health und Autor mehrerer Bücher zum Thema Depressionen, begegnete ich zum ersten Mal 1981, als ich medizinische Chefkorrespondentin für CNN in Washington war. Sein Fachwissen und seine Begeisterung haben mir geholfen, dieses Buch zu schreiben.

Darüber hinaus bin ich dankbar für die Interviews mit Dr. Andreas Papas, einer Autorität in Sachen Vitamin E, mit dem britischen Psychologen Dr. David Benton, dem forschenden Psychologen Donald Gold, der Gehirn- und Lipidforscherin Dr. Carol Greenwood von der University of Toronto, der Vitaminforscherin Dr. Adrianne Bendich und den gesamten Forschungsteams am United States Department of Agriculture, am Human Nutrition Research Center on Aging an der Tufts University, insbesondere Dr. James Joseph und Dr. Ronald Prior. Mein Dank an Jody McBride vom U.S. Department of Agriculture für ihre schnellen Antworten auf meine Anfragen ist längst überfällig.

Dieses Buch hätte ich niemals schreiben können ohne meine Forschungsassistentin Julie Simons, die über viele Monate hinweg dafür gesorgt hat, daß der Fluß der wissenschaftlichen Journale in Richtung meines Schreibtisches niemals nachließ.

Und einen ganz besonderen Dank richte ich an meinen Anwalt und Agenten Robert Barnett, der die Sprache der Juristen beherrscht wie kein anderer, sowie an meine Lektorin und Verlegerin bei HarperCollins, Gladys Justin Carr, sowie meine langjährige Verlegerin Edna Farley.

Wie immer – und hier noch einmal – wiederhole ich meinen Dank an meine langjährige Freundin, unvergleichliche Lektorin und TV-Produzentin, Thea Flaum, für ihre qualifizierten Revisionen des Manuskripts und ihre nicht nachlassende Begeisterung und Ermutigung.

Einleitung: Nahrungsmittel-Neurologie – neue Wege in ein gesundes Leben

Seit den sechziger Jahren werden wir buchstäblich überhäuft mit allen möglichen Tips und Anregungen, was wir tun können, um unser Herz fit und unsere Arterien durchlässig zu halten:

Wie senke ich meinen Cholesterinspiegel? Wie beuge ich Arterienverkalkung vor? Wie halte ich meinen Puls im Rhythmus?

Doch was ist eigentlich mit unserem Gehirn? Nur wenige Menschen sind sich darüber im klaren, daß ihre Gehirnzellen noch viel sensibler als Ihr Herz auf Nährstoffe und chemische Substanzen in unserer Ernährung reagieren. Diese Stoffe sorgen jederzeit dafür, daß unser Gehirn gut oder auch mal weniger gut funktioniert.

Zweifellos ist unser Gehirn unser kostbarster körperlicher Besitz. Es ist der Sitz unseres Wesens, unserer Intelligenz, unserer Persönlichkeit – all dessen, was uns zum Menschen macht. Nichts ist von zentralerer Bedeutung für ein erfolgreiches und erfülltes Leben als ein bestens funktionierendes Gehirn. Millionen Menschen leiden unter Behinderungen, die sie davon abhalten, das volle geistige, kreative und emotionale Potential ihres Gehirns auszuschöpfen. Eine solche Behinderung kann eine persönliche Tragödie sein, die einen Menschen von der Geburt bis zum Tode begleitet. Die eigene Denkfähigkeit zu verlieren – sei es wegen einer psychischen Erkrankung, wegen falscher Ernährung oder wegen vorzeitiger Alterung – ist eine der schlimmsten Verletzungen unserer Menschenwürde. Trotzdem schenken wir unserem Gehirn erstaunlich wenig Aufmerksamkeit, wenn es um gesunde Ernährung oder eine Umstellung unserer Lebensgewohnheiten geht. Seit vielen Jahren ist unser Gehirn das »meistvergessene Organ«, wie Turan Itil, Professor für Psychiatrie an der New York University, es treffend formulierte.

Mittlerweile versorgen uns die weltweit renommiertesten medizinischen Forschungsinstitute mit gesicherten wissenschaftlichen Fakten darüber, was wir tun können, um das wichtigste aller Organe zu pflegen und seine Funktionen zu optimieren.

Medizinische Fachzeitschriften bersten förmlich vor Neuigkeiten und verkünden ein neues Zeitalter des Gehirns. Nach und nach rückt in den Prioritäten der Informationsgesellschaft des 21. Jahrhunderts das Gehirn an die Stelle der Muskeln, und in der Wissenschaft erwacht ein Interesse daran, wie man die Gehirnfunktionen auf Hochtouren bringen kann. Allmählich macht sich die Erkenntnis breit, daß das Gehirn die wichtigste Ressource für unser Wissen und unsere Erkenntnisfähigkeit ist und daß unsere Intelligenz das einzige Kapital ist und sein wird, auf das wir wirklich bauen können. Mehr und mehr machen sich Menschen darüber Gedanken, ob ihr Gehirn mit der galoppierenden Entwicklung überhaupt noch Schritt halten kann. In der amerikanischen Illustrierten »Newsweek« erschien kürzlich ein Artikel mit dem Titel *Brain Boosters* – was man in etwa mit *Gehirndoping* übersetzen könnte. Der Artikel stellte eine wissenschaftliche Studie über die Erfolge in der Anwendung von Ginkgo bei der Alzheimer-Krankheit vor. Darin hieß es: »Das Leben im Informationszeitalter ist eine große Herausforderung für die geistigen Kapazitäten der Menschen, und viele Amerikaner greifen bereits zu Medikamenten und Nahrungsergänzungsmitteln, um ihre mentale Fitneß zu verbessern – oder wenigstens nicht zu verlieren.«

Auch die Überalterung der Gesellschaft läßt immer mehr

Menschen erkennen, daß ein vitaler Körper ohne ein vitales Gehirn nutzlos ist. Im Jahr 2030 werden in den Vereinigten Staaten 80 Millionen Menschen im Alter über 65 Jahren leben. Die Anzahl unserer Mitmenschen, die unter Gedächtnis- und Gehirnproblemen leiden, droht zu einem gesellschaftlichen Alptraum zu werden, wenn wir jetzt nicht handeln, sagen die Experten. »Wir müssen jetzt mindestens genausogut auf unser Gehirn achten wie auf unser Herz«, sagt Dr. Itil. Er regt die Gründung sogenannter »Gedächtnis-Zentren« an (nach dem Muster der »Herz-Zentren«), um im fortgeschrittenen Lebensalter Gehirnfunktionen und Gedächtnisverlust zu beherrschen und entsprechende Nährstoffe und gedächtnisfördernde Mittel zu verabreichen, die einer fortschreitenden Verschlechterung der Denkfähigkeit und der Degeneration des Gehirns vorbeugen.

Endlich rückt das Gehirn weltweit in den Brennpunkt der besten Ernährungsforscher. Wissenschaftler suchen und finden faszinierende Methoden, die Chemie des Gehirns durch Nahrungsergänzungsmittel, bestimmte Diäten oder eine Umstellung der Lebensgewohnheiten zu verändern. Ihre Entdeckungen zeigen auf, wie man ein Leben lang sein Gehirn in Höchstform halten kann – von der Steigerung der Gehirnfunktionen im Mutterleib bis zur Vorbeugung und Heilung von Gehirnabbau im Alter. Dieser neue Schwerpunkt der Verbesserung und Erhaltung des Gehirns hat zu einer neu gegründeten medizinischen Fachrichtung namens »Nahrungsmittel-Neurologie« (Nutritional Neuroscience) geführt, mit einer neuen wissenschaftlichen Fachzeitschrift unter demselben Titel.

Ein Artikel in »Psychology Today« beschreibt diesen neuen Fachbereich so: »Dahinter steht der Gedanke, daß die richtige Ernährung und die natürlichen Neurochemikalien, die sie enthält, die geistigen Fähigkeiten erhöhen und Ihnen helfen können, sich zu konzentrieren, Ihre sensomotorischen Fertigkeiten zu verfeinern, Ihre Motivation zu steigern, Ihr Gedächtnis zu verbessern, Ihre Reaktionszeiten zu beschleunigen, Streß zu vertreiben, vielleicht sogar die Alterung Ihres Gehirns aufzuhalten – und daß dies alles längst keine Fiktion mehr ist. Die Nahrungsmittel-Neurologie, wie man diese Wissenschaft nennt, steckt zwar noch in ihren Kinderschuhen, aber sie hat schon eine Reihe erstaunlicher Erkenntnisse hervorgebracht.«

Diese rasante, höchst faszinierende Forschung im Dienst der Verbesserung der Gehirnfunktionen hat mich inspiriert, die neuesten wissenschaftlichen Erkenntnisse zusammenzufassen und herauszufinden, wie wir im Alltag Substanzen in unserer Ernährung, Vitamine, ergänzende Präparate und andere Faktoren nutzen können, um die Fähigkeiten unseres Gehirns zu verbessern, uns dauerhaft glücklich zu fühlen und den Zerfall unseres Gehirns durch Altern oder neurologische Erkrankungen zu vermeiden. Wir werden herausfinden, was eine Frau in der Schwangerschaft essen kann, damit ihr Kind einen hohen Intelligenzquotienten haben wird. Wir werden Vorschläge machen, was eine ältere Person einnehmen kann, damit ihr lückenhaftes Gedächtnis wiederkehrt, und was Menschen in jedem Alter zwischendurch tun können, um sich der optimalen Funktion ihres Gehirns zu erfreuen. Das große Ziel ist das »Superhirn«.

Wir werden uns die jüngsten Forschungsergebnisse über einige der ältesten Gehirnstimulantien, wie etwa Koffein und Zucker, anschauen und einige der neuesten synthetischen Anregungsmittel unter die Lupe nehmen, wie etwa Phosphytidylserin (PS) und Ginkgo. Wir werden die Wirkung der üblichen Vitaminpräparate untersuchen und sehen, wie sie unsere Stimmungen und kognitiven Funktionen verändern können, alles anhand der aktuellen neurowissenschaftlichen Forschungsergebnisse. Basierend auf neuesten Erkenntnissen über die Flexibilität des Gehirns, ist »Wundernahrung fürs Gehirn« ein hochaktueller Ratgeber. Er enthält alles, was Sie tun können, um Ihr Gehirn in jedem Alter topfit zu halten, Ihr Denken in Hochform zu bringen, Ihre Kreativität zu fördern und zu verhindern, daß Ihr Gehirn abbaut, wenn Sie älter werden. Es ist niemals zu früh oder zu spät, um die Physiologie Ihres Gehirns zu unterstützen, seine Funktionen zu verbessern und Ihr persönliches Optimum an geistigen und kreativen Leistungen zu erzielen. Dieses Buch sagt Ihnen, wie und warum Sie am besten heute damit anfangen sollten.

Zum ersten Mal bietet die Wissenschaft uns die Möglichkeit, die biologische Struktur und die elektrochemischen Schaltvorgänge in unserem Gehirn zu optimieren, um unser höchstes Potential für persönliches Glück, Leistungsfähigkeit und ein erfülltes Leben zu verwirklichen.

Teil 1: Herzlich willkommen im Zeitalter des Superhirns

Ein altes, verbreitetes Vorurteil ist: Sie sind mit einem genetisch vorbestimmten Gehirn von einer ganz bestimmten Größe und einem fest umrissenen Potential auf die Welt gekommen – Ende der Geschichte. Es gibt wenig oder gar keine Möglichkeit, die Fähigkeiten und Funktionen des Gehirns zu verändern. Daher sind Ihre Chancen im Leben vorherbestimmt, Ihr Schicksal besiegelt, von Geburt an.

Die neue, wissenschaftliche Realität stellt sich anders dar: Das Gehirn ist ein wachsendes, sich ständig veränderndes Organ – seine Fähigkeiten und seine Vitalität hängen zu einem großen Teil davon ab, wie Sie sich ernähren und wie Sie Ihr Gehirn behandeln. Sie selbst haben die Möglichkeit, die Funktionen Ihres Gehirns und somit Ihr eigenes Schicksal tiefgreifend zu beeinflussen. Das seit langem vernachlässigte Gehirn wird seit einiger Zeit in allen Einzelheiten naturwissenschaftlich unter die Lupe genommen, und das ist gut so für uns alle.

Adieu »Gehirnmaschine«

Seit Jahrhunderten haben Philosophen, Wissenschaftler, Theologen und Gelehrte sich ihr eigenes Bild von unserem Gehirn und seinen Funktionen gemacht. Mitte des 18. Jahrhunderts beschrieb ein englischer Philosoph das Gehirn als ein »ingeniöses System schwingender Hohlröhren«, ähnlich einer Kirchenorgel. Im Industriezeitalter stellte man sich das Gehirn als eine Maschine vor, und gegenwärtig hört man oft die Vorstellung des Gehirns als EDV-Zentrale des Körpers, als eine Art verdrahteter, verlöteter Computer, mit integrierten Schaltungen und fest verdrahteten Leitungen, mit eingebauten Speichermodulen und einer festgelegten Rechenkapazität.

Doch nichts könnte von der Realität weiter entfernt sein, wie uns die moderne Wissenschaft vom Gehirn lehrt. Wenn die Leistungsanforderungen, die an einen Computer gestellt werden, dessen Fähigkeiten überschreiten, wird der Computer zu Schrott deklariert. Kein Computer ist in der Lage, bei Bedarf neue Chips in sich wachsen zu lassen, noch kann er seine Rechenleistung kurzfristig aufstocken, um Speicher oder Leistung zu verbessern. Die physikalische Struktur eines Computers ist für alle Zeiten durch die Umstände seiner Erschaffung in irgendeiner Computerfabrik determiniert. Sie können ihn treten, Sie können ihn mit Nährlösungen übergießen, Sie können ihm Musik vorspielen, ihm Smart Drugs verabreichen, aber er wird kein Stück smarter werden. Ganz im Gegensatz zu einem echten, lebendigen Gehirn.

Die Vorstellung vom Gehirn als einer Maschine ist ein Relikt aus vergangenen Wissenschaftszeiten. Aufregende neue Studien über das Gehirn zeigen uns ein wachsendes, sich ständig veränderndes, komplexes Gewebe aus Zellen, ein wahres Wunderwerk von einem Organ, flexibel und formbar durch innere und äußere Einflüsse. Ebenso wie die Struktur und Funktion des Herzens sich zum Guten oder Schlechten hin verändert und auf Ernährung, Medikamente und Fitneß reagiert, tut dies auch das Gehirn.

Neurologen wissen mittlerweile, daß das Gehirn ein Organ von frappierender Elastizität ist – genau wie der Rest unseres Körpers, voller Dynamik, niemals stillstehend, ein Leben lang. Larry Squire, Professor für Neurologie an der University of California in San Diego und Ex-Präsident der

National Society for Neuroscience, hat einmal gesagt: »Wenn Sie mit einer Videokamera die Reaktion des Gehirns auf bestimmte geistige Tätigkeiten festhalten könnten, dann könnten Sie sehen, wie es wächst, sich dehnt und zusammenzieht und ständig neue Formen annimmt – daran habe ich keine Zweifel.«

»Das wichtigste ist, zu erkennen, daß das Gehirn sich jederzeit verändert und im Wachstum befindet«, sagt auch Bruce McEwen von der New Yorker Rockefeller University.

»Die chemische Zusammensetzung der Neuronen selbst verändert sich ständig. Das Gehirn ist keine isolierte, unveränderliche Hardware, die sich von entsprechender programmierbarer Software unterscheidet.«[1]

Bis vor kurzem wußten wir nur wenig über die biologische Architektur des Gehirns im Vergleich mit anderen Organen wie etwa der Leber, den Nieren oder dem Herzen. Warum? Der englische Neurologe Richard S. J. Frackowiak vom Londoner Institute of Neurology, bietet in einem faszinierenden Artikel in der Zeitschrift »Daedalus«[2] die Antwort. Ganz einfach: Das Gehirn stand als Forschungsobjekt nicht zur Verfügung. In einem relativ unzugänglichen Gehäuse, dem Schädel, eingeschlossen, konnte das Gehirn im lebenden Zustand einfach nicht untersucht werden, sondern erst nach dem Tode. Jegliches Wissen über das Funktionieren des Gehirns stammt aus zweiter Hand, abgeleitet aus menschlichem Verhalten. Das änderte sich erst allmählich seit 1972 mit der Erfindung der Computertomographie (CT-Scan) und später des PET-Scans bildgebende Verfahren für das Gehirn entwickelt wurden, mit deren Hilfe man klare und deutliche Eindrücke von Anatomie und Stoffwechsel des Gehirns gewinnen und chemische Substanzen auf ihrem

1 Susan Greenfield, »The Human Brain: A Guided Tour«, 1997
2 veröffentlicht von der American Academy of Arts and Sciences, 1998

Weg durch die verschlungenen Pfade im Gehirn verfolgen kann. Durch diese erstaunliche Technologie, die keinerlei chirurgische Eingriffe erfordert, wurde das Interesse am Gehirn erneut entfacht. Zum ersten Mal können wir Menschen nun anfangen, unserer einzigartigen Stellung im Universum auf den Grund zu gehen – zu verstehen, wie unser Gehirn funktioniert und wie wir dafür sorgen können, daß es immer besser funktioniert. Wir finden neue Antworten auf ein uraltes Rätsel.

Phantastische Bilder vom lebenden Gehirn

Früher war die einzige Möglichkeit der Wissenschaftler, die Anatomie des Gehirns zu studieren, die Untersuchung von totem Gewebe. Natürlich konnte man fein geschnittene Proben eines sezierten Gehirns unter das Elektronenmikroskop legen. Aber das Studium toter Gehirnzellen ist nichts im Vergleich zu den ausgezeichneten Möglichkeiten von heute, lebende Gehirnzellen in Aktion zu beobachten. Viele der revolutionären Ideen über das Gehirn werden erst möglich durch eine neue Technologie, die es der Wissenschaft gestattet, in das Gehirn hineinzuschauen, während es denkt, Informationen verarbeitet oder neue Dinge lernt, Erinnerungen hervorkramt und Wut, Depressionen, ja sogar Halluzinationen und psychotische Anfälle durchläuft. Die erstaunlichen neuen bildgebenden Verfahren können selbst die Stimmen von Dämonen ans Tageslicht ziehen, die irgendwo im Gehirn eines schizophrenen Menschen lauern. So zeigte beispielsweise die Oktoberausgabe von »Time« im Jahr 1995 die »Momentaufnahme einer Halluzination«: den Schnappschuß eines Gehirns mit sechs rötlichorangenen Blasen, die Zonen besonders heftiger Aktivität auf einem PET-Scan anzeigten. Die »heißen« Farben tauchten immer dann auf, wenn ein 23 Jahre alter Schizophrener auf einen Knopf drückte, sobald er eine Halluzination von »körperlosen Köpfen« hatte, die ihn mit ihren Befehlen und Beschimpfungen heimsuchten. Diese Aufnahmen des Gehirns bestätigen nicht nur die Gehirnaktivität und helfen dabei, mentale Probleme zu diagnostizieren, sondern sie geben auch konkrete Hinweise darauf, daß verschiedene Nährstoffe, Medikamente, Hormone und pflanzliche Mittel im Gehirn positive Veränderungen bewirken können.

Mit Hilfe von detaillierten 3-D-Abbildungen des Gehirns können wir die Verlaufspfade bestimmter Botenstoffe, der »Neurotransmitter«, verfolgen und sehen, wie sie sich zusammenfinden, um Stimmungsveränderungen hervorzurufen oder Erinnerungen im Langzeitgedächtnis abzulegen. Abbildungen des Gehirns dienen Wissenschaftlern dazu, zu beobachten, wieviel Blut in die verschiedenen Bereiche des Gehirns fließt und wieviel Energie das Gehirn verbraucht – wie es Glukose verbrennt –, um eine bestimmte Aufgabe zu erfüllen. Die Regel ist, je mehr Blut fließt und je mehr Glukose verbraucht wird, desto schwerer arbeitet das Gehirn. In einigen Untersuchungen haben Wissenschaftler beobachtet, daß ein älteres Gehirn schwerer arbeiten muß als ein jüngeres, um dieselbe Information zu verarbeiten oder Erinnerung hervorzuholen. Ebenso haben die Bilder vom Gehirn gezeigt, daß die Gehirne von Erwachsenen und Kindern mit Aufmerksamkeitsstörungen (ADD = Attention Deficit Disorder) Anomalien in der Art und Weise zeigen, wie sie Glukose verbrennen. Auch die Unterschiede zwischen schizophrenen und normalen Gehirnen werden durch die Abbildungen deutlich.

Mit Hilfe von bildlicher Darstellung können die Wissenschaftler beobachten, wie sich der Neurotransmitter Dopamin im Gehirn von Männern vermehrt, wenn sie Videospiele spielen. Sie können sehen, wie im Gehirn von Kokainabhängigen Zentren aktiviert werden und dadurch ihre »suchterregenden Zonen« lokalisieren. Sie können während Panikanfällen intensive Aktivität im limbischen System verzeichnen. Sie können rote und gelbe Blitze im Gehirn sehen, während man sich einfach nur bestimmte Zahlen vorstellt. Sie können die genauen Abläufe von Gehirnaktivität aufzeichnen, die als Reaktion auf Musik entstehen – angenehme Melodien rufen andere Reaktionen hervor als dissonante Akkorde. Forscher haben sogar ein bestimmtes Zentrum im Gehirn entdeckt, in dem das »absolute Gehör« lokalisiert ist. Sie können die veränderliche Fettzusammensetzung von Gehirnzellmembranen aufzeigen und sowohl die Zerstörung als auch die Vermehrung neuer Gehirnzellen messen.

Summa summarum: Viele alte Glaubenssätze gehören auf den Müllhaufen der Wissenschaftsgeschichte, seit wir mit Hilfe neuer bildgebender Verfahren tief ins Gehirn hineinschauen können – insbesondere mit Magnetresonanztomographen (MRI = Magnetic Resonance Imaging), Positronemissionstomographen (PET = Positron Emission Tomography) und in jüngster Zeit dem SPECT-Tomographen (SPECT = Single Photon Emission-Computed Tomography), der die Funktionen des lebenden Gehirns verfolgen kann. Durch diese Hochtechnologien ist nun endgültig ein neues Gehirnzeitalter eingeläutet worden.

Willkommen in der Welt des Superhirns!

Die erstaunliche Nervenzelle

Im Zentrum unseres Gedächtnisses, unseres Intellekts, unserer Emotionen, unserer Identität befinden sich Nervenzellen, sogenannte Neuronen. Ein Neuron ist ein einzigartiges Gebilde mit einem kleinen rundlichen Körper und einem Kern, aus dem ein buschiges Netzwerk gewundener Zweige oder Dendriten und eine einzelne, lange Nervenfaser, das Axon, herausragen. Die Dendriten sind übersät von zahllosen Oberflächenrezeptoren, die hereinkommende Signale von anderen Neuronen empfangen. Die Signale wandern durch die Dendritenzweige in den Zellkörper, wo die Information verarbeitet wird, um anschließend in das Axon weitergeleitet zu werden zur Übergabe an andere Neuronen durch deren eigene »dendritische« Verbindungen. An der Spitze jedes Axons befindet sich eine Art Reservoir, ein Speicherterminal, mit winzigen Säckchen voller chemischer Substanzen, der Botenstoffe oder Neurotransmitter. Wenn Neurotransmitter freigesetzt werden, flitzen die Botschaften an den Kreuzungen oder Synapsen vom Ende des Axons einer Zelle zu den entsprechenden Rezeptoren einer anderen Zelle. Diese Synapsen sind die Kommunikationszentralen für die Arbeit der Neuronen.

Jedes Neuron kann eine Unzahl von Synapsen haben und sich dadurch mit Hunderttausenden anderer Neuronen in Millisekunden verständigen. Je mehr und je bessere Verbindungen oder Synapsen und Dendriten eine Zelle hat, desto größer ist ihre Nachrichtenübertragungs- und Verarbeitungskapazität, sprich: höhere Intelligenz und mehr Denkleistung. Das erstaunlich Neue dabei ist: Durch richtige Ernährung, Nahrungsergänzungsmittel und körperliche Aktivität sind wir in der Lage, mehr Verbindungen über Synapsen, Dendriten und Rezeptoren zu schaffen.

Der Beginn einer neuen Biologie des Gehirns

Innerhalb des vergangenen Jahrzehnts hat man sich allmählich von der Vorstellung, ein Gehirn bleibe immer gleich, verabschiedet. Seitdem überschlagen sich die Entdeckungen. Allerneueste Forschungen haben die ständig im Wandel befindliche Natur des Gehirns bewiesen: Gehirnzellen bilden ununterbrochen neue Dendriten und Rezeptoren, lassen neue Synapsen oder Kommunikations-Schaltzentren wachsen und verändern dadurch wesentlich das Neurotransmittergeflecht, das die Gehirnaktivität stimuliert. Sogar ein erwachsenes Gehirn kann völlig neue Zellen wachsen lassen!

Das Aufregendste ist: Die Forscher geben nun Antworten auf die große Frage, wie man dieses gewaltige Potential, das im Inneren unseres Kopfes schlummert, wecken kann. Zum ersten Mal in der Menschheitsgeschichte fangen die Wissenschaftler an zu verstehen, wie grundlegend der Mensch seine Gehirnfunktionen beeinflussen kann – durch Ernährung, Ergänzungsmittel und einfache Veränderung der Lebensgewohnheiten, einschließlich geistiger und körperlicher Übungen.

Früher glaubte man beispielsweise, daß das Gehirn und das Nervensystem sich durch Ernährung nicht direkt beeinflussen lassen. Das Mißverständnis beruhte auf der Annahme, daß die getrennte Blutversorgung des Gehirns dazu da sei, genau zwischen den Nährstoffen im Blut zu unterscheiden, um nicht ständig die Balance oder die Stabilität des Zentralnervensystems zu stören. Neuere Forschungen zeigen jedoch, daß Nährstoffe, darunter Glukose und Fett, unmittelbare Auswirkungen auf Gehirnzellen und Gehirnfunktionen haben und schnelle Stimmungswechsel und erhebliche Langzeitveränderungen des Verhaltens bewirken können. Jahrelang glaubte man zum Beispiel, Vitamine seien für notwendige enzymatische Funktionen nur Nebenfaktoren, stellt Professor Chandan Prasad vom Louisiana State University Medical Center und Chefredakteur von »Nutritional Neuroscience« fest. Doch neuerdings werden Vitamine als wirksame Antioxidantien mit einem enormen Wirkungspotential für alle Zellen einschließlich der Gehirnzellen gepriesen, sagt Professor Prasad. Die Erforschung der Art und Weise, wie sich das Gehirn die verschiedenen Nährstoffe in der Nahrung zunutze macht, um die Neurotransmitter zu kombinieren, zu regulieren und Botschaften quer durch das Gehirn zu schicken, ist für die Wissenschaft völliges Neuland. Es ist schier unglaublich, wenn man sich vor Augen hält, daß das finstere Zeitalter der Gehirnforschung, in dem man keine Vorstellung von den Zusammenhängen zwischen Gehirnfunktionen, Verhalten und Ernährung hatte, gerade mal seit dreißig Jahren vorbei ist – ein kurzer Moment im Verlauf einer langen Wissenschaftsgeschichte.

Die Anzahl der synaptischen Verbindungen im Gehirn wird auf etwa 100 000 000 000 000 (einhundert Billionen) geschätzt.

Die Neurotransmitter-Revolution

Einige der erstaunlichsten Entdeckungen über die Funktion des Gehirns und über Methoden, Gedanken und Verhalten durch Ernährung und Nahrungsergänzungsmittel zu beeinflussen, haben mit dem Wissen um Neurotransmitter-Systeme zu tun. Dies sind chemische Stoffe im Gehirn (50 davon sind bisher identifiziert worden), die wesentlich mitentscheiden, wer Sie in jeder Mikrosekunde Ihres Lebens sind. Einzelne Neurotransmitter flitzen durch die Neuronen und markieren die Bahnen, auf denen all Ihre Gedanken und Gefühle durch das gewaltige Nervennetzwerk Ihres Gehirns transportiert werden. Ohne Neurotransmitter würden in Ihrem Gehirn die Lichter ausgehen, denn sie sind die biochemische Elektrifizierung des Gehirns. Neurotransmitter sind die Essenz Ihres Gedächtnisses, Ihrer Intelligenz, Ihrer Kreativität und Ihrer Stimmungen.

Bis vor kurzem war für die Wissenschaft die Vorstellung, daß die Ernährung die Chemie des Gehirns schnell und tiefgreifend verändern kann, lächerlich und abwegig. Statt dessen ging man davon aus, daß das Gehirn von allen Organen am besten vor zufälligen Veränderungen durch Nahrungsmittelinvasionen geschützt sei. Doch wie sich inzwischen herausstellte, reagiert gerade das Gehirn besonders sensibel auf Stoffe in der Nahrung.

»Das Gehirn unterscheidet sich von allen anderen Organen dadurch, daß die Zusammensetzung einer einzigen Mahlzeit die Produktion chemischer Stoffe, die seine Funktionen steuern, erheblich beeinflussen kann. Die wesentlichen Komponenten, die andere Organe steuern, haben größtenteils überhaupt nichts mit der letzten Mahlzeit, die wir zu uns genommen haben, zu tun – beim Gehirn ist das völlig anders.«[3]

In den späten siebziger Jahren entdeckte ein Forschungsteam unter der Leitung von Dr. Richard Wurtman die ersten Anhaltspunkte dafür, daß Inhaltsstoffe unserer Nahrung sich bei der Steuerung von Neurotransmittern genauso verhalten könnten wie irgendwelche Medikamente und daher entsprechende Veränderungen in Funktion und Verhalten des Gehirns bewirken könnten. Seither hat die Forschung über die Entwicklung und Zusammensetzung von Wirkstoffen und Funktionen von Neurotransmittern und deren mögliche Auswirkungen auf die Persönlichkeit und das Verhalten des Menschen einen Riesenschritt nach vorn gemacht und revolutionäre Erkenntnisse gewonnen.

---

3 Richard Wurtman, Psychiatrische Forschungsabteilung Massachusetts Institute of Technology MIT.

Die radikale Schlußfolgerung daraus ist: Die Sorte Neurotransmitter, die Ihre Neuronen herstellen und losschicken, sowie ihr letztendlicher Bestimmungsort innerhalb des Gehirns hängt überwiegend davon ab, was Sie zu sich nehmen. Kein Zweifel: Ihre Ernährung regelt Ihr Gehirn.

Ihre Gehirnzellen brauchen bestimmte Nährstoffe als Bausteine, um verschiedene Neurotransmitter herzustellen. Die Verfügbarkeit eines bestimmten Nährstoffes kann daher die Qualität und Wirksamkeit eines bestimmten Neurotransmitters beeinflussen. Gehirnzellen zum Beispiel brauchen Tryptophan, eine Aminosäure, die in der Nahrung enthalten ist, um bereitwillig Serotonin herzustellen, den Botenstoff für gute Laune. Ähnlich ist es mit Cholin, das konzentriert im Eigelb vorkommt. Das wird benötigt, um den Neurotransmitter Azetylcholin zu bilden, der eine wichtige Rolle für unser Gedächtnis spielt. Das Gehirn erzeugt den Neurotransmitter Dopamin, der wichtig ist für die richtige Koordination unserer Motorik, aus einer Aminosäure namens Tyrosin, die man in eiweißhaltigen Lebensmitteln findet. Andere Nährstoffe wie Folsäure und Fischöl können dabei behilflich sein, die Menge, Art und Funktion der gehirnverändernden Neurotransmitter zu regulieren. Wenn Gehirnzellen nicht genug von den richtigen Nährstoffen bekommen, kann mit den Neurotransmittern einiges schiefgehen – mit verheerenden Konsequenzen.

Eine Art, wie das Gedächtnis zerstört wird, vergleichbar der Demenz oder der Alzheimer-Krankheit, geschieht durch eine Unterbrechung des Neurotransmitter-Systems. Anfänglich glaubten die Gehirnforscher, die Neuronen seien verantwortlich, wenn nicht genügend Neurotransmitter produziert und freigesetzt werden. Sie versuchten das Problem zu lösen, indem sie Methoden zur Überflutung des Gehirns mit Neurotransmittern entwickelten – ein Gedanke, der hinter vielen medikamentösen Behandlungen von

Demenz und Depressionen stand. Heute jedoch wissen die Forscher, daß es sich um viel mehr dreht als um einen Mangel an Neurotransmittern. Neuere Untersuchungen konzentrieren sich auf den Empfangsapparat von Nervenzellen. Man versucht herauszufinden, wie empfänglich die dendritischen Rezeptoren für Neurotransmitter sind und wie viele sie auf einmal aufnehmen und verarbeiten können. Ganz gleich wie viele Neurotransmitter im Gehirn umherschwirren: Wenn die Rezeptoren nicht »aktiviert« sind, können keine Informationen weitergeleitet werden. Anomalien bei Rezeptoren können verheerende Folgen haben. Bei Gehirnen, die unter der Alzheimer-Krankheit leiden, nimmt zum Beispiel die Anzahl der Rezeptoren für Azetylcholin ab, ebenso die Fähigkeit der Rezeptoren, Reize weiterzuleiten. In der Gehirnforschung stellt man sich die Frage: Wie kann die Bildung von mehr Rezeptoren angeregt und ihre Sensibilität erhöht werden?

Wichtig dabei ist, daß die Zusammensetzung dieser Neurotransmitter und die biochemischen Funktionen der Rezeptoren sich ständig verändern – und daß einige der Veränderungen davon abhängig sind, was Sie essen und was Sie tun.

Serotonin – ein mächtiger Bote

Der am besten erforschte Neurotransmitter ist Serotonin. Der Botenstoff beeinflußt praktisch alle Aspekte im Leben unseres Gehirns. Er trägt zur Bildung Ihrer Stimmung, Ihrer Energie, Ihres Gedächtnisses und Ihrer Lebenseinstellung bei.

Antidepressiva wie Fluoxetin entfalten ihre Wirkung, indem sie das Serotonin im Gehirn vermehren. Menschen mit niedrigem Serotoninspiegel sind anfälliger für Depressionen, impulsive Handlungen, Alkoholismus, Suizid, Aggressionen und Gewalt. Wissenschaftler können sogar Labortiere aggressiver machen, indem sie den Serotoninspiegel im Gehirn beeinflussen.

Interessanterweise bilden Frauen in ihrem Gehirn nur halb soviel Serotonin wie Männer, was möglicherweise eine Erklärung dafür ist, daß Frauen anfälliger für Depressionen sind. Der Serotoninkreislauf wird im Alter schwächer, weil die Neuronen Rezeptoren verlieren, die nötig sind, um Serotonin zu aktivieren. Laut einer Studie haben die Gehirne von 65jährigen 60 Prozent weniger Serotoninrezeptoren einer bestimmten Art als die Gehirne von 30jährigen. Die Wirkung des Serotonins nimmt daher mit zunehmendem Alter ab, wodurch die Neigung zu Depressionen steigt.

Darüber hinaus kann Serotonin das Gedächtnis verbessern und Gehirnzellen vor einem Prozeß schützen, den man Exzitotoxizität nennt und der Neuronen zerstört. Reichlich Serotonin hilft also dabei, Gehirnschäden durch Altern zu verhindern. Viele Vitamine, Nährstoffe und ungesättigte Fettsäuren helfen die Serotoninaktivität zu verbessern und zu regulieren.

»Die Stimmung eines Menschen ist wie eine Symphonie, und Serotonin ist der Taktstock.«[4]

Bis vor gar nicht langer Zeit waren wir in einer wissenschaftlich unzutreffenden Sichtweise des Gehirns befangen, die keine Kontrolle über dieses Organ zuließ. Es ist erstaunlich, wie schnell diese Vorstellung in den vergangenen Jahren über Bord geworfen wurde. Nach fünfunddreißig Jahren Grundlagenforschung am Gehirn kann nun Dr. Marian Diamond von der University of California in Berkeley mit atemberaubender Bestimmtheit verkünden: »Das Gehirn kann sein Schicksal selbst entscheiden.«; »Das revolutionäre neue Wis-

4 James Stockard, Psychiater, Northwestern University.

sen über das Gehirn ist noch so neu – das meiste davon ist erst in den vergangenen sechs oder sieben Jahren entstanden –, daß viele Menschen nicht einmal mitbekommen haben, daß die alten falschen Vorstellungen mittlerweile völlig auf den Müllhaufen gehören«, sagt die führende Gehirnforscherin Marilyn Albert von der Harvard Medical School.

Im wesentlichen sind zwei zentrale Vorstellungen vom Gehirn mittlerweile überholt. Sie lauteten: Nach der Kindheit wächst und verändert sich das Gehirn nicht mehr, und ab einem Alter von etwa zwanzig Jahren verliert es ständig Gehirnzellen, wodurch seine mentalen Fähigkeiten unaufhaltsam abnehmen.

Niemand bezweifelt das Wachstum, die Entwicklung und Veränderung eines jungen Gehirns, doch die Wissenschaftler dachten, ältere Gehirne würden ihre Fähigkeit zu wachsen verlieren und nach der Pubertät fixiert und statisch bleiben. Mittlerweile weiß man, daß Gehirnzellen neue Dendriten und Synapsen sprießen lassen können, neue Kommunikationsnetzwerke aufbauen können – und das in jedem Alter! Obwohl jeder Mensch mit einer bestimmten festen Anzahl von Gehirnzellen auf die Welt kommt, definiert diese angeborene Zahl nicht das geistige Potential. Was wirklich zählt, ist die Vermehrung von Verbindungen im Laufe eines Lebens. Gehirne mit weniger Zellen können genausoviel oder mehr mentale Kapazitäten haben als größere Gehirne, je nach der Fülle der Neuronen. Auch die Vorstellung, ein fortschreitender massiver Neuronenverlust sei eine unvermeidliche Folge des Alterns, ist gründlich widerlegt worden.

»Den Prozeß, durch den das Gehirn ›verdrahtet‹ wird und neue ›Schaltkreise‹ dazubekommt, nennt man Plastizität. Das bedeutet, daß das Gehirn sich ständig selbst verändert und repariert. Wir wissen nun, daß auch das Gehirn des erwachsenen Menschen sich ständig verändert und neue Schaltkreise entwickelt.«[5]

Alte Gehirne sterben nie – sie verlieren nur an Kraft

Bis vor ganz kurzer Zeit war das vorherrschende Dogma, daß Neuronen alltäglich im normalen Lauf eines Erwachsenenlebens gleich tausendfach, sogar millionenfach, absterben und daß dieser Prozeß mit zunehmendem Alter immer schneller vonstatten geht.

Neurologen gingen davon aus, daß im Alter bis zu 40 Prozent der Gehirnzellen durch den normalen Altersprozeß verlorengehen. Ein solcher Verlust im großen Maßstab könnte nur ein Gehirn mit verminderter Kapazität zur Folge haben. In anderen Worten: Wir sind alle dazu verdammt, irgendwann unser Gedächtnis und unsere Fähigkeit zum Denken zu verlieren. »Vergreisung« war für jeden Menschen, der lange genug leben würde, eine reale Bedrohung.

Doch neuere, genauere Untersuchungen gesunder, normaler Gehirne haben gezeigt, wie falsch diese Vorstellung war. Obwohl einige Zellen in bestimmten Bereichen des Gehirns tatsächlich mit dem Alter verschwinden, ist dies alles andere als eine wirklich schlimme Einbuße. Nach Ansicht von Frau Dr. Albert von der Harvard University ist der Verlust von Neuronen in den Bereichen, bei denen es wirklich darauf ankommt – in der Großhirnrinde, dem Sitz des Gedächtnisses und des Denkens – bei gesunden alternden Gehirnen minimal. Der Verlust von Neuronen im Alter betrifft hauptsächlich Bereiche tief im Gehirn, wo die Schä-

5 Dr. Russel L. Bayblock, University of Mississippi Medical Center.

digung relativ gering ist. Sie ist im wesentlichen chemisch, weniger bedeutend und eher reparabel.

»Wir haben früher gedacht, daß man jeden Tag seines Lebens überall im Gehirn Zellen verliert. Das stimmt nicht. Wer im Alter gesund bleibt, hat zwar einen gewissen Verlust an Gehirnzellen, der jedoch nicht so dramatisch ist und sich auf einige wenige Bereiche beschränkt.«[6]

»Es ist ein weitverbreitetes Mißverständnis, anzunehmen, daß der Mensch, wenn er älter wird, täglich Millionen von Gehirnzellen verliert.«[7]

Viel öfter kommt es vor, so zeigen neuere Untersuchungen, daß das alternde Gehirn eine Art Spannungsunterversorgung hat, ein Nachlassen der Funktionen, doch keinen vollständigen Verlust. »Wir glauben, es handelt sich um Veränderungen in den Eigenschaften der Signale (bei der Reizübertragung)«, sagt James Joseph, Neurologe von der Tufts University und konstatiert weiter: »Statt zu sagen, wir verlieren Zellen, also gibt es weniger Reize, sagen wir jetzt, es gibt wahrscheinlich genauso viele Reize, sie kommen nur nicht an.«

Anders ausgedrückt: Die Zellschaltkreise funktionieren weniger effizient. Winzige Hänger in der Zellkommunikation können sich in milliardenfacher Häufigkeit zu beachtlichen mentalen Defiziten addieren, wie Gedächtnisversagen, Unfähigkeit, schnell zu lernen, Störungen der Motorik. Nach der alten Theorie zerfällt das gesamte Gebäude und wird furchtbar schwach; nach der neuen Theorie sind die Leitungen und Rohre in dem Gebäude nur weniger durchlässig und weniger effizient.

In menschlichen Begriffen gibt uns die neue Theorie weitaus mehr Anlaß zu Optimismus und Möglichkeiten, etwas

---

6 Marilyn Albert, Gehirnforscherin an der Harvard Medical School.
7 Thomas H. McNeil, University of Southern California.

zu tun. Ein Gehirn, das erheblich geschrumpft ist, braucht möglicherweise größere Strukturveränderungen. Ein Gehirn, dessen Maschinerie einfach nicht läuft, braucht vielleicht nur eine kleine Reparatur. Ein zusammenbrechendes, zerfallendes Gehirn läßt kaum Hoffnung für eine wirkliche Lösung. Ein Gehirn mit kleinen Schaltfehlern, welche die Integrität der Gesamtschaltkreise stören, kann möglicherweise soweit wiederhergestellt werden, daß die interne Kommunikation wieder funktioniert. Kurz gesagt: Je älter Sie werden, desto mehr Möglichkeiten müssen Sie finden, die Funktionalität Ihrer Gehirnzellen zu stärken, und desto besser müssen Sie aufpassen, daß Sie keine Krankheit bekommen, die Ihr Gehirn schädigen könnte, statt sich Sorgen um verlorene Neuronen zu machen.

Es scheint mittlerweile offensichtlich zu sein, daß die Masse des Gehirns kein wirkliches Qualitätsmerkmal ist. Früher nahmen Wissenschaftler dies an, doch nun stehen sie auf dem Standpunkt, der Zahl der Verzweigungen im neuronalen Netzwerk und der Stärke ihrer Verbindungen und Schaltkreise käme eine größere Bedeutung zu. Wie gut das Gehirn seine elektrochemischen Abläufe zwischen den Zellen verrichtet, scheint wichtiger für das Gedächtnis, die Intelligenz und die Stimmung zu sein als die Gesamtanzahl der Neuronen, die man unter der Schädeldecke hat. Das ist gut so, denn alte Gehirne haben ebenso die Fähigkeit, neue Gehirnzellverbindungen zu entwickeln wie junge, konnte Dr. Carl Cotman von der University of California in Irvine durch Tierversuche feststellen. Die Forschung findet sogar Beweise für neue Gehirnzellverbindungen bei Menschen im frühen Stadium der Alzheimer-Krankheit.

Summa summarum: Worauf es wirklich ankommt, wenn Sie älter werden, ist nicht die Größe Ihres Gehirns und wie viele Neuronen übrigbleiben, sondern wie es verdrahtet ist und was Sie tun können, um die Schaltkreise zu erhalten oder falls nötig aufzufrischen.

In den vergangenen Jahren haben die Wissenschaftler ihre alten Glaubenssätze über Bord geworfen und sich ein neues Bild vom alternden Gehirn gemacht. »Die meisten Vorstellungen über das Altern und das Gehirn haben eher Märchencharakter, als daß sie der Wahrheit entsprechen«, sagt Dr. Zaven Khachaturian, Direktor der Forschungsabteilung des National Institute on Aging, in einem Artikel in der »New York Times«. »Wenn Sie den nicht durch Krankheiten belasteten Alterungsprozeß wirklich genau studieren, gibt es keinen Grund, anzunehmen, daß das Altern per se zu einer Abnahme und einem Verlust kognitiver und geistiger Aktivität führt.«

Dennoch ist es eine unbestreitbare Realität, daß normale Gehirne, wenn sie altern, ein klein wenig schrumpfen. Die Geschwindigkeit, mit der neue Informationen verarbeitet und gespeicherte hervorgeholt werden, verringert sich, und das Kurzzeitgedächtnis ist weniger präzise. Solche Veränderungen mögen beunruhigend sein, doch sie sind normalerweise kein Anzeichen für einen rapiden mentalen Verfall oder für die Alzheimer-Krankheit.

Ihr Gehirn schrumpft – na und?

Dr. Stanley Rapoport vom National Institute on Aging hat mit Hilfe von PET-Scans die Gehirne von Menschen im Alter von 20 bis 93 Jahren untersucht. Glücklicherweise zeigen seine Scans deutlich, daß ein gesundes Gehirn keinem massiven Verlust von Neuronen unterliegt, sagt er. Im Alter zwischen 20 und 70 beträgt der durchschnittliche Verlust von Gehirnmasse ungefähr 10 Prozent, zwei Zehntel von einem Prozent pro Jahr, nicht mehr. Doch selbst der Verlust eines Bruchteils Ihres Gehirns kann etwas sehr Alarmierendes sein. Dr. Rapaport aber ist der Meinung, daß dies bezüglich des Verlustes von mentaler Performance nur sehr wenig zu bedeuten hätte. Es stellte auf keinen Fall einen signifikanten Abfall intellektueller Funktionen dar und weist auch keinesfalls auf eine beginnende Alzheimer-Erkrankung hin.

Die Veränderungen in Anatomie und Stoffwechsel, bemerkt Dr. Rapoport, die sich in einem normal alternden Gehirn vollziehen, sind »sehr subtil« und verursachen möglicherweise nur eine ganz geringe Abnahme der geistigen Aktivität. Er stellt fest, daß die Verluste sich häufig in Gehirnregionen abspielen, die für die intellektuelle Funktion nicht entscheidend sind. Darüber hinaus entwickeln ältere Gehirne wundersame Kompensationsmethoden, zum Beispiel indem sie synaptische Elemente erweitern, um eine Lücke zu schließen, die durch den Verlust von Synapsen entstanden sind. So reorganisiert sich das Gehirn, spannt andere Nervengeflechte ein und arbeitet einfach stärker, um die Verluste auszugleichen.

Was normal alternde Menschen erleben, wenn sie den Eindruck haben, ihr Gedächtnis versagt – das typische »es liegt mir auf der Zunge« –, ist kein Verlust, sondern nur eine Verlangsamung. Die verbreitetste Gehirnfehlfunktion scheint in der Geschwindigkeit der Informationsverarbeitung zu liegen. Forschungen von Dr. Rapoport und anderen haben ergeben, daß ältere Gehirne langsamer reagieren und sich mehr Zeit lassen beim Speichern, Aufrufen und Verarbeiten von Informationen. Das Hervorholen von Informationen verlangsamt sich ab dem Alter von siebzig Jahren etwa um zehn Prozent.

Ältere Menschen, ganz gleich, wie intelligent sie sind und wie intakt ihr allgemeines Erinnerungsvermögen ist, können jungen Menschen in Tests, in denen die Fähigkeit gemessen wird, bis dato unbekannte Informationen zu verarbeiten, nicht das Wasser reichen. Selbst anerkannte, alternde Genies, die beispielsweise als Orchesterdirektoren arbeiten, schneiden schlechter ab als die am wenigsten gewandten Jugendlichen bei gewissen Tests, in denen es um die Kombination von Zahlen und Symbolen oder andere räumliche oder arithmetische Aufgaben geht. Doch die Genauigkeit des Gedächtnisses und die sprachliche Ausdrucksfähigkeit braucht im Alter keineswegs zu leiden. Mit genügend Zeit können gesunde alte Gehirne gewöhnlich genauso gut Informationen verarbeiten, wenngleich nicht ganz so schnell wie junge. »Sie machen es richtig, aber es braucht einfach länger«, sagt Dr. Rapoport.

Neben einer Verlangsamung in der mentalen Verarbeitung scheint der wesentliche Verlust durch den normalen Alterungsprozeß das Nachlassen des Kurzzeitgedächtnisses zu sein – die Fähigkeit, neu erlernte Information, wie Telefonnummern oder Namen, im Gedächtnis zu behalten –, sagen die Experten. Aber James McGaugh, Direktor des Center for the Neurobiology of Learning and Memory an der University of California in Irvine, vergleicht dies mit der Altersweitsichtigkeit, einem nur wenig behindernden, natürlichen Bestandteil des Alterungsprozesses.

In einer bestimmten Art mentaler Aktivität bringt das Alter sogar eine Verbesserung. Diese wird »kristallisierte Intelligenz« genannt – eine Anhäufung spezialisierten Wissens im Lauf der Jahre aufgrund der Lebenserfahrung, die große Gedächtnisspeicher, verfeinerte sprachliche Ausdrucksfähigkeit und Urteilsfähigkeit beinhaltet. Diese kristallisierte Intelligenz ist etwas völlig anderes als die »flüssige Intelligenz«, mit der die Jungen gesegnet sind und die Geschwindigkeit im Umgang mit neuen Lernsituationen erfordert. Während alte Gehirne bei der flüssigen Intelligenz mit den jungen nicht mithalten können, übertreffen sie diese in den Bereichen »kristallisiertes« Wissen und »kristallisierte« Intelligenz.

Alte Gehirne schrumpfen nicht schneller

»Sie brauchen keine Angst davor zu haben, daß die Schrumpfung Ihres Gehirns mit zunehmendem Alter immer gravierender wird, vorausgesetzt, Sie bleiben gesund«, sagt der Neurologe Dr. Jeffrey Kaye, Direktor des Aging and Alzheimer's Center der Oregon Health Sciences University. Ihr Gehirn sollte mit 85 das gleiche Volumen haben wie mit 65, stellt er fest. Dr. Kaye verwendete MRI-Scans, um das Gehirnvolumen bei fünfundvierzig gesunden Menschen über eine Dauer von fünf Jahren zu messen. Die Geschwindigkeit der Gehirnschrumpfung nahm im Alter von 65 Jahren keineswegs zu. Überraschenderweise fand Dr. Kaye sogar heraus, daß das Volumen einiger Großhirnrindenregionen im Alter sogar zunahm. Dies unterstützt die Idee, daß neue Neuronen sprießen können, auch in alten Gehirnen.

»Früher«, so sagt Dr. Kaye, »nahmen die Gehirnforscher an, das Gehirn schrumpfe mit zunehmendem Alter, weil sie aus Versehen die Gehirngröße bei Alzheimer-Patienten maßen, die tatsächlich kleiner wurden, und annahmen, es handele sich um normale Gehirne. Aktuelle Abbildungsmethoden erlauben es den Forschern, die Alzheimer-Krankheit viel früher zu erkennen und betroffene Gehirne nicht in die Studien einzubeziehen.«

Männliche Gehirne schrumpfen schneller

Aus unbekannten Gründen unterliegen männliche Gehirne stärkeren Veränderungen als weibliche. Dies ist das Ergebnis einer Studie, in der Dr. Edward Coffey, Vorsitzender der psychiatrischen Abteilung des Henry Ford Health System in Detroit, die Gehirne von 330 gesunden Menschen im Alter von 65 bis 95 untersuchte. Man fand heraus, daß männliche Gehirne viel schneller altern als weibliche. Ein möglicher Grund: Das Östrogen schützt die weiblichen Gehirne. Dr. Coffey stellte auch fest, dies bedeute nicht, daß die kognitiven Leistungen der Männer ebenfalls abnehmen, weil eine Abnahme des Gehirnvolumens nicht unbedingt mit einer signifikant niedrigeren geistigen Funktion einhergeht.

Es handelt sich also eher um eine subtile Verlangsamung im elektrochemischen Kommunikationsnetzwerk als um das massive Absterben von Gehirnzellen, die für die typische meßbare Verringerung der mentalen Prozesse im Alter verantwortlich ist.

PET-Scans zeigen, daß die Blutdurchflußrate in der grauen Gehirnrinde des vorderen Großhirns im Alter von fünfzig Jahren anfängt, kleiner zu werden. Ältere Gehirne müssen gewöhnlich härter arbeiten und mehr Glukose verbrennen, um Informationen zu verarbeiten. Außerdem verringert sich im Alter die Effizienz der Energieerzeugung in den Mitochondrien der Gehirnzellen. Einige Volumenabnahmen und mentale Probleme sind auch auf Gefäßprobleme zurückzuführen, einschließlich hohem Blutdruck und reduzierter Blutversorgung. Hoher Blutdruck reduziert die Größe des Gehirns und kann feine Verletzungen des Gehirngewebes verursachen, die eine kognitive Verschlechterung nach sich ziehen.

Experten gehen davon aus, daß die Ursachen, warum sich das Gedächtnis und die geistigen Fähigkeiten bei älteren Menschen zu verringern scheinen, in weitaus höherem Maß krankheits- als altersbedingt sind. »Die Unterschiede zwischen Krankheit und Altern sind bisher nicht deutlich genug herausgearbeitet worden«, sagt Dr. Peter Davies, Direktor der Alzheimer Brain Bank des Albert Einstein College of Medicine in New York. »Alzheimer ist keine natürliche Entwicklung, die von jedem Menschen gefürchtet werden müßte«, sagt Dr. Davies. Wenn Sie Ihr Gehirn frei von Krankheiten halten können, kann es während eines langen Lebens einwandfrei funktionieren.

Tatsächlich hat eine große Studie über den kognitiven Zustand älterer Menschen, die kürzlich am Center for Aging and Health der University of California in Davis durchgeführt wurde, gezeigt, daß Verschlechterungen auf Krankheiten zurückzuführen sind und nicht auf das Altern. Dabei handelt es sich beispielsweise um Diabetes, eine Verdickung der Halsschlagader, hohen systolischen Blutdruck und eine beginnende Alzheimer-Erkrankung. »Eine Verschlechterung des Denkvermögens ist für die überwiegende Mehrzahl älterer Menschen kein normaler Bestandteil des Alterns«, erklärt Mary N. Haan, die Direktorin des Zentrums. Nach Dr. Haan litten volle 70 Prozent von 5 888 Menschen über 65, die an der Studie teilnahmen, nicht unter einer Abnahme des Erinnerungsvermögens oder anderer mentaler Fähigkeiten, wie sich in den Standardtests zeigte, die über einen Zeitraum von sieben Jahren durchgeführt wurden. Ein signifikanter Verlust kognitiver Funktionen ergab sich nur bei Menschen mit ernster Arteriosklerose oder Diabetes beziehungsweise solchen, die eine spezifische genetische Veranlagung für Demenz und die Alzheimer-Krankheit aufwiesen. Diejenigen, die sowohl die Krankheit als auch die genetische Veranlagung aufwiesen, hatten ein achtmal höheres Risiko für geistige Verschlechterung als solche ohne Krankheit oder genetische Veranlagung.

Hauptfeind Nummer eins: freie Radikale

Es gibt ein spezifisches altersbedingtes Risiko für das Gehirn. Dies ist gleichzeitig die Hauptursache von Krankheiten, die das Gehirn schädigen. Es entsteht durch die üblichen chemischen Reaktionen, die in den Tiefen jeder einzelnen Zelle stattfinden – insbesondere in den Tausenden von Energiefabriken der Zelle, Mitochondrien genannt. Dr. Denham Harman, emeritierter Professor der Medizin an der University of Nebraska und Vater der Freie-Radikale-Theorie des Alterns, erklärt, daß während des gesamten menschlichen Lebens alle Zellen, einschließlich der Gehirnzellen, von instabilen chemischen Stoffen attackiert werden, sogenannten »freien Radikalen« aufgrund der allgemeinen Lebensfunktionen wie Atmen und Essen. Wenn die Mitochondrien Sauerstoff verbrennen, um Energie für die Zellen zu gewinnen, bilden sich Abfallprodukte namens »sauerstoffreie Radikale« oder einfach »freie Radikale«. Gewöhnlich werden diese chemisch umgewandelt in eine Art Geschosse, welche dann die Wände der Mitochondrien attackieren, und in Giftstoffe, die direkt in das Innere der Zellen und in deren Membranen eindringen, sogar in die DNS. Im Lauf der Jahre häufen sich die Schädigungen der Zellen durch freie Radikale, und die Energieproduktion der Zellen verlangsamt sich. In Nervenzellen verursachen die Angriffe durch freie Radikale den Rückzug der Dendriten und das Verschwinden von Synapsen, was einen dramatischen Rückgang der Kommunikationsfähigkeiten der Zelle nach sich zieht. Schließlich bedrohen die Schädigungen durch freie Radikale sogar das Überleben der Neuronen.

Je länger Sie leben, desto mehr freie Radikale bringen Ihre Zellen hervor und erhöhen Ihr Risiko altersbedingter Gehirnschäden und degenerativer Erkrankungen des Gehirns. Solche Schädigungen durch freie Radikale können die alltäglichen mentalen Funktionen erheblich beeinträchtigen. Bei empfindlichen Gehirnen können die ständigen Attacken durch freie Radikale Neuronen zerstören, was schließlich zur Alzheimer-Krankheit, zum Parkinson-Syndrom, zu ALS (Amyotrophische Lateralsklerose) oder anderen Formen degenerativer Gehirnschädigungen führen kann. Das Ausmaß der Schäden und der damit möglicherweise verbundenen Abnahme geistiger Fähigkeiten hängt größtenteils von der Stärke Ihrer Abwehr durch Antioxidantien ab, der Stoffe, die nach Auffassung vieler Experten die freien Radikale bekämpfen.

Aus Dr. Harmans Sicht ist das Altern selbst eine Krankheit unterschiedlicher Schwere. Einige Gehirne altern viel schneller als andere, weil sie außerordentlich stark von freien Radikalen geschädigt sind – meistens völlig unnötig und vermeidbar, meint Dr. Harman. Das erklärt, warum einige Gehirne stärker gealtert sind und schlechter funktionieren als andere und warum einige normale Menschen ihr Gedächtnis verlieren und andere nicht. Die beste Möglichkeit, solche altersbedingten Gehirndefizite zu vermeiden und sogar umzukehren, besteht laut Dr. Harman und vielen anderen Spezialisten darin, mehr Antioxidantien in Ihr Gehirn zu bringen, um die zerstörerischen freien Radikale zu neutralisieren. Solche Antioxidantien eilen auf ein freies Radikales zu und verdampfen es, fast wie eine Science-fiction-Laserkanone. Diese Strategie hat zu sensationellen Ergebnissen geführt und läßt die Einnahme von Antioxidantien als einen der vielversprechendsten Wege erscheinen, Ihr Gehirn zu retten. Bei Tieren hat die Gabe von Antioxidantien Gedächtnisverlust vorgebeugt und sogar rückgängig gemacht, beim Menschen hat sie darüber hinaus das Fortschreiten der Alzheimer-Krankheit verlangsamen können. (Mehr Informationen über freie Radikale und Antioxidantien finden Sie auf Seite 190 ff.)

»Das Altern des Nervensystems scheint mit einem Leben voller Beschädigungen einherzugehen, von denen sich viele um einen gemeinsamen Prozeß zu drehen scheinen: die Erzeugung von und Verletzungen durch freie Radikale.«[8]

Es ist nie zu früh, Ihr Gehirn zu retten

Wann müssen Sie anfangen, sich Sorgen über einen Verlust der Kraft Ihres Gehirns zu machen? Laut Dr. Denham Harman, emeritierter Professor der Medizini an der University of Nebraska und Vater der Freie-Radikale-Theorie des Alterns, beginnt der Prozeß bereits vor der Geburt, im Mutterleib. Seine frühesten Experimente zeigen, daß schwangere Mäuse, denen man Antioxidantien verabreichte, Nachkommen hervorbrachten, die langsamer alterten. Die Forschung zeigt, daß Tiere, denen man ein Leben lang Antioxidantien fütterte, im Alter gesünder bleiben. Sie leiden weniger an chronischen Krankheiten, haben bessere mentale Fähigkeiten und leben länger. »Je früher Sie anfangen, sich um Ihr Gehirn zu kümmert«, so sagt Dr. Harman, »desto weniger wird es über die Jahre verkümmern und desto mehr können Sie erwarten, daß es auch im hohen Alter noch gut funktioniert.«

Die Alzheimer-Krankheit beginnt nicht erst dann, wenn sie diagnostiziert wird. Dasselbe gilt für den sogenannten altersbedingten Gedächtnisverlust. Verlust der Gehirnfunktionen, sagen die Wissenschaftler, beginnt Jahre früher und hat seine Ursache hauptsächlich in allmählichen, nicht wahrnehmbaren Verletzungen der Gehirnzellen, die nicht reparabel sind und zu Kurzschlüssen in den Schaltkreisen des Gehirns führen, bis hin zum neuronalen Tod.

Dr. Harman zeigt einen kritischen Punkt im Alter von

---

8 Russell L. Blaylock, University of Mississippi Medical Center.

28 Jahren auf, an dem die Abwehr durch körpereigene Antioxidantien signifikant abnimmt und Sie anfällig macht für altersbedingte Hirnschäden. Wenn Sie also bis dahin noch nicht angefangen haben, bewußt für Ihr Gehirn zu sorgen, dann sollten Sie es spätestens dann tun.

Ist es das Alter, oder ist es die Alzheimer-Krankheit?

Wo hört die normale Alterung des Gehirns auf, und wo fängt die Alzheimer-Krankheit an? Wird irgendwann jeder Mensch die Alzheimer-Krankheit bekommen, wenn er lange genug lebt? Trotz dramatischer Fortschritte, die in den vergangenen Jahren im Verständnis von Veränderungen im Gehirn gemacht wurden, die bei der Alzheimer-Krankheit eine Rolle spielen, bleiben wichtige Aspekte der wahren Natur dieser Krankheit noch immer im dunkeln. Die meisten Experten jedoch glauben, daß die Alzheimer-Krankheit eine deutlich progressive pathologische Erkrankung ist, die mit dem Altern zu tun hat, aber nicht das Endstadium normalen Alterns ist. Kurz: Die Alzheimer-Krankheit ist keine unvermeidliche Folge des Alterns. »Es gibt Menschen, die 100 oder sogar 110 Jahre alt werden und ganz eindeutig keine Anzeichen von Alzheimer-Krankheit aufweisen, wenn wir uns ihr Gehirn anschauen«, sagt Dr. Mark Mattson, einer der führenden Forscher an der University of Kentucky. »Nicht jeder bekommt die Alzheimer-Krankheit.«

Laut Dr. Mattson weist ein alterndes Gehirn durchaus Ähnlichkeiten mit dem eines Alzheimer-Patienten auf. In der Tat ist das Altern der Risikofaktor Nummer eins für eine Alzheimer-Erkrankung. Sowohl das gealterte Gehirn als auch das Alzheimer-Gehirn weisen Anzeichen von Schäden auf, die durch freie Radikale verursacht wurden, aber das Gehirn eines Patienten, der an der Alzheimer-Krankheit leidet, hat deutliche Muster neuronaler Zerstörungen, die man in einem normalen, nicht erkrankten Gehirn nicht findet. Paul D. Coleman von der University of Rochester beschreibt die erkrankten Nervenzellen von an der Alzheimerschen Erkrankung leidenden Patienten als »voller, neurofibrillärer Knäuel«, Fasern, die sich in er Zelle ansammeln und sie buchstäblich ersticken. Dr. Albert von der Harvard University stellt fest, daß die Alzheimer-Krankheit in der Gegend des Ammonshorns beginnt und sich auf andere Regionen des Gehirns ausbreitet, unterwegs sämtliche Gehirnzellen tötet und sein Opfer zunehmend hilflos zurückläßt.

Die Schäden durch die Alzheimer-Krankheit gehen weit über den normalen Alterungsprozeß hinaus. Es passiert noch etwas anderes, was die Krankheit auslöst. Zu den auslösenden Faktoren zählen möglicherweise genetische Veränderungen, Immunstörungen, Stoffwechseldefekte, Umweltgifte oder andere Ursachen. Derartige Faktoren müssen dazukommen, um die typischen Gehirnkonfigurationen und den steilen progressiven Abfall in den mentalen Funktionen auszulösen, die typisch für die Alzheimer-Krankheit sind. Millionen Dollar gehen in die Forschung, um die rätselhaften Faktoren, die ein Gehirn dazu bringen, die Alzheimer-Krankheit zu entwickeln, zu erforschen – und möglicherweise zu beherrschen.

Etwa vier Prozent der Bevölkerung zwischen 65 und 74 entwickeln die Alzheimer-Krankheit. Die Zahl steigt steil an, bis zu fünfzig Prozent bei den 85jährigen.

Zweifellos sind Gehirne von Alzheimer-Patienten anders, sie weisen massive Zellverluste auf. Harvard-Neurologe B.T. Hyman und seine Kollegen haben die Anzahl der Neuronen in Gehirnen von Menschen gemessen, die zum Zeitpunkt ihres Todes absolut keine Anzeichen irgendwelcher geistiger Leistungsverluste hatten, und in solchen, bei denen die Alzheimer-Krankheit diagnostiziert wurde. Die Neuronen befanden sich in den Regionen des Gehirns, die den Gedächtnisfunktionen und höheren informationsverarbeitenden Funktionen zugeordnet werden. Der erstaunliche Fund: In der Altersgruppe zwischen 60 und 100 gab es »keine erkennbaren neuronalen Verluste aufgrund normalen Alterns«. Alle, die geistig intakt waren, zeigten keine signifikanten Verluste bei der Anzahl von Neuronen. Im Gegensatz dazu wiesen Alzheimer-Patienten drastische Neuronenverluste auf – von 20 Prozent bei leicht erkrankten bis 70 Prozent bei schwer erkrankten.

Einige Gehirne hören niemals auf

Einige Forschungsergebnisse aus jüngster Zeit zeigen, wie erstaunlich widerstandsfähig das menschliche Gehirn angesichts von Gefahren sein kann. Es scheint so, als könne das Gehirn unglaubliche Verletzungen ertragen, bevor es tatsächlich aufhört zu funktionieren. Sie können bis zu Ihrem Todestag geistig voll auf der Höhe scheinen, doch eine Autopsie Ihres Gehirns kann Anzeichen einer strukturellen Verletzung aufweisen, die für die Alzheimer-Krankheit typisch sind, sagen William R. Markesbury und seine Kollegen vom Sander-Brown Center on Aging an der University of Kentucky. In einer vor kurzem durchgeführten Studie entdeckte Dr. Markesbury, daß etwa die Hälfte einer großen Gruppe von älteren Personen mit hohem Bildungsgrad, die zum Zeitpunkt ihres Todes keinerlei Anzeichen geistigen Verfalls aufwiesen, Gehirne mit »Plaques und Verflechtungen« hatten, die eine Alzheimer-Diagnose rechtfertigten. Tatsächlich wiesen nur 17 Prozent aller Teilnehmer an der Studie keinerlei degenerative Veränderungen ihres Gehirns auf. Wie ist es möglich, daß man geistig völlig auf der Höhe ist und trotzdem ein zerstörtes Gehirn hat? Offenbar, so sagen die Experten, ist der Mensch in der Lage, unbeschädigte Gehirnzellen und unbenutzte Gehirnbereiche zu aktivieren, um die Arbeit der beschädigten zu übernehmen und weiterzumachen.

Summa summarum: Eine Beschädigung durch freie radikale chemische Stoffe ist die Hauptursache sowohl bei gewöhnlichen Altersdefiziten des Gehirns als auch bei Alzheimer-Erkrankungen. Der Unterschied liegt in den Auslösern, die teilweise genetisch bedingt sind und empfängliche Gehirne dazu bringen, die Alzheimer-Krankheit zu entwikkeln. Diese Auslöser zu finden könnte die enorme Angst und das große Leid lindern, das durch die Alzheimer-Krankheit in unserer Gesellschaft verursacht wird. Eine weitere Aufgabe von höchster Priorität liegt darin, daß wir Wege finden müssen, die potentielle Zerstörung durch den beschleunigten Alterungsprozeß zu verhindern, ebenso wie für die schweren degenerativen Gehirnerkrankungen Alzheimer-Krankheit, Parkinson-Syndrom, ALS und Morbus Huntington.

Beweis des Unvorstellbaren: Regeneration

Trotz der revolutionären Visionen von einem flexiblen Gehirn blieb ein Dogma bis vor kurzem unangetastet. Der geheiligte Konsens, daß ein erwachsenes Gehirn niemals mehr neue Gehirnzellen entwickeln könne. Eine tote Gehirnzelle sei verloren und für immer verschwunden, könne niemals wieder ersetzt werden. Folglich könne das Gehirn sich niemals selbst regenerieren, Lücken im Zellgewebe füllen, die durch das Parkinson-Syndrom, die Alzheimer-Krankheit, Alkoholismus, Schlaganfälle, Gehirnverletzungen und den

Alterungsprozeß entstanden sind. Experten gingen davon aus, daß jedes Loch in der Zellstruktur des Gehirns irreparabel sei. Die siebente Lebensphase von Shakespeare könne niemals umgekehrt werden.

Dank einer Gruppe visionärer Neurologen ist auch diese Vorstellung reif für den Papierkorb. Aufregende Aussichten auf neues Wachstum im Gehirn, Erweiterung, Erholung und Verjüngung tun sich auf. Der Neurologe Fred Gage vom Salk Institute for Biological Studies in La Jolla, Kalifornien, sagt, daß bereits 1965 Tierversuche gezeigt haben, daß Gehirne neue Neuronen entwickeln können (Neurogenese). Doch befand sich diese Entdeckung damals so sehr im Widerspruch zur allgemeinen Überzeugung, daß sie ignoriert wurde. Gage und seine Kollegen stellten sich der Herausforderung in den frühen neunziger Jahren und fanden heraus, daß sie Stammzellen aus erwachsenen Rattengehirnen in der Retorte züchte konnten. 1996 bewiesen sie, daß neue Neuronen auch im Ammonshorn von Tieren zu deren Lebzeiten entstanden – sogar bis ins hohe Alter. (Das Ammonshorn ist das Verarbeitungszentrum für Großteile des Gedächtnisses und für Lernprozesse. Es ist gewöhnlich das Zentrum der Schädigungen durch die Alzheimer-Krankheit.)

Anschließend zeigten die Wissenschaftler, daß dies nicht nur in den Gehirnen kleiner Tiere vonstatten geht, sondern auch in den Gehirnen unserer menschenähnlichen Vettern, der Affen. Anfang 1998 berichteten Dr. Elizabeth Gould von der Princeton University und Bruce S. McEwen von der Rockefeller University, New York, daß im Ammonshorn erwachsener Krallenäffchen neue Gehirnzellen gleich zu Tausenden jeden Tag entstehen. Dr. Gould vermutet, daß die alten Gehirnzellen nur deswegen absterben, um Platz für neue zu machen. »Diese Erkenntnis legt nahe, daß wir völlig neu über das Gehirn nachdenken müssen«, sagt Dr. Gould.

Ebenso erstaunlich ist folgende Entdeckung: Wenn die Affen unter Streß standen, Angst hatten und Cortison ausschütteten, nahm die Produktion neuer Gehirnzellen schnell und drastisch ab. Wissenschaftler sagen, es sei wahrscheinlich, daß dies auch bei menschlichen Gehirnen der Fall ist.

Den richtigen Knüller brachte jedoch der Durchbruch einer Studie aus der zweiten Jahreshälfte 1998, der Dr. Gage und Peter Eriksson an der Sahlgrenska Universitätsklinik in Göteborg gelang, als sie schlüssig darlegten, daß auch menschliche Gehirne neue Gehirnzellen hervorbringen, sogar bis ins hohe Alter. Die beiden Forscher wiesen reife neue Nervenzellen in der tiefen Gehirnmasse des Ammonshorns nach, aufgrund von Autopsien von fünf Patienten, alle über 50 Jahre alt, zwei davon über 70. Ihre Gehirnzellen in diesem Bereich teilten sich und brachten so neue Zellen hervor. »Die Isolation eines spezifischen Teils des menschlichen Gehirns, in dem man erstmals sehen konnte, daß neue Zellen produziert wurden, ist eine aufregende Entdeckung«, stimmte Dr. McEwen vom Rockefeller Center zu.

Diese beispiellose Entdeckung gibt Hoffnung, daß das Gehirn neue Neuronen hervorbringen kann, um sich zu regenerieren und aufgrund des Alterungsprozesses, anderer Schädigungen oder Krankheit zerstörte Schaltungen zu reparieren. »Wir sagen nichts anderes«, so Dr. Gage, »als daß dieselben Wachstumsprogramme, die während der frühen Entwicklungsphasen aktiv sind, während des gesamten Lebens aktiv bleiben. Vorgänge, die man als endlich angesehen hatte, sind es nicht, sie laufen nur langsamer ab.«

Wenn tot nicht gleich tot ist

Weiterhin ist auch die Vorstellung in Frage gestellt worden, daß Neuronen schnell und unwiderruflich innerhalb weniger Minuten sterben, wenn die Sauerstoff- und Glukoseversorgung abgebrochen wird. Forscher am niederländischen Gehirnforschungsinstitut in Amsterdam haben Neuronen in Gehirnen von Menschen wiederbelebt, die bereits seit acht Stunden tot waren. Sie fanden heraus, daß angeblich tote Neuronen aus 30 Gehirnen Verstorbener buchstäblich wieder zurück ins Leben kamen, wenn sie in künstlicher Rükkenmarksflüssigkeit gebadet wurden. Die Zellen wurden wieder lebendig und bekamen ihre Fähigkeit zurück, Sauerstoff zu verbrennen und Nervensignale durch Axone zu transportieren. Die Forscher vermuten, daß ein unbekannter Mechanismus die Neuronen davon abhält zu sterben. Ein solches überraschendes Überleben von Neuronen legt nahe, daß Gehirnschädigungen für einen viel längeren Zeitraum reversibel sind, als man bislang annahm.

Die genetischen Faktoren

Was ist eigentlich mit den Genen? Natürlich sind es sowohl genetische als auch pränatale Bedingungen, welche die Entwicklung des Gehirns beeinflussen. Aber die Experten glauben nicht an eine Beeinflussung des Schicksals durch die Gene. Es sind andere Faktoren, beispielsweise Umwelteinflüsse, Ernährung, Erziehung und Lebensgewohnheiten, welche die Entwicklung mentaler Funktionen beeinflussen. »Die Gene sind die Steine und der Mörtel, aus denen das Gehirn gebaut wird. Die Umwelt ist der Architekt«, sagt Christine Hohmann, Neurologin am Kennedy-Kriger Institute in Baltimore. Was die Sorgen um das alternde Gehirn angeht, so sind nur etwa 30 Prozent der Merkmale des Alterns genetisch bedingt. Der Rest hat nach Ansicht von John Rowe vom Mount Sinai Medical Center in New York andere Ursachen. Der führende Altersforscher stellt fest:

»Die Menschen sind größtenteils selbst verantwortlich für ihr Alter.«

Streß kann Ihr Gehirn beschädigen

Die Vorstellung, Hormone könnten einen starken Einfluß auf das Gehirn haben, ist in jüngster Zeit Thema höchst interessanter Forschungen. Wissenschaftler wissen seit langem, daß der Sexualhormon-Kreislauf das Ammonshorn formt. Erst seit ganz kurzer Zeit wird darüber hinaus deutlich, daß Hormone, wie zum Beispiel Östrogen und das Streßhormon Cortison, auch dazu beitragen, das erwachsene Gehirn zu formen. Das ist zugleich eine gute und eine schlechte Nachricht.

Lang andauernde Belastung durch Streßhormone ist schlecht für das Gehirn, sagen die Forscher, und das nicht nur, weil Sie sich unter Streß nicht wohlfühlen, gespannt, deprimiert oder müde werden. Neuere Forschungen haben gezeigt, daß Dauerstreß die eigentliche Struktur und die Funktionen Ihrer Gehirnzellen verändern kann. Die grausame Wahrheit: »Streß verursacht Gehirnschäden«, sagt eine der führenden Autoritäten in Sachen Gehirnforschung, der Neuropsychiater Dr. Richard Restak von der George Washington University School of Medicine and Health Sciences.

Streß löst das »Kampf- oder Flucht-Syndrom« aus, eine primitive Reaktion, in der Streßhormone ausgeschüttet werden (Corticosteroide und Adrenalin) und den Körper mobilisieren, um sich aus der Gefahrenzone zu bringen, wie etwa aus dem Sprungbereich eines brüllenden Löwen im Dschungel. Heute wie damals kann kurzzeitiger Streß auch gut für die Gehirnfunktionen sein. Der Streß, der vor einer Prüfung entsteht zum Beispiel, kann einen Adrenalinstoß bewirken, der das Gedächtnis verbessert. Aber langanhaltender, übermäßiger Streß, der durch alltägliche Ereignisse ausgelöst wird, wie etwa Frust am Arbeitsplatz, Verkehrschaos und finanzielle Sorgen, können Ihr Gehirn verbrauchen, wichtige neuronale Verbindungen ermüden und schließlich sogar zu Vergeßlichkeit führen. Die Forschung zeigt, daß chronischer Streß in der Tat das Ammonshorn schrumpfen lassen kann, das Gedächtniszentrum des Gehirns.

Tierversuche von Robert Sapolsky, Professor der Neurologie in Stanford und eine Kapazität im Bereich der Erforschung von Zusammenhängen zwischen Streß und Gehirn, zeigen, daß einige Wochen Dauerbelastung durch erhöhte Glukokortikoidwerte die neuronalen Dendriten schrumpfen läßt, wodurch die Informationsübermittlung innerhalb des Gehirns gestört wird. Wenn die Glukokortikoidwerte wieder sinken, und das ist das Gute an einer solchen Situation, können die Dendriten wieder nachwachsen. Dennoch können Jahre der Überflutung mit Glukokortikoiden durch chronischen Streß Nervenzellen, die für die Erinnerung zuständig sind, abtöten. »Der Verlust sieht für die Mitmenschen genauso aus wie der Tod von Neuronen nach einem Schlaganfall oder epileptischen Anfällen«, sagt der prominente Neurologe Dr. Bruce McEwen von der Rockefeller University.

Streß kann auch zur Produktion von freien Radikalen führen, die ebenfalls Gehirnzellen zerstören und sterben lassen.

Östrogen – das Gedächtnismolekül

Im Gegensatz dazu sind viele Wissenschaftler der Ansicht, daß das Hormon Östrogen ein hochwirksames Mittel zur Verbesserung des Gedächtnisses für viele ältere Frauen ist und möglicherweise auch einer von mehreren Bestandteilen eines Gegenmittels gegen die Alzheimer-Krankheit. Dr. David Snowdon, Gehirnforscher an der University of Kentucky, bezeichnet Östrogen als das Mittel der Wahl für Frauen, die neuronalen Schutz suchen. »Ich empfehle älteren Frauen, nach Möglichkeit Östrogen einzunehmen«, sagt auch Dr. Marilyn Albert, Gehirnforscherin an der Harvard University.

Seit zwei Jahrzehnten häufen sich die Beweise für die Nützlichkeit von Östrogen für das Gehirn, insbesondere zur Aufrechterhaltung und Wiederherstellung des Erinnerungsvermögens. Eine bahnbrechende neue Studie von Barbara Sherwin von der McGill University zeigt, daß Frauen, deren Eierstöcke entfernt wurden, wodurch die körpereigene Östrogenproduktion unterbunden wurde, bei kognitiven Tests schlechter abschnitten, insbesondere im verbalen Erinnerungsvermögen. Diejenigen Frauen, die später Östrogen einnahmen, konnten ihre gesamten mentalen Fähigkeiten wiederherstellen, während diejenigen, die im Rahmen der Doppel-Blindstudie kein Östrogen einnahmen, dies nicht konnten.

Jüngste Forschungen zeigen überdies eine Verjüngung der Gedächtniszentren älterer Frauen durch Östrogen. Wenn die Frauen Östrogen einnahmen, wiesen einige Gehirne Aktivierungsmuster in Kurzzeitgedächtnisregionen auf, die denen in Gehirnen jüngerer Frauen ähnelten. Die Dosis betrug 1,25 Milligramm.

Studien an der Columbia University belegen: Frauen, die nach ihren Wechseljahren zehn Jahre lang ihren Östrogenspiegel durch Östrogengaben ausglichen, waren ein Drittel weniger gefährdet, die Alzheimer-Krankheit zu entwickeln, als Frauen, die dies nicht taten. Keine einzige Frau, die während der fünf Jahre dauernden Studie Östrogen einnahm, erkrankte an Alzheimer. Gegenwärtig werden Tests in den gesamten Vereinigten Staaten durchgeführt, um herauszufinden, ob Östrogen die mentale Verschlechterung bei Alzheimer-Patienten aufhalten oder sogar rückgängig machen kann.

Was bewirkt das Östrogen? Es gibt zahlreiche Studien, die verschiedene Wirkungsweisen beschreiben. Östrogen erhöht die Aktivität der Neurotransmitter, insbesondere des Azetylcholin, das sehr viel mit unserem Gedächtnis zu tun hat. Östrogen regt darüber hinaus das Wachstum von Dendriten und Synapsen in Nervenzellen an und erweitert die Kommunikationskanäle. Neuere Forschungen belegen außerdem die Wirkung des Östrogens als ein starkes Antioxidans, das Gehirnzellen vor der Zerstörung durch freie Radikale bewahrt. Zellstudien zeigen, daß Östrogen die Fähigkeit von Gehirnzellgiften, die zerstörerischen freien Radikale zu erzeugen, herabsetzt. Solche Gifte sind Glutamat und Protein (das Beta-Amyloid, das man in Gehirnen von Alzheimer-Patienten findet).

Benutzen oder verlieren

Eine der innovativsten Richtungen der Gehirnforschung hat erstaunliche Beweise dafür gefunden, daß die Art und Weise, wie man sein Gehirn benutzt, in der Tat dessen Gestalt verändern kann. Wenn Sie Ihr Gehirn intellektuell und physisch anregen, kann das meßbare Veränderungen in seiner Struktur bewirken. Eine solche Aktivität kann das Gehirn dazu anregen, neue Verbindungen zwischen Neuronen herzustellen und sogar neue Gehirnzellen wachsen zu lassen. Das sagen mittlerweile viele Wissenschaftler und stützen sich dabei auf die neueste Forschung. Bei Laborratten funktioniert es, so beweisen einige bemerkenswerte Studien.

Ein Forscherteam unter der Leitung von William T. Greenough an der University of Illinois in Urbana-Champaign, zog Ratten unter drei verschiedenen Lebensbedingungen auf: allein im Käfig, zwei in einem Käfig und viele junge Ratten in einem großen, spielplatzartigen Käfig mit Spielzeug und Laufrädern, einem wahren »Disneyland für Ratten«, wie Dr. Greenough sagte. Er verglich die Komplexität ihrer Gehirnzellen. Was er fand, war erstaunlich. Nach nur vier Tagen Spielen im »Wunderland von Spaß und Spiel« begannen die Gehirne der Ratten kräftig zu wachsen. Die Dichte ihrer Synapsen und die Länge der Dendriten steigerte sich erheblich und schnell. Die Tiere in der anregenden Umgebung erwarben plötzlich mehr Verbindungsmöglichkeiten pro Nervenzelle – mehr Synapsen – und einen üppigen Wald aus Dendriten. Darüber hinaus bildeten sich in diesen Gehirnen auch noch neue Blutgefäße, um die Blutversorgung zu verbessern und die Sauerstoffversorgung der zusätzlichen aktiven Gehirnzellen sicherzustellen. Die runden Körper der Neuronen wurden ebenfalls immer größer. Dr. Greenough schickte die Ratten durch Labyrinthe und gab ihnen verschiedene Aufgaben zu lösen, woraufhin diese Ratten bessere Leistungen zeigten und intelligenter wurden.

Ältere Ratten, die in das »Rattenwunderland« geschickt wurden, entwickelten ebenfalls mehr neue Verbindungen zwischen Gehirnzellen als diejenigen, die man in beschränkten, langweiligen Umgebungen vor sich hin dämmern ließ. Die Gehirne der alten Ratten entwickelten jedoch die neuen Verbindungen in einem etwas langsameren Tempo als die der jungen Ratten.

Dr. Greenough vertritt die These, daß der anregende Lebensstil bestimmte Gene in den Nervenzellen »eingeschaltet« hat, die Proteine entwickeln, welche wiederum das Wachstum von Dendriten und Synapsen stimuliert.

Ebenso spannend sind die allerneuesten Studien des Neurologen Fred Gage und seiner Kollegen am Salk Institute for Biological Studies im kalifornischen La Jolla. Die Forscher nahmen neugeborene Ratten und steckten einige in gewöhnliche Laborbehausungen und andere in eine interessantere Umgebung mit Kletterröhren und Laufrädern, neuartigen Leckerbissen und jeder Menge sozialer Interaktion. Zwei Monate später untersuchte man die Gehirne der »Teenager-Ratten«, wobei mit einem Kontrastmittel neu gebildete Gehirnzellen lokalisiert wurden. Laut Dr. Gage zählten die Forscher jede einzelne Zelle im Ammonshorn beider Rattengruppen. Die Ratten, die in gewöhnlichen Kisten aufwuchsen, hatten 270 000 Neuronen auf jeder Hemisphäre ihres Ammonshorns. Die anderen Ratten in der tollen Spaß-und-Spiel-Umgebung hatten unglaubliche 50 000 Gehirnzellen mehr auf jeder Seite ihres Ammonshorns. Der anregende Lebensraum führte zur Entwicklung von fast zwanzig Prozent mehr Gehirnzellen, strategisch plaziert in den Gedächtnis- und Lernzentren ihrer Gehirne.

Andere Tests mit der Stimulation von Ratten zeigten im wesentlichen dieselbe überraschende Zunahme von Neuronen und abzweigenden Dendriten. Darüber hinaus erwiesen sich Mäuse, die in einer anregenden Umgebung lebten, als klüger, leistungsfähiger bei Gedächtnis- und Lern-Tests in Wasserlabyrinthen im Vergleich zu den Mäusen, die in eher spartanischer Umgebung lebten. Die Wissenschaftler erklären, daß sich im Gehirn neugeborener Tiere normalerweise Neuronen bilden, die schnell wieder absterben. Bei den stimulierten Tieren leben die neu gebildeten Zellen rätselhafterweise weiter und verbessern die mentale Kapazität. Janice Juraska, Neurologin an der University of Illinois, nennt solche Experimente eine »einzigartige Demonstration der Wirkung der Umgebung auf die Formung des Gehirns. Die möglichen Konsequenzen für kleine Kinder sind geradezu sensationell.

Gebildete Gehirne sind stärkere Gehirne

Warum leben Frauen, die einen Hochschulabschluß haben, im Durchschnitt einige Jahre länger und behalten im Gegensatz zu denen mit geringerer Schulbildung ihre geistigen und körperlichen Fähigkeiten, auch wenn sie die 75 überschritten haben? Warum unterliegen weniger gebildete Menschen einem höheren Risiko, an der Alzheimer-Krankheit zu erkranken?

Es ist wahr, daß die Wahrscheinlichkeit, im Alter unter Gedächtnisverlust und Demenz zu leiden, geringer ist, je besser Ihr Bildungsstand ist. Auf den ersten Blick erscheint das vielleicht sehr seltsam – der Beweis für ein Privileg der Bessergebildeten – oder vielmehr ein Hinweis darauf, daß ein höherer sozioökonomischer Status und die rechtzeitige Vermeidung von Armut und schlechter Ernährung besser fürs Gehirn sind. Ganz sicher beeinträchtigt schlechte Ernährung die Funktionen des Gehirns, und es besteht kein Zweifel, daß die Obergrenze der Entwicklung Ihres Gehirns genetisch bedingt ist.

Genau besehen ist jedoch der Plan der Natur viel gerechter. Ob Ihr Gehirn im mittleren und hohen Alter noch unbeschadet überlebt, hängt viel mehr von Ihren eigenen Anstrengungen ab, als Sie sich haben träumen lassen. Intellektuelle Beanspruchungen Ihres Gehirns, von Kindheit an, treiben die Gehirnzellen dazu an, in neue Verzweigungen zu explodieren und Millionen neuer Verbindungen – Synapsen zwischen Neuronen – anzulegen. Durch beständige geistige Anregung wird tatsächlich mehr Gehirngewebe heranbildet, ihnen werden größere »Speichereinheiten« zur Verfügung gestellt, so daß Sie schneller denken können. Sie werden darüber hinaus einen größeren Vorrat an Gehirnzellen haben, falls Ihr Gehirn einmal Probleme bekommen sollte, etwa durch Verletzungen oder degenerative Erkrankungen wie die Alzheimer-Krankheit.

Dr. David Snowdon vom Sanders-Brown Center on

Aging an der University of Kentucky leitet eine Langzeitstudie an einer Gruppe älterer Nonnen, die nach ihrem Tod ihr Gehirn zur Autopsie zur Verfügung stellen. Dr. Snowdon hat unter anderem herausgefunden, daß die Nonnen mit dem höchsten Bildungsstand und folglich dem Höchstmaß an Gehirnstimulation ein umfangreicheres Großhirn mit mehr Verzweigungen und Verbindungen besitzen. Das, so glaubt er, befähigt sie, sogar einer Alzheimer-Erkrankung mit weniger Anzeichen geistiger Beschädigung zu widerstehen. »Nonnen mit einem Höchstmaß an Bildung und geistiger Betätigung leiden im geringsten Maße an Symptomen der Alzheimer-Krankheit«, sagt Dr. Snowdon.

Es gibt keinen Zweifel: Wissenschaftler finden einen erstaunlichen Qualitätsunterschied in den Gehirnzellen von Laborratten, die in einer stimulierenden Umgebung aufwachsen. Die Neuronen von stimulierten Ratten sind übersät mit ausgedehnten, langen und dichten Zweigen von Dendriten. Nicht stimulierte Ratten hingegen haben Neuronen mit erbärmlich wenigen kurzen Verzweigungen haarfeiner Dendriten.

Arnold Scheibel, Direktor des Brain Research Institute an der UCLA, macht dafür die Evolution verantwortlich. Er sagt, daß das Gehirn sich buchstäblich auf alles Neue stürzt, um zu überleben. »Im Gehirnstamm gibt es eine Region, die man das ›retikulo-thalamo-kortikale System‹ oder ›Aktivierungssystem‹ nennt. Diese ist so geschaltet, daß sie selektiv auf Neues und Aufregendes reagiert. Dies ist ein Überlebensmechanismus aus der Zeit, in der wir uns noch vor Raubtieren in acht nehmen mußten. Mittlerweile sind es andere Herausforderungen, auf die unser retikuläres Aktivierungssystem reagiert und die das Wachstum unserer Dendriten anregen. Daher sollte man darauf achten, daß man nicht nur einfach aktiv bleibt, sondern neue Herausforderungen annimmt.«

Kurz gesagt: Wenn Sie mehr Gehirnmasse in Reserve haben, weil Sie ein Leben lang Ihr Gehirn benutzt haben, werden Sie wahrscheinlich sehr viel später geistig abbauen als jemand, der sein Gehirn nicht so eifrig geübt hat. Die Experten gebrauchen gern das Bild eines Muskels, wenn sie vom Gehirn reden – Gebrauch läßt es wachsen und sich erweitern, Vernachlässigung läßt es schrumpfen. Bildung macht daher Gehirne widerstandsfähiger gegen Verfall und Krankheiten, weil Menschen, die Prüfungen ablegen müssen, um ihre akademischen Grade zu erwerben, ihr Gehirn mehr gebrauchen und ein lebhafteres, anpassungsfähigeres und komplexes Gehirn heranbilden.

»Das Lernen schaltet bestimmte Gene in den Nervenzellen ein, die wiederum das Wachstum von Dendriten und Synapsen anregen.«[9]

Mehr Synapsen, Dendriten und Neuronen zu haben kann auch Beeinträchtigungen des Gehirns verlangsamen, wenn Sie älter werden. Je mehr Sie davon haben, desto mehr können Sie verlieren, bevor sich irgendwelche Anzeichen eines versagenden Gedächtnisses oder anderer verminderter Funktionen im Alter bemerkbar machen. Nach Auffassung des Gehirnforschers Dr. Robert Katzmann von der University of California San Diego School of Medicine zeigt beispielsweise ein Großteil der Forschungen, daß die Anzahl der Synapsen zwischen den Zellen in der Großhirnrinde um so kleiner ist, je schwerer die Demenz durch die Alzheimer-Krankheit wiegt. Er stellt überdies fest, daß Menschen mit einem höheren Bildungsgrad mit geringerer Wahrscheinlichkeit die Alzheimer-Krankheit entwickeln, möglicherweise weil sie ihr Gehirn mehr benutzen und die Zellen in Form halten. Dr. Katzmann führte eine epidemiologische Studie in China durch, die zeigt, daß weniger gebildete Chinesen einer viermal so hohen Wahrschein-

9 William T. Greenough, University of Illinois in Urbana-Champaign.

lichkeit ausgesetzt sind, an Demenz zu sterben, als Chinesen mit einem höheren Bildungsstand. Er vermutet, daß der Beginn von Alzheimer-Symptomen durch eine bessere Bildung bis zu etwa fünf Jahren aufgeschoben werden kann.

Der Neurologe John Stirling Meyer und seine Kollegen am Baylor College of Medicine in Houston untersuchten 94 gesunde Menschen über einen Zeitraum von vier Jahren. Ungefähr ein Drittel der Teilnehmer stand noch immer im Berufsleben. Ein weiteres Drittel blieb, obgleich im Ruhestand, körperlich und geistig aktiv, und das übrige Drittel war relativ passiv. Die Versuchsteilnehmer unterzogen sich einem standardisierten Intelligenztest sowie anderen neurologischen und psychologischen Tests, jeweils zu Beginn und zum Abschluß der Studie. Anfangs hatten alle Teilnehmer die gleichen Ergebnisse bei den Tests. Nach vier Jahren erzielte die passivere Gruppe schlechtere IQs und schlechtere Werte bei der Messung des Blutflusses zum Gehirn.

Übung vergrößert das Gehirn

Vor einigen Jahren konnten die Gehirnforscher kaum glauben, was ihre Tests mit Laborratten ergeben hatten: Wenn sie Ratten in einem Rad laufen ließen, regten sie dadurch deren Gehirnzellen an, einen chemischen Wachstumsfaktor zu produzieren, der das Wachstum von Dendriten anregte und dadurch das Kommunikationsnetzwerk im Gehirn erweiterte. Das Erstaunlichste war, daß das Wachstum nicht nur im Bewegungszentrum stattfand, sondern auch in den Regionen, die das Gedächtnis, das Überlegen, das Denken und das Lernen kontrollieren – stellten Carl Cotman und seine Kollegen an der University of California in Irvine in ihren Forschungen fest. Körperliche Bewegung erhöhte zudem die Blutzufuhr zum Gehirn. Dr. Cotman fand später heraus, daß ältere Menschen, die Sport treiben, ebenfalls bei Tests ihrer kognitiven Funktionen besser abschneiden als diejenigen, die keinen Sport treiben.

Bemerkenswerte Forschungsergebnisse von Arthur Kramer von der University of Illinois in Urbana-Champaign beweisen darüber hinaus, wie körperliche Bewegung dem Gehirn neue Lebensenergie zuführt. Dr. Kramer testete die kognitiven Funktionen von 124 Männern und Frauen im Alter von 60 bis 75, die niemals oder nur sehr selten Sport trieben. Er gab ihnen ein Programm mit körperlichen Übungen, die sie dreimal wöchentlich durchführten – entweder Aerobic-Schritte, einen strammen einstündigen Marsch oder Yoga-Dehnübungen. Nach sechs Monaten hatten die Wanderer fünfundzwanzig Prozent bessere Ergebnisse bei kognitiven Tests, die ihre »souveräne Kontrolle« und ihr »souveränes Gedächtnis« maßen. Die signifikanteste Steigerung fand in den Bereichen Entscheidungsfähigkeit, Planung, Fähigkeit, schnell auf anderes umzuschalten, Telefonnummern im Gedächtnis zu behalten, statt – sämtlich Fertigkeiten, die für ein selbständiges Leben notwendig sind, doch zuerst versagen, wenn man älter wird. Dr. Kramer glaubt, daß aerobische Übungen mehr Blut in die frontale Großhirnrinde pumpen, in der diese »souveränen« Funktionen gesteuert werden.

Andere Forscher fanden heraus, daß körperliche Übungen den Spiegel der Substanzen erhöhten, welche die freien Radikalen bekämpfen und die Gehirnzellen schützen, und daß solche Betätigung allgemein die Stimmung verbesserte:
»Ein paar Tage in der Woche joggen erhöhte die Gehirn-Proteine, was hilfreich ist, um die Nervenzellen vor Zerstörung zu schützen – Zellen, die mit dem Denken in Verbindung gebracht werden.«[10]

---

10 Carl Cotman, University of California, Irvine.

Wir sind wahrlich in ein neues Zeitalter des Superhirns eingetreten, das uns noch nie dagewesene emotionale und geistige Erfüllung verspricht. Die Wissenschaft beginnt zum ersten Mal in der Geschichte die erstaunliche Flexibilität des Gehirns zu erkennen – seine verblüffende Fähigkeit, sich ständig selbst neu zu erfinden, und wir alle, die wir heute leben, können aus erster Hand von diesen Erkenntnissen profitieren.

Teil 2: Was wir essen müssen, um ein Superhirn zu bekommen

1. Die uralte Diät, auf die Ihr Gehirn am meisten Appetit hat

Der perfekte Nahrungsplan von Mutter Natur für die optimale Versorgung des Gehirns ist schon ein paar Millionen Jahre alt. Es gibt nichts Besseres – bis auf den heutigen Tag.

Stellen Sie sich vor, Sie hätten vor ein paar Millionen Jahren den Prototyp des menschlichen Gehirns konstruieren sollen. Natürlich wäre seine Form in erster Linie dadurch bestimmt gewesen, was die Umwelt an Nahrung bietet, um es am Leben zu erhalten und perfekt funktionieren zu lassen. Die Ernährung sollte sich in absoluter Harmonie mit der Biomechanik des Gehirns befinden. Da das Gehirn eine organische Struktur ist, wird alles, was es während seiner Bildung zu sich nimmt, letztlich seinen endgültigen Aufbau und seine Funktionalität bestimmen – und natürlich auch Hinweise darauf geben, was die richtige Kost darstellen müßte, nachdem es voll entwickelt ist.

Niemand erwartet, daß man einen Elektromotor mit Benzin antreiben kann. Ebenso töricht wäre es, anzunehmen, Ihr Gehirn könne mit Brennstoffen angetrieben werden, die sich im Widerspruch zu seiner grundlegenden Natur befinden.

Um Ihr Gehirn mit seinem höchsten Potential in Einklang zu bringen, ist es wichtig, ihm Nahrung zuzuführen, deren Zusammensetzung seinen Ursprüngen in grauer Vorzeit entspricht – die Ernährung, die für unsere Gehirne bereits in evolutionärer Frühzeit gut war, als unsere steinzeitlichen Vorfahren auf Nahrungssuche durch die Wälder streiften, in Seen fischten und auf die Jagd gingen – Tausende von Jahren vor der Kultivierung von Getreide und der Domestizierung von Tieren und Lichtjahre entfernt von der Überflutung durch Fast-food-Kettenrestaurants, künstlich aufbereitete Lebensmittel und Supermärkte.

Während der Zeit, in der sich unser Gehirn zu dem entwickelt hat, was es heute ist, das heißt, während der vergangenen drei Millionen Jahre, ist das Gehirn ständig gewachsen und hat sich verändert. Der grundlegende Bauplan unseres Gehirns ist geprägt von der Ernährungssituation zur Zeit seiner Entstehung, durch die Nahrungsmittel, die damals vorhanden waren. Die Zellen entwickelten sich durch die Arten von Fetten, die am reichlichsten vorhanden waren und am besten paßten. Das Gehirn bildete ein Kommunikationssystem heran, das auf Enzymen basierte, die aus Nährstoffen in Früchten, Nüssen, Gemüse und anderen Wildpflanzen stammten. Es organisierte Schutzsysteme für Gehirnzellen, basierend auf natürlichen Antioxidantien, um sein Überleben auf Sauerstoffbasis zu sichern. Es produzierte Gene, um Stoffwechselvorgänge zu steuern, und verwendete dafür die Bausteine, die ihm unsere Vorzeit-Ernährungsweise zur Verfügung stellte. Die genetische Struktur und die tägliche Nährstoffversorgung bildeten folglich eine perfekte Einheit, und das Ergebnis war ein Gehirn, das genauso funktionierte, wie die Natur es vorgesehen hatte.

Heute befinden sich unsere Ernährung und die Bedürfnisse unseres Gehirns in kolossalem Widerspruch. Unsere Gene haben sich seit einigen Millionen Jahren nicht verändert, aber unsere Ernährung ist in den vergangenen fünfzig Jahren vollkommen anders geworden.

Es ist daher wenig verwunderlich, daß unsere Gehirne häufig versagen, uns in abnorme Zustände schicken: Depressionen, Psychosen, Gedächtnisschwund, Intelligenzversagen und Demenz. Es scheint, daß unseren Gehirnen im Sinne der Evolution häufig der Brennstoff ausgeht, denn unsere moderne Ernährung befindet sich überhaupt nicht im Einklang mit unserer genetischen Struktur. Vieles, was wir unserem Gehirn als Nahrung zumuten, ist unseren Genen vollkommen fremd. Unser Gehirn hat großen Hunger auf die Nährstoffe, die seinem evolutionären Gedächtnis entsprechen, Dinge, die vor vierzigtausend Jahren noch alltäglich waren. Doch wir füttern es mit Sachen, die es vor vierzig Jahren überhaupt noch nicht gab. Unser Gehirn sehnt sich nach den guten Sachen, die es in der Steinzeit gab, und wir füttern es mit Fast food und schlechten Fetten. Es ist kaum vorstellbar, was unser Gehirn für Hungerqualen leiden muß angesichts dieser schlechten Versorgung.

Summa summarum: Die Essenz unseres Gehirns – seine Biochemie und seine Physiologie – ist genau abgestimmt auf eine seit langem verlorene Ernährungsweise, die in prähistorischen Zeiten verfügbar war.

»Die seit der Erfindung der Landwirtschaft vorherrschende Ernährungsweise, insbesondere in den vergangenen hundert Jahren, geht offenbar weit über das hinaus, was unsere Gene verkraften können.«[11]

Vom Grünzeug zum Big Mac

Mehr als einhunderttausend Generationen unserer Vorfahren überlebten mit der Steinzeiternährung der Jäger und Sammler – dem Fleisch erlegter Tiere, Wildpflanzen, Früchten, Beeren und Wurzeln –, bis schließlich vor etwa zehntausend Jahren ein historisches Ereignis die Welt durcheinanderbrachte. Die Agrar-Revolution breitete sich rasant auf der Erde auf. Die meisten Altertumsforscher stimmen über-

11 S. Boyd Eaton, M.D., Emory University, in seinem Buch: »The Paleolithic Prescription« (»Die Steinzeitdiät«).

ein, daß dies für die Menschheit eine Art Boom bedeutete, der zu neuen Organisationsformen, stabilen sozialen Strukturen und Regierungsformen, Städten und eine Explosion anderer menschlicher Errungenschaften führte. Die Einführung neuer, »fremdartiger« Ernährungsformen in Körper und Gehirn führte mit hoher Wahrscheinlichkeit zu einem biologischen Sprung, der bis heute noch nicht verarbeitet ist und Anlaß zur Besorgnis gibt. Die Menschen begannen, Getreide anzubauen, Brot zu backen und Tiere in Herden zu halten, einschließlich solcher, die Milch geben und Eier legen. Zwei neue Nahrungsmittelkategorien wurden eingeführt: Getreide und Milchprodukte. Diese neuen Ernährungsformen ergänzten die traditionelle Ernährung durch Früchte und Gemüse sowie Fleisch und Fisch. Der Großteil der Menschen lebte nun überwiegend von der ständigen Versorgung mit kultivierter Nahrung, an die der Körper noch nicht gewöhnt war. Das Gehirn mußte lernen, mit Nährstoffen umzugehen, die nicht integraler Bestandteil seiner Herkunft und seiner genetischen Struktur waren.

Diese Ernährungsform währte etwa fünfhundert Generationen lang bis ins zwanzigste Jahrhundert, als – ausgelöst durch die moderne Industriegesellschaft – eine weitere Revolution unserer Ernährung stattfand: die Einführung chemisch verarbeiteter Lebensmittel und Fast food. Beide sind erst seit weniger als drei Generationen flächendeckend auf der Erde verbreitet – kaum mehr als fünfzig bis sechzig Jahre. Es ist zweifelhaft, ob unsere Gehirne sich an eine solch radikal andersartige Ernährung in so kurzer Zeit anpassen können, ohne dabei ziemlich durcheinanderzugeraten.

Es ist ebenso undenkbar, daß wir die Uhr einfach zurückdrehen und bezüglich unserer Ernährung die Steinzeit wieder aufleben lassen. Doch es wäre sicher klug, wenn wir unsere moderne Ernährung an das anpassen würden, was uns Ethnomediziner und Anthropologen über eine ideale

Ernährung sagen, die unsere Zellen braucht, um optimal zu funktionieren.

Aus dieser Diät stammt unser Gehirn

Im Grunde holten sich unsere steinzeitlichen Vorfahren alles, was sie brauchten, von den Wildpflanzen in ihrer Umgebung – Früchte, Beeren, Wurzeln, Hülsenfrüchte, Nüsse – und machten sich gelegentlich auf die Jagd nach wilden Tieren oder Fischen. Die Getreidesorten, die heute unsere Ernährung dominieren, kannten sie praktisch nicht. Ebenso unbekannt waren die Milchprodukte. Diese Ernährung war die Norm für einige Millionen Jahre. Unsere moderne Ernährung ist, evolutionär betrachtet, ziemlich neu – ein winziger Moment in einer langen Menschheitsgeschichte.

Alarmierende Tatsache ist: Wir haben uns mittlerweile so weit von unseren steinzeitlichen Eßgewohnheiten entfernt, daß 55 Prozent unserer durchschnittlichen Nahrung aus »neuartigen« Lebensmitteln besteht, die von unseren Vorfahren nicht verzehrt wurden.

Steinzeiternährung

65 % Früchte, Gemüse, Nüsse, Hülsenfrüchte, Honig
35 % mageres Wild, Wildgeflügel, Eier, Fisch, Krustentiere

Moderne Ernährung

55 % »neuartige« Lebensmittel wie Getreide, Milch, Milchprodukte, Zucker, Süßstoffe, aufgespaltene Fette, Alkohol
28 % fettes Fleisch, Zuchtgeflügel, Eier, Fisch, Krustentiere
17 % Früchte, Gemüse, Hülsenfrüchte, Nüsse

Leitfaden für eine gehirnfreundliche Steinzeit-Diät

Der »Ernährungs-Evolutionsforscher« Dr. Boyd Eaton von der Emory University in Atlanta, Co-Autor des Buches »Paleolithic Prescription« (»Die Steinzeitdiät«) hat eine Reihe von Empfehlungen bezüglich unserer Ernährung gegeben, damit wir mehr von den Nährstoffen bekommen, die zur ursprünglichen Formung unseres Gehirns beigetragen haben. Hier sind seine Empfehlungen:

Früchte und Gemüse: Die Grundnahrungsmittel unserer Steinzeitvorfahren waren Früchte und Gemüse, insbesondere Beeren. Sie konnten dreimal soviel Früchte wie wir essen und hatten eine wesentlich reichhaltigere Auswahl verschiedener Sorten. Zusammen mit Nüssen und Hülsenfrüchten lieferten Früchte und Gemüse erstaunliche 65 % des täglichen Kalorienbedarfs und etwa 100 Gramm Ballaststoffe täglich – zehnmal soviel, wie wir täglich zu uns nehmen. Früchte und Gemüse lieferten reichlich Vitamine, Mineralien und Antioxidantien in Mengen, die wir nur noch mit Hilfe von Nahrungsergänzungsmitteln bekommen können, meint Dr. Eaton.

Fisch satt: Eine der entscheidenden Unterschiede zwischen der Steinzeiternährung und unserer modernen Kost ist das richtige Gleichgewicht von Omega-6-Fetten und gehirnfreundlichen Omega-3-Fetten, die hauptsächlich in Fisch vorkommen. Das paläolithische Verhältnis war ein Teil Omega-6- zu einem Teil Omega-3-Fettsäuren (oder höchstens vier zu eins), was einer guten Funktion des Gehirns sehr förderlich war. Heute sind die Omega-6-Fette in Form von Maisöl, Margarine und Backwaren zwanzig- bis dreißigmal soviel zu finden wie die Omega-3-Fette. Das ist für das Zellwachstum gesundheitsgefährdend, insbesondere für die Gehirnzellen, die viel schlechter funktionieren oder ihre Funktion gänzlich einstellen, wenn Omega-3-Fett zu knapp wird und Omega-6-Fett überwiegt. Die einzige Möglichkeit, eine gehirnfreundliche Ernährung wiedereinzuführen, liegt darin, fettigen Fisch zu essen, insbesondere Lachs, Sardinen, Makrele und Hering, beziehungsweise Fischölkapseln einzunehmen und die Omega-6-Fette auf ein Maß zu reduzieren, das den Omega-3-Fetten gleichkommt.

Nur mageres Fleisch: Unsere Steinzeitvorfahren deckten 37 % ihres Kalorienbedarfs in Form von Eiweiß – zwei oder dreimal mehr, als heutzutage empfohlen wird. Der Unterschied: Das Eiweiß stammte von magerem Wild und Fisch sowie aus Pflanzen. Das Wild, von dem sich unsere Vorfahren ernährten, hatte nur 4,3 Prozent Fett, im Vergleich zu den 25 bis 30 Prozent in den heute üblichen Fleischsorten. Darüber hinaus war Wildfleisch eine Quelle für das überaus wichtige Omega-3-Fett, das für die Gehirnentwicklung wesentlich ist. Fett vom Wildfleisch enthält 2.5 % EPA Omega-3. Im Fleisch von Schlachtvieh ist dieses Fett so gut wie nicht vorhanden.

Im Gegensatz zu dem Fleisch der Steinzeit ist unser modernes rotes Fleisch voller gesättigter Fettsäuren. Unsere Vorfahren aßen nur 6 Prozent ihrer Kalorien in Form solcher tierischen Fette, ungefähr die Hälfte von dem, was wir zu uns nehmen. Das weiße Fleisch vom Geflügel – ohne die Haut – ist in etwa vergleichbar mit der Steinzeiternährung. Es hat wenig Fett und ist eine gute Eiweißquelle.

Nüsse und Hülsenfrüchte: Leider haben Nüsse heutzutage einen schlechten Ruf wegen ihres Fettgehalts, doch Nüsse sind eine »ursprüngliche« Kost, mit Fetten, die auf unsere Gene abgestimmt sind. Unsere Vorfahren aßen alle möglichen Arten von Baumnüssen ebenso Erdnüsse und Hülsenfrüchte. Nüsse und Hülsenfrüchte bieten darüber hinaus ein hohes Maß an pflanzlichem Eiweiß, an dem die Steinzeiternährung sehr reich war. Hülsenfrüchte aus der Dose und gesalzene Nüsse haben sehr viel Natrium, das nicht zu Steinzeitgenen paßt. Um zuviel Natrium zu vermeiden, sollten Sie Ihre Bohnen ohne Salz kochen. Wenn Sie Bohnen aus der Dose verwenden, sollten Sie sie gründlich abspülen, um das Salz abzuwaschen – und Sie sollten nur ungesalzene Nüsse kaufen.

Müsli, Nudeln und Brot: Nahrungsmittel aus angebautem Getreide sind für unsere Gehirne etwas »Neues«, ein Produkt der vergangenen zehntausend Jahre seit der agrarkulturellen Revolution. In der Steinzeiternährung war Getreide praktisch nicht vorhanden, weshalb ihm auch keine Bedeutung bei der Bildung der genetischen Struktur zukommt. Dennoch ist es aus unserer heutigen Ernährung nicht wegzudenken. »Getreide an sich ist in keiner Weise schädlich«, sagt Dr. Eaton, doch er fürchtet, daß es die äußerst wichtigen Früchte und Gemüse verdrängt, die seit Millionen Jahren zu unseren Grundnahrungsmitteln zählen, »während Getreide nur seit relativ wenigen Jahrtausenden zu den wesentlichen Bestandteilen unserer Ernährung zählt«. Andere Ernährungsforscher stellen fest, daß Getreide, insbesondere Weizen, bei vielen Menschen unterschwellige Allergien auslösen können, mit Kopfschmerzen und Depressionen, aber auch Arthritis und Verdauungsprobleme, was auf eine genetische Unverträglichkeit hinweist.

Milchprodukte: Unsere steinzeitlichen Vorfahren haben keine Milch und Milchprodukte zu sich genommen, weil sie keine Tierhaltung kannten. Solche Milchprodukte können die Körperfunktionen erheblich stören, weil sie dem Körper große Mengen von gesättigten Fettsäuren und unverträglichen Eiweißen zuführen. Dr. Eaton weist darauf hin, daß wir die einzigen Säugetiere sind, die auch nach der Stillzeit noch Milch zu sich nehmen. Um eine Ernährung zu erzielen, die der Steinzeitdiät nahekommt, sollte man Milch, Butter, Käse und andere Milchprodukte strikt reduzieren. Milchprodukte sind für manche Menschen eindeutig genetisch unverträglich, weil ihnen die Enzyme fehlen, die zur Verdauung von Milch notwendig sind. Kuhmilch ist überdies eine weitverbreitete Ursache für Allergien.

Zucker: Unsere Ur-Vorfahren benutzten Honig und Früchte zum Süßen. Für uns sind es durchschnittlich 120 Pfund raffinierter Zucker jährlich, die uns das Essen versüßen. Tatsächlich nehmen wir in etwa die selbe Menge Kohlenhydrate zu uns wie unsere steinzeitlichen Vorfahren. Doch bei ihnen kamen so gut wie alle aus nährstoffreichen Früchten und Gemüse. Bei uns wird nur etwa ein Viertel des Kohlenhydratbedarfs durch Früchte und Gemüse gedeckt, das meiste kommt durch »leere Kalorien« in Form von Zukker. Wie diese Überlastung durch Zucker sich auf unsere Gene und unser Gehirn auswirkt, ist unklar, doch es ist wahrscheinlich ziemlich schädlich. Mit Sicherheit treibt es unsere Insulin-, Glukose und Triglyzeridwerte im Blut in die Höhe, mit schwerwiegenden Folgen in Form von Schlaganfällen und Gehirnfunktionsstörungen.

Raffinierte Öle: Unsere in letzter Zeit stark gesteigerte Aufnahme von verarbeiteten pflanzlichen Ölen und Backfetten belastet unser Gehirn mit fremdartigen Fetten. Menschen in der Vorzeit nahmen Fette ausschließlich in gebundener Form in ihren Lebensmitteln zu sich, nicht isoliert in Form von Öl, und deckten etwa 22 Prozent ihres Fettbedarfs in Kalorienform im Vergleich zu unseren 35 Prozent. Eine Überversorgung mit mehrfach ungesättigten Fettsäuren, Trans-Fettsäuren und gehärteten Fetten löst Fehlfunktionen in den Zellen aus, die schlecht für das Gehirn sind. Einige Öle sind besser verträglich für die Bedürfnisse des Gehirns, dazu zählen Rapsöl, Olivenöl und Leinsamenöl.

Kalium und Natrium: Die effektivste Art, sich einer Steinzeitdiät zu nähern, ist, weitaus mehr Kalium als Natrium zu sich zu nehmen. Unsere Vorfahren bekamen durchschnittlich 7 000 Milligramm Kalium pro Tag, hauptsächlich in Form von Früchten und Gemüse, und nicht mehr als 600 Milligramm Natrium, verglichen mit unseren armseligen 2 500 Milligramm Kalium und einer Natriummenge von 4 000 Milligramm. »Menschen sind die einzigen ›freilebenden Säuger‹, die mehr Natrium als Kalium zu sich nehmen«, sagt Dr. Eaton, »und wir bezahlen schwer dafür: mit einer hohen Sterblichkeits- und Krankheitsrate durch hohen Blutdruck und Schlaganfälle.«

Tatsache ist, daß unsere Steinzeitvorfahren mehr Kalorien (3 000 pro Tag) als wir (2 000 bis 2.500) zu sich nahmen, aber in ihren alltäglichen körperlichen Betätigungen auch mehr verbrannten.

Steinzeitmenschen nahmen in ihrer Ernährung gewöhnlich eineinhalb- bis fünfmal mehr Vitamine und Mineralstoffe zu sich als wir und übertrafen dadurch bei weitem die heute gültigen täglichen Standardwerte.

Zehn Möglichkeiten, Ihrem Gehirn zu geben, was es braucht

- Machen Sie Obst und Gemüse zu einem wesentlichen Bestandteil Ihrer Ernährung.
- Essen Sie Geflügel ohne Haut oder sehr mageres Fleisch und Wild.
- Essen Sie getrocknete Bohnen – alle Arten von Hülsenfrüchten, einschließlich Erdnüssen, vorzugsweise ungesalzen.
- Essen Sie Nüsse, insbesondere Walnüsse und Mandeln.
- Essen Sie fettreichen Fisch (Lachs, Sardinen, Makrelen) und Krustentiere
- Halten Sie sich mit Omega-6-Fetten zurück (insbesondere mit Maisöl).
- Halten Sie sich zurück mit Zucker und Natrium.

- Meiden Sie Fertiggerichte.
- Ergänzen Sie Ihre Ernährung durch Vitaminpräparate, denn es ist unmöglich, eine nährstoffreiche Steinzeitdiät ohne die Hilfestellung von Nahrungsergänzungsmitteln zu imitieren.
- Nehmen Sie Fischölkapseln, inbesondere wenn Sie nicht mehrmals in der Woche Fisch essen.

Gehirnkiller – Dinge, die unsere Steinzeitvorfahren niemals aßen: raffinierter Zucker, Margarine, Butter, Salz, Kuchen, Milch, fettes Fleisch, Speiseöl, Softdrinks, alkoholische Getränke.

Summa summarum: Je mehr Sie sich dem Ursprung eines Lebensmittels nähern, desto näher kommen Sie einer gehirnfreundlichen Ernährung, die vor langer, langer Zeit von den Architekten Ihres Gehirns entworfen wurde.

2. Wie Fett Ihr Gehirn aufbauen, aber auch zerstören kann

Nichts, was Sie in den Mund nehmen können, ist so passend oder auch unpassend für die Feinstruktur Ihrer Gehirnzellen wie Fett. Ihr Gehirn ist das fetthaltigste Organ Ihres Körpers – 60 Prozent bestehen aus sogenannten Lipiden, also verschiedenen Sorten fettartiger Substanzen. Die Chemie dieser Fette kann die Struktur Ihrer Gehirnzellen erheblich beeinflussen, bis hin zur Verbreitung oder Verknappung der äußerst wichtigen Dendriten und Synapsen – den Ausgangspunkten von Intelligenz, Lernvermögen, Gedächtnis, Aufmerksamkeit, Konzentration und der Stimmung. Fettmoleküle helfen auch dabei, zu bestimmen, wie viele von welcher Art Neurotransmitter ihre Gehirnzellen produzieren und freisetzen – ob sie Gene und Hormone aktivieren, die bewirken, daß Sie sich wohlfühlen oder nicht.

Schlechtes Fett – ein Gehirnkiller

Wenn Sie es versäumen, Ihr Gehirn mit der richtigen Menge des richtigen Fettes zu versorgen und die schlechten Fette von ihm fernzuhalten, kann es durchaus in seiner Effizienz nachlassen und möglicherweise gänzlich versagen – darüber gibt es keinen Zweifel. Wenn Ihrem Gehirngewebe die richtigen Fettmoleküle vorenthalten werden und es statt dessen mit den falschen überschüttet wird, kann es Mangelerscheinungen entwickeln. Die äußeren Membranen Ihrer Gehirnzellen können ihre Flexibilität verlieren und schrumpfen. Die dendritischen Tentakel, die hinausgreifen, um mit anderen Zellen zu kommunizieren, können gekappt werden. Der reiche chemische Fluß von Neurotransmittern kann so schwach werden, daß es ihm nicht mehr gelingt, Zugang zur Zelle zu bekommen und seine Botschaften von Neuron zu Neuron zu transportieren. Es ist ein jammervoller Zustand, der von der Natur niemals so vorgesehen war, doch so sieht es mittlerweile leider im Gehirn von vielen Menschen aus.

Nahrungsmittelchemiker gingen in der Vergangenheit davon aus, daß Fette so gut wie keinen Einfluß auf die Funktion des erwachsenen Gehirns hätten, daß es lediglich für Babys und Kinder, deren Gehirn sich in der Entwicklung befindet, ausschlaggebend sei. Dies war ein Dogma, nach dem die einzige Chance, ein großartiges Gehirn auszubilden, im Jugendalter endete. Wir wissen inzwischen von der Fähigkeit der Neuronen in jedem Lebensabschnitt weiterzuwachsen, selbst bis ins hohe Alter. Dies erfordert jedoch die Zufuhr von Fettsäuren. Das Fett, das Sie in Ihrem Leben essen, formt ständig Ihr Gehirn. Es ist ein aufregender, aber ernüchternder Gedanke, angesichts der geringen Qualität der Fette, die die meisten Menschen ihren Gehirnzellen zumuten.

Summa summarum: Die Art der Fette, die Sie Ihrem Gehirn von der Geburt bis zum Lebensende zuführen, ist eine der folgenreichsten Entscheidungen, die Sie jemals zum Nutzen oder zum Schaden Ihres Gehirns treffen können.

Gute und schlechte Fette im Überblick

Gehirnfreundliche Fette

DHA: Die Geheimwaffe für Ihr Gehirn sind die Omega-3-Fette. Sie bekommen durch den Verzehr von Meeresfrüchten und durch Ergänzungspräparate:

EPA: Das andere hochwirksame Omega-3-Fett, das Sie in Fisch oder als Fischölkapseln zu sich nehmen können.

Linolensäure: Die kurzen Kettenmoleküle der Omega-3-Fette, die Ihr Körper in lange umwandeln muß, damit sie Ihrem Gehirn nutzen. Sie bekommen sie durch den Verzehr von grünem Blattgemüse, Nüssen und Leinsamen.

Einfach ungesättigte Fettsäuren, wie in Olivenöl: Es enthält einige Antioxidantien, verstärkt Gefäßprobleme nicht und ist nachgewiesenermaßen gut für das Gedächtnis.

Gehirnfeindliche Fette

Gesättigte tierische Fettsäuren (Fleisch, Vollmilch, Butter, Käse)

Gehärtete pflanzliche Fette (Margarine, Mayonnaise, Fertiggerichte, schauen Sie auf das Etikett)

Trans-Fettsäuren (Margarine, Fertiggerichte, gefrorene Schnellgerichte wie Pommes frites)

Überversorgung mit pflanzlichen Omega-6-Fetten (Fertiggerichte, Pflanzenölsorten wie Maisöl, Distelöl oder Sonnenblumenöl)

Das Fett, das Ihr Gehirn im Wachstum hemmt

Hier ist etwas, an das Sie denken sollten, wenn Sie das nächste Mal mit Ihren Kindern in ein Fast-food-Hamburger-Restaurant gehen, sich einen Milchshake oder ein Pizza bestellen, die vor Käse trieft. Solche ungesättigten Fettsäuren können tatsächlich das Wachstum Ihres Gehirns hemmen. Erstaunliche Forschungsergebnisse mit kleinen Labortieren zeigen, daß der Fettyp, den man über die Nahrung zu sich nimmt, nicht nur die Funktion der Gehirnzellen beeinflußt, sondern sogar ihre Gestalt, ihre Morphologie. Das Fett, das Sie essen, kann die Struktur Ihrer Gehirnzellen verändern – zum Guten oder zum Schlechten.

Seit über zehn Jahren ist den Gehirnforschern bekannt, daß gesättigte Fettsäuren dem Gehirn von Säugern überhaupt nicht guttun. Versuchstiere, denen Mengen von gesättigtem Schweinefett verfüttert wurden, lernen nicht so schnell und bringen schlechtere Leistungen als solche, die mit mehrfach ungesättigtem Sojaöl gefüttert wurden. Dies wurde in einem breiten Spektrum von Gedächtnistests bewiesen, einschließlich des Tests der Fähigkeit der Tiere, den Weg aus einem Labyrinth herauszufinden. Tatsächlich wiesen die mit Schweinefett gefütterten Tiere ein beständig schlechteres räumliches Gedächtnis auf, sowohl kurzzeitig als auch langfristig. Das mündete in Lern- und Gedächtnisfunktionsstörungen bei einem breiten Spektrum von Aufgabenstellungen und Funktionen, bei denen verschiedene Regionen des Gehirns und die Neurotransmitter-Tätigkeit überprüft wurden. Dies ist ein Anzeichen dafür, daß Fette in der Ernährung weitreichende Auswirkungen auf Gehirnfunktionen haben und dabei helfen, extrem komplexes kognitives Verhalten von Tieren zu beeinflussen, sagt Dr. Carol E. Greenwood, eine wegweisende Forscherin im Bereich der Wirkungen von Fetten auf das Gehirn an der University of Toronto.

Der Hauptbösewicht sind die gesättigten Fettsäuren. Man kann sicher sein, daß sie beim Erinnerungs- und Lernvermögen große Schäden anrichten. Einfach ungesättigte Fettsäuren (Olivenöl) können gut für das Gedächtnis sein, und mehrfach ungesättigte Fettsäuren können nützlich oder schädlich sein, je nach Typ. Je gesättigter die Fette sind, die von den Versuchstieren gefressen werden, desto schlimmer sind die Fehlfunktionen ihres Gehirns und ihres Gedächtnisses. Dr. Greenwood zeigte in ihren Versuchen, daß die Lernkurve von Ratten in genau dem Maße abfiel, wie man ihnen ungesättigte Fettsäuren zu fressen gab. Bei einer Ernährung mit zehn Prozent ungesättigter Fettsäuren lernten die Tiere praktisch gar nichts mehr. Es ist also eine Tatsache: Wenn man Tiere mit vielen hoch gesättigten Fetten ernährt, lernen sie nicht mehr so schnell.

Darüber hinaus scheinen die schädlichen Wirkungen gesättigter Fettsäuren auf das Gehirn sich zu summieren. Je mehr Jahre Sie sich beständig von überwiegend fetter fleischlicher Kost ernähren, desto gravierender wird Ihr Risiko, zu »verdummen«. Tatsächlich scheint das Gehirn sich im Laufe der Zeit an eine überwiegend fleischliche Ernährung zu gewöhnen, was mit verschlechtertem Lernvermögen einhergeht. Die Gefahr besteht daher in besonderem Maße in einer langfristig gleichbleibenden Ernährung mit einem hohen Anteil hochgesättigter Fettsäuren. Ein gelegentliches Sündigen in Form eines großen Bananensplits mit Schokoladensoße und Eierlikör oder einer Butterkremtorte wird sich langfristig nicht negativ bemerkbar machen, meint Dr. Greenwood. Darüber hinaus legen die Tierversuche die Vermutung nahe, daß ein gleichbleibend hoher Anteil von hochgesättigten Fettsäuren in der Ernährung direkte toxische Auswirkungen auf die Lernfähigkeit zu haben scheint, ganz gleich, was für andere Fette man außerdem noch zu sich nimmt. In anderen Worten: Die Gefahr liegt in den gesättigten Fettsäuren selbst, nicht nur in einer Unausgewogenheit oder dem Mangel an anderen, nützlicheren Fetten.

Was daran wirklich erschreckend ist, ist die Tatsache, daß die Menge gesättigter Fettsäuren, die notwendig ist, um das Erinnerungsvermögen bei Tieren zu schwächen, der Menge vergleichbar ist, die wir normalerweise zu uns nehmen. Logischerweise führt dann eine Ernährung mit solch hohem Anteil an tierischen Fetten zu einer schleichenden Verschlechterung des Lernvermögens junger Menschen und beschleunigtem Gedächtnisverlust im Alter. Wissenschaftliche Untersuchungen zeigen einen direkten Zusammenhang zwischen gesättigten Fettsäuren und degenerativen Gehirnerkrankungen – insbesondere dem Parkinson-Syndrom. Eine Studie von Richard Mayeux und seinen Kollegen an der Columbia University zeigte, daß Menschen über 65, die den höchsten Anteil an tierischen Fetten in der Ernährung hatten, einem fünfmal höheren Risiko unterlagen, das Parkinson-Syndrom zu entwickeln als die Gruppe mit dem geringsten Fleischkonsum. Es ist nicht ganz klar, auf welche Weise die gesättigten Fettsäuren die Gehirnzellen zerstören. Es gibt viele Theorien, die mit der Zusammensetzung der Zellmembranen zu tun haben, mit der elektrischen Aktivität der Neurotransmitter, besonders dem Serotonin, dem Enzymhaushalt, Angriffen durch freie Radikale, verminderte Insulinempfindlichkeit (erhöhte Insulinresistenz), und der Aufnahme und Verarbeitung von Glukose, einer für das Gehirn sehr wichtigen Substanz.

Doch nun kommt eine weitere erstaunliche Entdeckung hinzu, die zeigt, daß gesättigte Fettsauren buchstäblich Gehirnzellen ersticken können. Bahnbrechende Untersuchungen, die vor kurzem von Patricia Wainwright und Kollegen vom Department of Health Studies, Gerontology and Psychology an der University of Waterloo in Ontario, Canada, durchgeführt wurden, haben ergeben, daß gesättigte Fettsäuren noch mehr bewirken, als die Zellfunktionen des Gehirns zu beeinträchtigen. Solche Fette können tatsächlich die Form oder Morphologie der Gehirnzellen verändern! Die genaue Untersuchung der Gehirnzellen, die Tieren entnommen wurden, welchen sowohl im Embryonalzustand als auch bis zu acht Wochen nach ihrer Geburt Mengen von gesättigten Fettsäuren verfüttert wurden, wies Neuronen auf, die verstümmelt waren. Analysen der grauen Masse von fettgefütterten Tieren enthielten weniger und kürzere Dendriten mit weniger Verzweigungen, die sie benötigen, um Botschaften zu senden und zu empfangen. Zusätzlich zum Zwergenwuchs der Dendriten hatten die mit hochgesättigtem Fett gefütterten Mäuse leichtgewichtigere Gehirne und kleinere Körper.

Dr. Greenwood erklärt, daß verstümmelte Dendriten das Erinnerungsvermögen erheblich beeinträchtigen können, weil in den Gehirnzellen während des Erinnerns und Lernens physische Prozesse ablaufen. »Während der Perioden des Erinnerns, wenn jemand lernt«, sagt die Forscherin, »können wir sehen, wie sich die Dendriten erweitern. Die Erweiterung der Dendriten scheint also notwendig zu sein, damit die Erinnerung funktioniert. Wenn nun hochgesättigte Fettsäuren in der Nahrung diese Fähigkeit der Neuronen, sich zu erweitern, einschränken, dann erklärt dies möglicherweise zum Teil, warum Tiere, die viel Fett zu sich nehmen, ein so schlechtes Erinnerungsvermögen haben. Wissenschaftlich gesehen, ist dies eine sehr wichtige Erkenntnis, die einen möglichen neuen Weg aufzeigt, wie gesättigte Fettsäuren Gehirnfunktionen beeinflussen.«

Die Entdeckung des Feindes

Vor kurzem haben sich zahlreiche Wissenschaftler auf eine weitere aktuelle Theorie gestürzt, nach der gesättigte Fettsäuren das Gedächtnis und die Lernfähigkeit über das Hormon Insulin verschlechtern. Sowohl Tiere als auch Menschen, die viel gesättigte Fettsäuren zu sich nehmen, entwickeln eine »Insulinresistenz«. Das heißt, das Insulin wird weniger »empfindlich« und weniger effizient im Umgang mit dem Blutzucker. Das Ergebnis sind Störungen der Glukoseverwertung im ganzen Körper, einschließlich des Gehirns, und mögliche kognitive Störungen. So haben zum Beispiel Diabetiker gewöhnlich hohe Blutzuckerwerte und schlecht funktionierendes Insulin. Außerdem geht man heute zunehmend davon aus, daß Menschen sowohl mit insulinabhängigem (Typ 1) und nicht-insulinabhängigem Diabetes (Typ 2) zur Entwicklung verschiedener Arten kognitiver Beeinträchtigungen neigen, einschließlich einer Verschlechterung des Erinnerungsvermögens.

Nach Dr. Greenwood ist sich die Forschung zunehmend darüber einig, daß der wichtigste Grund, warum Fett dem Gehirn schadet, darin liegt, daß es eine Neigung zur Insulinresistenz erzeugt, eine Störung, die der Diabeteserkrankung vorausgeht und die Wurzel der Gedächtnisprobleme ist. »Was wir da bei Tieren und Menschen sehen, die eine Menge Fett essen, ist möglicherweise eine Insulinresistenz oder ein prä-diabetischer Komplex«, sagt sie, »der zu einer Verschlechterung des Gedächtnisses führt.«

Das ist wahrhaftig beängstigend. Die sogenannte »Insulinresistenz« hat in unserer Gesellschaft epidemische Ausmaße und verschlimmert sich täglich. Wer ist betroffen? Die überwiegende Mehrzahl der Menschen mit Diabetes oder verminderter Glukosetoleranz, etwa die Hälfte aller Menschen mit hohem Blutdruck und etwa ein Viertel aller Menschen, die man allgemein für gesund hält, meint Gerald M. Reaven von der Stanford University, einer der führenden Experten in Sachen Diabetes. Insgesamt leiden etwa 70 Millionen Amerikaner an Gedächtnisproblemen, die etwas mit ihrer Insulinresistenz zu tun haben. Möglicherweise leiden Millionen Menschen unter Gedächtnisverlust und wissen es noch nicht einmal.

»Das stimmt«, sagt Dr. Greenwood. »Wenn sich bewahrheitet, was wir vermuten, dann ist es in der Tat höchst besorgniserregend.« Doch wir haben Glück im Unglück: »Es ist umkehrbar. Es handelt sich nicht um eine permanente Schädigung.« Wenn Diabetes, also Insulin und Glukose, mit Hilfe von Medikamenten, richtiger Ernährung, Gewichtsverlust und anderen Maßnahmen unter Kontrolle gebracht wird, dann normalisieren sich gewöhnlich auch das Gedächtnis und die Lernfähigkeit. Ähnliche Veränderungen im Lebenswandel können eine Insulinresistenz vermeiden oder rückgängig machen. Es handelt sich um einen »berechenbaren Zustand«, der unser Gehirn, unser Gedächtnis und unsere Denkfunktionen bedroht.

Summa summarum: Ein hoher Anteil an fleischlichen Fetten in der Ernährung kann dazu beitragen, daß Sie einen prä-diabetischen Komplex oder Diabetes entwickeln, bei denen Störungen im Insulin- und Glukosehaushalt Ihr Gehirn und Ihr Gedächtnis erheblich beeinträchtigen können.

»Ich würde sagen, daß jeder Faktor im Lebenswandel eines Menschen, der zur Entwicklung von Insulinresistenz beiträgt, auch zu einer Verschlechterung des Gedächtnisses führen kann.«[12]

»Es gibt Tag für Tag immer mehr insulinresistente Menschen, denn die Bevölkerung wird immer dicker und immer älter.«[13]

---

12 Dr. Carol Greenwood, University of Toronto.

13 Judith Hallfrisch, U.S. Department of Agriculture's Human Nutrition Research Center in Beltsville, Maryland.

Neue Epidemien unter Kindern

Es gibt noch weitere beunruhigende Entwicklungen in jüngster Zeit: Zum ersten Mal beobachten Ärzte eine explosionsartige Zunahme von Insulinresistenz und Typ-2-Diabetes bei Kindern – insbesondere bei übergewichtigen. In einer Studie von 1999 hatte jedes einzelne von zweiundzwanzig übergewichtigen Kindern im Alter von zehn bis siebzehn Jahren charakteristische Anzeichen von Insulinresistenz. Die Studie wurde von dem Endokrinologen Robin Goland vom Columbia Presbyterian Medical Center in New York durchgeführt. Dies ist eine alarmierende Entwicklung. Denn Insulinresistenz und Typ-2-Diabetes war bislang im wesentlichen bei Erwachsenen über vierzig bekannt.

Vor nicht mehr als fünf bis zehn Jahren waren praktisch alle Fälle von Diabetes bei Kindern vom Typ 1 – also insulinabhängiger Diabetes. Nach Dr. Goland begann die Krankheit gewöhnlich im Alter von 12 Jahren und war unabhängig vom Körpergewicht. Nun sind etwa zwanzig Prozent aller neuen Fälle von Diabetes bei Kindern und Erwachsenen vom Typ 1, hängen mit Übergewicht zusammen sowie mit Insulinresistenz und einer zu fetten Ernährung. Die Auswirkungen sind besorgniserregend. Es steht zu befürchten, daß die ernsthaften diabetischen Komplikationen, wie Gedächtnisprobleme, stark verminderte mentale Funktionen sowie Herzkrankheiten bei diesen Kindern stark vermehrt und bereits im Alter von zwanzig Jahren vorkommen werden, statt wie bisher erst im fortgeschrittenen Alter, sagen die Experten. »Die Lage ist absolut erschütternd«, sagt Jennie Brand-Miller, Assistenzprofessorin für Ernährungswissenschaft, spezialisiert auf Blutzuckerforschung an der University of Sydney in Australien.

Noch viel verhängnisvoller ist die Perspektive, daß eine sich epidemisch ausbreitende Insulinresistenz Gedächtnisverluste bei vielen Menschen auslösen wird, die überhaupt nicht wissen, was mit ihnen geschieht, und es geduldig als »normale« Alterserscheinung akzeptieren. Seit einigen Jahren weiß man, daß Insulinresistenz hohen Blutdruck, hohe Triglyzeridwerte, wenig gutes HDL Cholesterin und verstopfte Arterien verursacht, was zusammen indirekt das Gehirn schädigen und die mentalen Funktionen beeinträchtigen kann. Nun gibt es darüber hinaus noch gute Gründe für die Annahme, diese sich ausbreitende Gesundheitsbedrohung könne auch unmittelbar das Gehirn schädigen.

Tierische Fette sind nicht der einzige Weg zu einer Insulinresistenz. Eine Ernährung, die reich an Kohlenhydraten ist, insbesondere schnell verdaulichen Kohlenhydraten mit einem »hohen glykämischen Index«, zählt zu den Hauptschuldigen, ebenso wie zuviel tierisches Eiweiß, das auch zu einer Insulinresistenz beitragen kann. Es gibt Hinweise darauf, daß die Einnahme von Fischöl die Insulinresistenz eindämmen kann, indem sie die fettigen Membranen »durchlässiger« macht. Diese haben reaktionsfreudigere Insulinrezeptoren, wodurch ihre Empfindlichkeit für Insulin erhöht wird, meint Dr. Artemis P. Simopoulos, Präsidentin des Centre for Genetics, Nutrition and Health und Autorin eines Buches über Fischöl.[14]

Trotzdem ist und bleibt eine der besten Methoden, eine Insulinresistenz, die Glukose- und Gehirnfehlfunktionen verursachen kann, zu überwinden, keine hochgesättigten Fettsäuren mehr zu sich zu nehmen. Das gibt Ihrem Gehirn die Chance, sich zu erholen. Da es Jahre dauert, bis zuviel gesättigte Fettsäuren das Gehirn allmählich träger machen, ist es wahrscheinlich, daß es »einige Zeit brauchen wird, bevor Sie die positiven Auswirkungen merken, nachdem Sie die hochgesättigten Fettsäuren aus Ihrer Ernährung ver-

---

14 »The Omega Plan«.

bannt haben und die Blutzucker- und Insulinfunktionen besser zu werden beginnen«, sagt Dr. Greenwood.

Es ist ganz offensichtlich besser, rechtzeitig anzufangen, die hochgesättigten Fettsäuren zu meiden und sich nicht erst einen Großteil Ihres Lebens, besonders in der Kindheit und Jugend, falsch zu ernähren, bevor Sie anfangen, auf Ihr Gehirn zu achten. Es ist beängstigend, wenn man sich überlegt, was eine solche Ernährung bei den heranwachsenden Gehirnen Ihrer Kinder, aber auch bei älteren Menschen anrichtet. Die Erkenntnis, daß tierische Fette nicht nur etliche Jahre später zu Herzkrankheiten führen können, sondern sehr viel schneller schon die geistigen Fähigkeiten im Leben beeinträchtigen können – zu einer Art vorzeitiger Senilität führen können – sollte weitaus stärker vom Fleischkonsum abschrecken als die traditionellen Warnungen, meint Dr. Greenwood.

Wenn schlechtes Omega-6-Fett Ihr Gehirn regiert

Es ist erstaunlich, wie sich die Landschaft Ihres Gehirns verändert, wenn Sie zuviel mehrfach ungesättigte Fettsäuren, chemisch eingestuft als Omega-6, zu sich nehmen. Ihr Gehirn wird buchstäblich zu einem Schlachtfeld, auf dem sich Omega-3-Fettsäuren (in Fisch) und Omega-6-Fettsäuren (in Pflanzenöl, Salat-Dressing) um die Herrschaft über Ihre Gehirnzellen streiten. Und wegen ihrer riesigen Anzahl – aufgrund unseres unersättlichen Appetits – gewinnen die Omega-6-Fettsäuren üblicherweise und üben ihre tyrannische Herrschaft über die Aktivität der Neuronen aus. Diese konstanten Omega-6-Siege haben unser Gehirn regelrecht verwüstet.

Eine der am meisten gefürchteten potentiellen Folgen der Omega-6-Dominanz in den Gehirnzellen ist eine hartnäckige Entzündung von Gehirngewebe. Sie kann Blutgefäße im Gehirn verletzen, Prozesse in Gang setzen, die Gehirnzellen vernichten, Nervenzellmembranen schrumpeln lassen, ihre normalen Funktionen unterbrechen, die neuronale Übertragung von Botschaften stören sowie Gehirnschläge, die Alzheimer-Krankheit und alle anderen degenerativen Gehirnerkrankungen fördern.

Entzündung – die neue Gefahr

Nach aktuellen Forschungen – 1999 veröffentlicht – erhöhte der Nachweis chronischer Entzündung die Wahrscheinlichkeit eines thromboembolischen Schlaganfalls um beinahe 500 Prozent. Zu diesem Ergebnis kam die Honolulu Heart Study, bei der eine große Gruppe von Männern zwanzig Jahre lang beobachtet wurde. Gehirnforscher gehen jetzt davon aus, daß eine schwache chronische Entzündung die Ursache für zahlreiche neurologische Schädigungen einschließlich der Alzheimer-Krankheit sein könnte. Diese Entdeckung könnte einige seltsame Fakten erklären: Warum zum Beispiel haben Patienten, die entzündungshemmende Medikamente einnehmen, etwa gegen Arthritis, eine geringere Rate von Alzheimer-Erkrankungen und unterliegen einem langsameren geistigen Abbauprozeß im Alter? Über zwanzig Studien haben dies bestätigt. Warum schützt Fischöl, eine entzündungshemmende Substanz, vor Gehirnschädigungen und kann Depressionen lindern? Warum kann Aspirin, ebenfalls eine Substanz, die entzündungshemmend wirkt, das Risiko von Gefäßkrankheiten im Gehirn und besonders bei ischämischen (blutgerinnungsbedingten) Herzanfällen mindern? Warum scheinen bestimmte Antioxidantien, die eine entzündungshemmende Wirkung entfalten, wie Vitamin E und C, gegen Gehirnzelltod und -abbau zu wirken?

Und sogar die Frage, warum cholesterinsenkende Medikamente gegen Schlaganfall und Herzinfarkte wirken, rückt durch diese Erkenntnisse in ein neues Licht, denn aktuelle Forschungen haben gezeigt, daß auch solche Mittel eine starke entzündungshemmende Wirkung haben.

Entzündung ist ein gerade erste identifizierter Feind, auf dessen Konto allmähliche Gehirnzerstörung, Schlaganfall, depressive Störungen, Schizophrenie und neurodegenerative Krankheiten wie die Alzheimer-Krankheit ebenso gehen wie der »normale« Verlust geistiger Kräfte.

Es ist bekannt, daß es sich bei der schleichenden Entzündung um eine Art langsam wirkendes Nervengift handelt. Trotzdem überschwemmen wir regelmäßig unsere Gehirnzellen mit dem Brennstoff, der diese entflammt und aufrechterhält. Die meisten Menschen wissen jedoch nicht einmal, daß Omega-6-Fettsäuren extrem entzündungsfördernde Brennstoffe sind, wie wissenschaftlich bestätigt wurde.

Es handelt sich dabei um einen sehr komplizierten Prozeß. Vereinfacht gesehen, passiert folgendes: Wenn Fette vom Stoffwechsel zum Gebrauch aufgespalten werden, setzen sie auch Nebenprodukte frei – einige davon sind nützlich, andere schädlich, je nach Art des aufgespaltenen Fettes. Der Stoffwechsel der Omega-6-Fette setzt ein wildes Feuerwerk von entzündlichen Nebenprodukten in Form hormonähnlicher Substanzen in Gang, sogenannter Eicosanoide. Dazu gehören Prostaglandine, Leukotriene und Cytokine, ebenso wie freie radikale Chemikalien, die sämtlich Entzündungen auslösen können. So entdeckt man regelmäßig hohe Werte eines bestimmten entzündungsfördernden Prostaglandins – einer hormonähnlichen Substanz – in den Gehirnen von Alzheimer-Patienten, aber nicht in den Gehirnen älterer Menschen, die keiner Altersdemenz anheimgefallen sind. Dr. K. N. Prasad und seine Kollegen am University of Colorado

Health Sciences Center in Denver haben spezifische Prostaglandine daher Neurotoxine genannt, weil sie Gehirnzellen abtöten können. Solche Entdeckungen haben die Gehirnforscher zu der Annahme gebracht, daß die Aktivierung solcher Entzündungsmechanismen die Degeneration von Gehirnzellen verursacht.

Die Überflutung von Gehirnzellen mit Omega-6-Fettsäuren setzt das gesamte Gehirn in Brand und endet möglicherweise mit einer Zerstörung der Nervenzellen.

Einer der wirklich beängstigenden entzündungsfördernden Stoffe, die durch die Umwandlung von Omega-6-Fettsäuren in der Zelle produziert werden, ist eine Substanz namens Arachidonfettsäure. Unter bestimmten Bedingungen ist dieser Stoff am Tod von Nervenzellen stark beteiligt. Er erzeugt nicht nur die entzündlichen Eicosanoide und die überaus grausamen freien Radikale, sondern kann auch die Produktion von Glutamat, einem Neurotransmitter, anregen, der ein regelrechter Serienkiller für die Zellen ist. Jüngste Forschungen sehen das Glutamat als hauptverantwortlich an der Abtötung von Neuronen, ein Vorgang, der an der Gehirnschädigung durch Altern und Schlaganfälle ebenso beteiligt ist wie an degenerativen Erkrankungen einschließlich der Alzheimer-Krankheit.

Indem die Arachidonfettsäure die verheerende Wirkung des Glutamats in der Zelle freisetzt, tritt sie eine ganze Lawine von molekularen Ereignissen los, die darin endet, daß die Zelle sich »tödlich aufregt«. Zuviel Glutamat provoziert die Neuronen, immer und immer wieder abzufeuern, bis sie völlig erschöpft sind. Wenn sie dies tun, wird ein ständiger Strom freier Radikale freigesetzt, und die Kalziumregulierung in der Zelle gerät so durcheinander, daß der Kalziumanteil steigt bis er toxische Ausmaße angenommen hat. An diesem Punkt kann die Funktion der Nervenzelle versagen. Sie gibt dann den Befehl zur Selbstzerstörung. Im zellulären

Totenbuch steht dann als Todesursache ein Prozeß namens Exzitotoxizität. Diese Selbstzerstörung ist vermutlich einer der Gründe, warum Nervenzellen bei der Alzheimer-Krankheit sterben. Wenn der Prozeß an irgendeiner Stelle unterbrochen werden kann, ist ein Überleben der Zelle möglich. Es gibt sehr viele Rettungsmöglichkeiten, beispielsweise die Einnahme von Antioxidantien oder entzündungshemmender Medikamente wie etwa Aspirin. Eine andere Möglichkeit besteht darin, aufzuhören, so viele Omega-6-Fettsäuren zu sich zu nehmen und dadurch die Überversorgung mit Arachidonfettsäure und die Überflutung der Zellen mit diesem gefährlichen Stoff zu vermeiden. Auch der Verzehr von mehr Omega-3-Fischöl hilft, wie die Forschung gezeigt hat, den exzitotoxischen Gehirnschaden zu verhindern.

Sie können auch von Anfang an vermeiden, daß Ihr Gehirn einen Überschuß an Arachidonfettsäure und anderen zerstörerischen Substanzen produziert, indem sie den Entzündungsprozeß selbst eindämmen. Derartige Entzündungen waren in prähistorischen Zeiten wahrscheinlich eine Seltenheit – wegen der richtigen Ausgewogenheit von Omega-6- und Omega-3-Fettsäuren in der Ernährung. Es kann also durchaus hilfreich sein, ein Bataillon Omega-3-Moleküle in den Kampf zu schicken, indem man fetten Fisch ißt und damit die Brandherde, die von den Omega-6-Molekülen in Gang gehalten werden, zu kühlen und möglichem Gehirnschaden vorzubeugen.

Omega-3-Fette helfen also dabei, den Schaden, den Omega-6-Fette in Ihren Gehirnzellen anrichten, einzudämmen – einschließlich des exzitotoxischen Prozesses, von dem die Gehirnforscher annehmen, daß er an der Degeneration des Gehirns beteiligt ist. Vielleicht ist das der Grund, aus dem Menschen mit niedrigeren Omega-3-Fettwerten, insbesondere der DHA-Fraktion, die am aktivsten in den Nervenzellen ist, anfälliger für die Entwicklung der Alzheimer-Krankheit sind.

Die kürzlich entdeckten nützlichen Wirkungen von Omega-3-Fischöl für das Gehirn sind so spektakulär, daß wir das gesamte nächste Kapitel diesen erstaunlichen neuen Forschungsergebnissen widmen.

Mehr Omega-6-Fett, mehr Gedächtnisverlust

Schlechtere Gehirnfunktionen bei Menschen, die zuviel Omega-6-Fettsäuren essen, sind keine Theorie, sondern ausführlich dokumentierte Tatsache. Forschungsergebnisse zeigen, daß ältere Menschen, die in ihrer Ernährung einen hohen Anteil von Omega-6-Fettsäuren haben, unter schlechteren mentalen Funktionen und Gedächtnisverlust leiden.

In einer großen niederländischen Studie[15] analysierten die Gehirnforscher die Ernährungsgewohnheiten von 1300 Männern im Alter von 64 bis 84 Jahren. Die Männer unterzogen sich außerdem standardisierten Tests, um ihre intellektuellen Funktionen zu überprüfen. Es wurde deutlich, daß die Männer, die am meisten Omega-6-Fettsäuren, hauptsächlich in Margarine, Backfetten und Soßen, zu sich nahmen, einem 75 Prozent höheren Risiko kognitiver Beeinträchtigungen einschließlich des Gedächtnisverlusts ausgesetzt waren als diejenigen, welche am wenigsten Omega-6-Fettsäuren in ihrer Ernährung hatten. Der geistige Verfall einer kleineren Gruppe von Männern wurde über einen Zeitraum von drei Jahren gemessen. Diejenigen, die am meisten Omega-6-Fettsäuren aßen, waren im Versuchszeitraum um 250 Prozent stärker gefährdet, Anzeichen mentaler Verschlechterung zu entwickeln als diejenigen, welche am

15 »Zutphen Elderly Study«

wenigsten davon aßen. Es ist daher kaum verwunderlich, daß der Verzehr von Fisch den mentalen Verschlimmerungen entgegenwirkte. Das vermehrte Essen von Fisch, schon ab etwa dreißig Gramm pro Woche, verringerte das Risiko einer kognitiven Beeinträchtigung bei den Männern um 55 Prozent.

Doch nicht nur die Gesamtmenge von Omega-6- und Omega-3-Fettsäuren, die Sie zu sich nehmen, ist für das Gehirn entscheidend, sondern die relativen Mengen oder das Verhältnis der beiden. Tatsächlich ist die Ausgewogenheit der entscheidende Faktor, der bestimmt, wie gut Informationen von Neuron zu Neuron übertragen werden – so ermittelt von dem prominenten israelischen Psychologen Shlomo Yehuda von der Bar-Ilan University in Ramat Gan.

Summa summarum: Lassen Sie Ihr Gehirn nicht von den Omega-6-Fettsäuren dominieren, denn diese werden kleine Mörderbanden loslassen, die Ihre Gehirnzellen verkrüppeln und töten und Ihre geistigen Kapazitäten verringern. Die Lösung heißt: Treten Sie kürzer bei den Omega-6-Fettsäuren, und essen Sie mehr von den Omega-3-Fischöl-Fetten.

Pflanzliche Fette – neue Killer in Japan

Die Bewohner der japanischen Inselregion Okinawa konnten sich noch vor fünfzig Jahren glücklich preisen, das Gebiet mit der höchsten Lebenserwartung der Welt zu sein. Das ist jetzt vorbei. Während der Besatzungszeit durch die Vereinigten Staaten nach dem Zweiten Weltkrieg, die bis 1972 andauerte, wurde ihre Ernährung schnell dem westlichen Standard angepaßt – mehr Omega-6-Fettsäuren und weniger Fisch. In der Folge, so stellten die örtlichen Behörden fest, endete auch ihre Zeit als Weltrekordhalter in puncto Langlebigkeit. 1990 schließlich hielt die männliche Population von Okinawa nur noch den fünften Platz unter allen japanischen Regionen. In diesem Jahr war die Sterberate unter den Männern bis fünfzig sogar die höchste in ganz Japan. In einer kürzlich erschienenen Analyse schrieben die japanischen Wissenschaftler das Absinken der Lebenserwartung der »schnellen Verwestlichung« der Ernährungsgewohnheiten zu, insbesondere dem Übergang zu einer Ernährung mit hohem Omega-6- und niedrigem Omega-3-Anteil, der typisch für westliche Länder ist.

Wieviel ist zuviel?

In einer perfekt auf Steinzeiternährungsgewohnheiten getrimmten Gesellschaft wäre es üblich, im Sinne einer guten Gehirnfunktion nicht mehr als ein Molekül Omega-6-Fettsäure pro Omega-3-Fettsäuremolekül zu sich zu nehmen. Einige Fachleute empfehlen sogar, daß man bereits eine ausgezeichnete Gehirnfunktion erzielen kann, wenn man Omega-6- zu Omega-3-Fettsäure auf ein Verhältnis von vier zu eins reduziert: vier Moleküle Omega-6-Fettsäure für jedes Molekül Omega-3-Fettsäure. Da die meisten Amerikaner heutzutage zehn bis fünfzehn Moleküle Omega-6- auf jedes Omega-3-Molekül verzehren, wäre das eine beachtliche Reduktion, und man kann mit erheblichen positiven Auswirkungen für das Gehirn rechnen. Dr. Yehuda aus Israel fand heraus, daß dieses Verhältnis nicht nur die Lernfähigkeit und Schlaf erheblich verbesserte, sondern auch die Zahl der Anfälle bei Epileptikern reduzierte und sogar in erheblichem Maße Lernprobleme behob, die durch Nervenzelltoxine hervorgerufen waren.

Selbst kleinste Veränderungen können dazu beitragen, Ihrem Gehirn aus seinem Fettsäure-Ungleichgewicht zu helfen. Dr. William Lands von den National Institutes of Health und weltbekannte Kapazität in Sachen Fischöl, sagt, daß bereits der häufige Ersatz von Fleisch durch fetten Fisch, wie Lachs oder Sardinen, und die Verbannung von Omega-6-Speiseölen und den meisten anderen Salat-Dressings aus dem Speiseplan das Fettgleichgewicht in den Zellen, einschließlich der Neuronen, so wiederherstellen kann, daß es dem erwünschten Eins-zu-eins-Verhältnis unserer Ur-Vorfahren entspricht.

Dr. Lands war Mitglied einer internationalen Expertengruppe, die kürzlich erstmals Empfehlungen für ausgewogene tägliche Dosen von Omega-6- und Omega-3-Fettsäuren aufstellte. Demnach sind die täglichen Mengen bei 2000 Kalorien pro Tag: 4,4 Gramm Omega-6, 0,65 Gramm oder 650 Milligramm langkettige Omega-3-Fettsäuren in Meeresfrüchten und 2,2 Gramm kurzkettige Omega-3-Fettsäuren in Walnüssen und Grüngemüse (Linolensäure). Dr. Lands geht davon aus, daß diese Mengen für Fettsäuren, wenn sie denn schließlich in den Zellen landen, die perfekte Balance von 50 zu 50 herstellen – ein Molekül Omega-6- auf jedes Molekül Omega-3-Fettsäure –, die notwendig ist, um die Zellfunktionen zu stabilisieren und die zerstörerischen entzündungsfördernden Stoffe zu unterdrücken.

Trotzdem ist es sehr verwunderlich, wenn man sich vorstellt, wie schnell man vier Gramm Omega-6-Fettsäuren verschlungen hat. Ein halber Teelöffel Soja- oder Maisöl reicht dazu vollkommen aus. Nur um sich eine Vorstellung von unserem übermäßigen Gebrauch dieser Fettsäuren zu machen, sagt Dr. Lands, daß selbst diese kleine tägliche Dosis bereits viel mehr ist, als die Zellen wirklich brauchen, um optimal zu funktionieren. Ein Grund dafür ist, daß die meisten Menschen bereits große Mengen von Omega-6-Fettsäuren in ihrem Fettgewebe gespeichert haben – genug für ein ganzes Jahr oder mehr. Ein Mangel an Omega-6-Fettsäure ist praktisch kaum vorstellbar angesichts der riesigen Mengen, die wir zu uns nehmen.

Für Dr. Lands, der schon seit dreißig Jahren vor der toxischen Wirkung der Omega-6-Fettsäuren warnt, sind Salat-Dressings die destruktivste Quelle. »Wir sollten ganz allgemein weniger Salatöl zu uns nehmen«, sagt er, insbesondere solches, das unter Verwendung von Mais- oder Sojaöl hergestellt ist. Die bessere Wahl ist Olivenöl und Rapsöl mit vergleichsweise niedrigen Mengen an Omega-6-Fettsäuren. Rapsöl hat gleichzeitig einen hohen Omega-3-Anteil. Außerdem gibt es einige Hinweise darauf, daß Olivenöl eine spezifische Schutzwirkung auf das Gehirn hat.

Olivenöl rettet Ihr Gedächtnis

Der Verzehr von Olivenöl und anderen einfach ungesättigten Fettsäuren (wie in Avocados und Nüssen) hilft bei der Vorbeugung gegen Gedächtnisverlust, stellt der Gehirnforscher Dr. Anthony Capurso von der Università di Bari fest. In einer Gruppe von 278 älteren Süditalienern verringerten diejenigen, welche das meiste Olivenöl verzehrten, die Gefahr des Gedächtnisverlustes um ein Drittel. Äußerst bemerkenswert war die Tatsache, daß Olivenöl die kognitiven Funktionen bei weniger gebildeten älteren Menschen erhielt, welche allgemein einer höheren Wahrscheinlichkeit unterliegen, im Alter ihr Gedächtnis zu verlieren, als höher gebildete. Die durchschnittlich pro Tag verzehrte Menge war relativ hoch: 3 Teelöffel Olivenöl täglich, weil Italiener einen hohen Verbrauch von Olivenöl beim Kochen haben. Die Forscher vertreten die Auffassung, daß Olivenöl ebenso wie Fischöl zur Erhaltung der »strukturellen Integrität der Nervenzellmembranen« beiträgt und Antioxidantien enthält, welche die für das Gehirn tödlich gefährlichen freien Radikale bekämpfen.

Öle mit dem höchsten Anteil der gehirnzerstörenden Omega-6-Fettsäuren

Öl	Omega-6	Omega-3
Distelöl, normal	77	
Sonnenblumenöl, normal	69	
Maisöl	61	1
Sojaöl	54	7
Walnußöl	51	5
Sesamöl	41	
Erdnußöl	33	
Rapsöl	22	10
Leinsamenöl	16	57
Olivenöl	8	1

Anteile in %
Quelle: U.S. Department of Agriculture

Sieben Tips, die entzündungsfördernden Fettsäuren von Ihrem Gehirn fernzuhalten

Verwenden Sie kein Maisöl, kein normales Distelöl und kein normales Sonnenblumenöl!

Verwenden Sie keine Margarine, die aus diesen Ölen hergestellt ist!

Verwenden Sie keine Salatdressings und keine Mayonnaise, die mit diesen Ölen hergestellt wurden!

Essen Sie keine behandelten Lebensmittel, wie etwa Chips oder Popcorn, die mit diesen Ölen gebraten, gebacken oder erhitzt wurden!

Verwenden Sie Rapsöl (es enthält Omega 6-Fettsäure in einer Balance mit Omega-3-Fettsäure, in einem hervorragenden Verhältnis von 2 : 1) – oder nehmen Sie Olivenöl.

Verwenden Sie Leinsamenöl, es hat das beste Verhältnis

von Omega-6- zu Omega-3-Fettsäure. In Studien zeigte sich, daß es manische Depressionen lindert.

Essen Sie fetten Fisch (Lachs, Makrele, Hering, Sardinen), der voll von Omega-3-Fettsäure ist, die Ihnen helfen, die Omega-6-Fettsäuren zu neutralisieren.

3. Erstaunliche neue Möglichkeiten, mit Fischöl Ihr Gehirn zu retten

Aus dem Garten Eden: Warum Ihr Gehirn nach Omega-3-Fetten verlangt

Seit den Anfängen der Menschheit liefert eine essentielle Fettsäure, Omega-3, dem Gehirn seine Vitalität. Diese Substanz hat es möglich gemacht, daß wir uns über die Tierwelt erheben und reiche Zivilisationen hervorbringen konnten, meint Dr. Michael Crawford, eine britische Kapazität in Sachen Gehirnernährung am Institute of Brain Chemistry and Human Nutrition an der University of North London. Dr. Crawford macht uns darauf aufmerksam, daß mehrere Millionen Jahre lang die Evolution des Gehirns der hominiden Rassen auf einem Niveau von 400 bis 500 Gramm stagnierte. Der Hauptgrund ist: Den Vorzeitmenschen in den landumschlossenen Regionen Eurasiens fehlten in ihrer Ernährung die Omega-3-Fettsäuren, die nötig gewesen wäre, um ein Gehirnzellwachstum in Gang zu setzen.

Dr. Crawford berichtet, daß irgendwann vor etwa einer Million Jahren dann die Kapazität des Gehirns unserer Vorfahren, die in Ostafrika nahe den großen Süßwasserseen lebten, explodierte. Diese Entwicklung betraf im wesentlichen die Großhirnrinde, den Sitz unseres Bewußtseins. Die erweiterte Kapazität unseres Gehirns machte die Anfänge unserer Kultur möglich – Kunst, Musik, Religion, das Bauen von Booten, die Schrift und neue soziale Verhaltensmuster. Dr. Crawford meint, es sei kein Zufall, daß unsere größten Zivilisationen in Regionen entstanden, in denen die Menschen Zugang zu einer Ernährung aus dem Wasser hatten – am Nil, am Tiber, am Euphrat, am Ganges, am Yangtse. Seine Schlußfolgerung: Die Ernährung mit Omega-3-Fettsäuren war der ernährungsphysiologische Anstoß, der nötig war, um eine große, sprungartige Zunahme der Gehirnmasse in Gang zu setzen, die das Gewicht auf die heutigen drei Pfund verdreifachte. Parallel dazu kam es zu einer riesigen neuen Welle menschlicher Errungenschaften.

Heutzutage haben praktisch alle Menschen Zugang zu der für das Gehirn kostbaren Nahrung aus dem flüssigen Element, aber nur wenige erkennen das Potential, das diese Stoffe für uns haben – zum Guten und zum Schlechten. »Wenn wir zuwenig Omega-3-Fettsäure zu uns nehmen, sind die Folgen verheerend«, sagt Dr. Crawford. »Die Kapazität des Gehirns nimmt nicht mehr länger zu, sondern tatsächlich ab. Ich finde die gegenwärtige Entwicklung äußerst alarmierend. Die Reduktion der Zufuhr von Omega-3-Fettsäure in unserer Ernährung geht Hand in Hand mit einem Aufschwung von Funktionsstörungen unseres Gehirns, einer Zunahme mentaler Erkrankungen und niedrigeren Intelligenzquotienten. Geistige Defekte befinden sich im Vormarsch.« Nach der Meinung des Wissenschaftlers hat sich die Evolution des menschlichen Gehirns umgekehrt, und unsere Gehirne schrumpfen allmählich wieder. Und dieser Trend wird sich weiter fortsetzen, so befürchtet er, wenn wir nicht wieder zu der an Omega-3-Fettsäure reichen gehirnanregenden Kost unserer paläolithischen Vorfahren zurückfinden.

»Die genetische Komponente der Intelligenz in Großbritannien sinkt etwa einen halben IQ-Punkt pro Generation.«[16]

Das Versäumnis, genügend Omega-3-Fettsäure zu essen, wird von der Wissenschaft in Verbindung gebracht mit der Entwicklung mentaler Störungen und Probleme: Depressionen, schlechtes Gedächtnis, niedrige Intelligenz, Lernschwierigkeiten, Legasthenie, Konzentrationsstörungen, Schizophrenie, Senilität, die Alzheimer-Krankheit, degenerative neurologische Krankheiten, multiple Sklerose, Alkoholismus, Sehschwäche, Reizbarkeit, Aggressivität, Unaufmerksamkeit, Gewaltbereitschaft und Suizid.

Wie Fischöl schlauere, glücklichere Gehirnzellen erzeugt

Wie ist es möglich, daß das besondere Fett von Fischen eine so weitreichende Wirkung auf das Gehirn haben soll? Jüngste wissenschaftliche Untersuchungen bieten dafür verschiedene Erklärungsmuster. So kann eine reichhaltige Zufuhr von Fischöl dabei helfen, die freien Radikale zu besiegen, welche zur Vernichtung von Gehirnzellen beitragen. Eine solche Diät kann darüber hinaus die Immunreaktion reduzieren, durch die zellzerstörende Entzündungen ausgelöst werden. Sie kann das Verhalten von Neurotransmittern modifizieren, und sie kann die physikalische Struktur der Gehirnzellen selbst verändern.

Besonders faszinierend und wichtig ist, was mit den Gehirnfunktionen passiert, wenn sich die Fettzusammensetzung ihrer Gehirn-Zellmembranen verändert. Jede Gehirnzelle, samt ihrer langen, gewundenen Zweige oder Dendriten, ist überzogen von einer feinen Membrane, die sowohl unerwünschte Eindringlinge draußen hält als auch

---

16 Dr. Richard Lynn, University of Ulster.

die inneren Funktionen durch Signalmechanismen, sogenannte Rezeptoren, kontrolliert, die in der Zelle eingebettet sind. Im wesentlichen besteht die Membranen aus zwei Schichten von Fettmolekülen (Phospholipiden), und die Flexibilität der Membranen hängt von der Beschaffenheit dieser Fette ab. Wenn das Fett gehärtet ist wie Schweineschmalz, verliert die Membrane ihre Flexibilität und wird unbeweglich. Wenn das Fett eher flüssig ist wie Fischöl, wird sie weich und biegsam.

Zellmembranen müssen biegsam sein und in ständiger fließender Bewegung, um die Kommunikationswunder fertigzubringen, die sich im Gehirn abspielen, meint Dr. Joseph R. Hibbeln, ein forschender Psychiater an den National Institutes of Health in Bethesda, Maryland. Das gilt seiner Ansicht nach insbesondere für die Synapsen der Gehirnzellen – die Verbindungspunkte, an denen die Nervenzellen zusammentreffen, um ihre Botschaften auszutauschen. Diese »synaptischen Lücken«, an denen die Signale von einer Zelle auf die andere überspringen, sind die Quelle der erstaunlichen Fähigkeiten des Gehirns. Je mehr es von diesen Übertragungspunkten oder Synapsen an den Gehirnzellen gibt und je reibungsloser die Kommunikation zwischen ihnen funktioniert, desto besser arbeitet Ihr Gehirn.

Außerdem werden die Intelligenz und die optimale Gehirnfunktion noch stärker durch die Menge und Qualität der synaptischen Verbindungen bestimmt als durch die Gesamtanzahl der Gehirnzellen. Omega-3-Fischöl, genauer gesagt, der Inhaltsstoff DHA (Docosahexaensäure), ist das Baumaterial für die synaptischen Kommunikationszentren. Niemand kann neue Synapsen, Dendriten oder Rezeptoren bilden, die das Potential des Gehirns vergrößern, ohne eine gute Versorgung mit DHA-Omega-3-Fischöl.

Millionen von Botschaften passieren stündlich die Synapsen einer Zelle. Um das zu erreichen, wird ein chemischer Botenstoff (Neurotransmitter) von einer Nervenzelle in die wäßrigen Zwischenräume entsandt, damit er seinen Weg in die Rezeptoren einer nahegelegenen Nervenzelle finden kann. Der Vorgang ist ähnlich dem Andocken von zwei Raumschiffen im Weltall. Wenn der Neurotransmitter nicht perfekt an die »Dockingstation« des wartenden Neurons paßt, mißglückt die versuchte Kommunikation. Wenn ein Transmitter erfolgreich andockt, aktiviert er die Zelle, »abzufeuern« und weitere Neurotransmitter loszuschicken, um Tausende weitere Synapsen zu durchqueren, in einer fortwährenden Kettenreaktion winziger Funken zwischen Milliarden Gehirnzellen, die letztlich unsere Gedanken, Handlungen und unsere Stimmung beeinflussen.

Jeder Neurotransmitter, wie beispielsweise Serotonin oder Dopamin, hat eine individuelle Form, die genau an die Dockingstation des Rezeptors in der Oberflächenmembrane der Zelle passen muß. Um eine perfekte Paßform sicherzustellen, die notwendig ist, um eine klare Übertragung der Information zu ermöglichen, muß der Rezeptor seine Form ein wenig verändern. Wenn die Membrane dann aus schlüpfrigem, leicht fließendem Fett besteht, wie Fischöl, kann der Rezeptor leicht seine Konfiguration anpassen. Wenn aber die Membrane aus unbeweglichem, hartem Fett besteht, ist der Rezeptor in seiner Bewegung eingeschränkt, kann sich nicht mehr strecken und dehnen, um den Neurotransmitter andocken zu lassen. In diesem Fall kommt die Kommunikation nicht zustande, wird nicht aktiviert. Statt dessen gibt es einen »Kurzschluß«, die Botschaft wird verfälscht oder die Übermittlung gleich abgebrochen.

Wie effizient Neurotransmitter von Neuron zu Neuron

weitergereicht werden, hängt also von der Viskosität mikroskopisch kleiner Fettkügelchen in den synaptischen Membranen ab. Man kann die Übertragung von Botschaften über die Synapsen tausendfach verstärken, indem man die Beschaffenheit der Fettmembranen verändert, meint Dr. Hibbeln von den National Institutes of Health. Selbst wenn Sie einen reichlichen Vorrat an chemischen Neurotransmittern haben, kommt die Botschaft nicht durch, wenn die Rezeptoren nicht richtig funktionieren. »Sie können so viel Neurotransmitter aussenden, wie Sie wollen«, sagt Dr. Hibbeln, »aber wenn nur 50 Prozent der normal funktionierenden Rezeptoren in der Lage sind, die Messenger zu aktivieren, kommen auch nur 50 Prozent der Botschaften durch.«

Ein Rezeptor, der in einer Zellmembrane voller steifen Fetts feststeckt, ist ein toter oder stummer Rezeptor. Er kann so gut wie nichts auffangen oder übertragen. Denken Sie daran, wenn Sie das nächste Mal dabei sind, Ihre Zellmembranen zu verhärten, indem Sie Butter, Pommes frites, Hamburger, Kartoffelchips oder dicke Milchshakes, Kuchen, Kekse oder Schokoriegel in sich hineinstopfen.

Summa summarum: Omega-3-Fettsäuren sind die flüssigsten Fette, um Membranen weich und beweglich zu halten. Tierische Fette machen die Membranen spröde und steif.

Der Einfluß des Fettes auf das Verhalten der Zelle endet jedoch nicht an der Zelloberfläche. Gehirnforscher haben kürzlich entdeckt, daß Neurotransmitter, wenn sie erfolgreich die Fettmembrane durchdrungen haben, in das Herz der Zelle eindringen und dort eine ganze Kaskade von Ereignissen in Gang setzen: das »sekundäre Messenger-System«. Der Neurotransmitter spuckt sekundäre Botenstoffe aus, die in den innersten Kern der Zelle vordringen, wo sie Gene ein- und ausschalten. Die Gene führen dann wiederum bestimmte Stoffe an die Oberflächenmembrane der Zelle und setzen dadurch weitere Reaktionen in Gang. Das heißt, der Rezeptor ist so eine Art Pförtner zur Zelle, und sobald die Neurotransmitter in der Zelle sind, passiert allerhand mit ihnen. Das, was dort geschieht, beeinflußt unsere Stimmung, unser Verhalten und die Gehirnfunktionen im allgemeinen. Auch hier hilft die Beschaffenheit des Fettes in der Membrane, die Erzeugung und Wiederverwertung dieser internen sekundären Botenstoffe zu kontrollieren, zu beschleunigen oder zu verlangsamen, sie ein oder auszuschalten – zum Nutzen oder zum Schaden. Wenn diese sekundären Boten zu heftig aufgedreht werden, kann das in den Gehirnzellen eine Art »Rauschen« verursachen, was zu Depressionen, Manie, möglicherweise sogar zu Schizophrenie führen kann. Es ist anzunehmen, daß das Fischöl ebenso wie bestimmte psychiatrische Medikamente eine unerwünschte Flut von sekundären Boten unterdrücken kann, die sonst zum Terror im Gehirn führen würde.

Das Fisch-Geheimnis: Serotonin für gute Gefühle

Fischöl ist eine faszinierende Substanz. Sie macht nicht nur Zellmembranen geschmeidig, sondern scheint auch die Stimmung und das allgemeine Verhalten zu beeinflussen, und zwar durch eine Erhöhung des für das Wohlgefühl zuständigen Neurotransmitters Serotonin im Gehirn. Es ist hinreichend dokumentiert, daß viele Menschen mit niedrigem Serotoninspiegel im Gehirn und im Blut deprimiert sind, einem hohen Suizidrisiko unterliegen und spontan zu kriminellem Verhalten neigen. So sind sie beispielsweise eher gefährdet, im Affekt Tötungshandlungen zu begehen.

Wenn Sie jedoch einen hohen Gehalt von DHA-Fischöl im Blut haben, verfügen Sie höchstwahrscheinlich auch über einen höheren Serotoninspiegel im Gehirn. Bei normalen Menschen hat Dr. Hibbeln herausgefunden, daß der Serotoninspiegel um so höher ist, je höher die DHA-Werte sind. Er kann also feststellen, wieviel Serotonin im Gehirn ist, indem er die Blutwerte von DHA-Fischöl mißt. Es ist daher logisch, daß man den Serotoninspiegel im Blut erhöhen kann, indem man fettigen Fisch ißt, der den DHA-Spiegel anhebt. »Und wenn Sie einen höheren Serotoningehalt im Blut haben, ist keine Depression, Unbeherrschtheit und Suizidtendenz zu befürchten«, sagt Dr. Hibbeln.

Wie genau das Fischöl es schafft, den Serotoninspiegel zu heben, ist noch nicht genau erforscht, aber die Wissenschaftler haben bereits einige Vermutungen. Eine Veränderung in der Fettzusammensetzung der Membranen verändert auch die Reaktionen kritischer Enzyme, die beispielsweise das Tryptophan in Serotonin umwandeln und seinen Zerfall und seine Wiederverwertung oder »Neuaufnahme-Zyklen« steuern. Es gibt ebenfalls brandaktuelle Beweise dafür, daß der Verzehr von Fisch mehr Serotonin erzeugt. Der Körper verwendet das DHA-Fischöl, um mehr Synapsen mit mehr Nervenenden zu bilden, die wiederum mehr Serotonin produzieren. »Es ist, als würde man mehr Serotoninfabriken bauen, statt einfach die Effizienz des Serotonins zu erhöhen, das man hat«, erklärt Dr. Hibbeln.

Summa summarum: Es gibt deutliche Hinweise darauf, daß Fischöl hilft, die Produktion des Serotonins zu regulieren, eines Neurotransmitters, der für seine Eigenschaft bekannt ist, »gute Gefühle« hervorzurufen. Depressive, suizidgefährdete, unbeherrschte und gewalttätige Personen haben häufig sehr niedrige Serotoninwerte.

Eine weitere, sehr wirksame Weise, wie Omega-3-Fischöl das Gehirn beschützen kann, besteht in der Abwehr von Entzündungen in zerebralen Blutgefäßen und Gehirnzellen. Eine Entzündung wird zunehmend als der Bösewicht erkannt, der für die Zerstörung von Gehirngewebe und -funktionen verantwortlich ist, zu Schlaganfällen und sogar zur

Alzheimer-Krankheit führt. Omega 3 dämmt die Produktion von stark entzündungsfördernden hormonähnlichen Substanzen ein – Prostaglandinen, Leukotrienen und Zytokinen, die Blutgefäße verletzen und die Botenfunktion der Neuronen stören. Je mehr Sie von den schlechteren Omega-6-Fettsäuren (Maisöl, Distelöl, Sonnenblumenöl und Sojabohnenöl) verzehren, desto mehr Omega-3-Fettsäuren brauchen Sie, um die gehirnzerstörende Entzündung zu lindern.

Die Konsequenzen dieser Erkenntnisse sind geradezu revolutionär: Die Zusammensetzung der Fette, die Sie zu sich nehmen, verändert die Feinstruktur Ihrer Gehirnzellen. Diese winzigen Veränderungen, milliardenfach multipliziert, verändern die Gesamtfunktion Ihres Gehirns und dadurch Ihr Verhalten. Der forschende Psychologe Dr. Norman Salem, aktiver wissenschaftlicher Leiter des National Institute on Alcohol Abuse and Alcoholism, sagt höchst treffend: »Dies ist möglicherweise der einzige Fall in der modernen Biologie, bei dem eine Veränderung der Struktur auf der atomaren Ebene das Verhalten eines gesamten Organismus beeinflussen kann.« Eine Veränderung der chemischen Zusammensetzung der winzigen Fettmoleküle in Ihren Gehirnzellen kann in aller Stille, sehr schnell und tiefgreifend, Ihr inneres Selbst, Ihre gesamte Identität verändern, Sie buchstäblich zu einem anderen Menschen machen – ändern, wie Sie fühlen, denken und sich verhalten.

Ein Leitfaden zu den hochwirksamen Gehirnfetten

Damit Ihr Gehirn in Höchstform kommt, brauchen Sie ein Gleichgewicht zwischen zwei essentiellen chemischen Stoffen – sogenannten Omega-3-Fettsäuren (Fisch-Typ) und Omega-6-Fettsäuren (Pflanzen-Typ). Wieviel Sie von jedem zu sich nehmen, bestimmt Aufbau und Funktion Ihres Gehirns.

Am wichtigsten für die Gehirnfunktion sind die Omega-3-Fettsäuren, die aus zwei spezifischen Fettsäuren bestehen – DHA (Docosahexaensäure) und EPA (Eicosapentaensäure).

DHA ist der König der Fettsäuren: Von allen Gehirnfetten ist der DHA-Bestandteil des Omega-3-Fischöls der mächtigste Wirkstoff in der Chemie des Gehirns. Er macht eine Hälfte des Fettes in den Gehirnzellmembranen aus. DHA konzentriert sich dort, wo es gebraucht wird – in den Membranen der synaptischen Kommunikationszentren, im zerebralen Kortex, der Großhirnrinde, dem Denkzentrum des Gehirns, in den inneren Energiefabriken der Neuronen, den Mitochondrien, und in den Photorezeptoren der Netzhaut des Auges. DHA ist einzigartig in seiner Viskosität, die gebraucht wird, um eine formbare Gehirnzellstruktur zu bauen und zu erhalten, mit der die Tätigkeiten des Gehirns effizient ausgeführt werden können. DHA erhöht gleichzeitig die Versorgung mit Azetylcholin (der Gedächtnissubstanz) im Gehirn von Labortieren und bewirkt die Umkehr ihrer Tendenz zu schlechteren Lernleistungen. Das Gehirn benutzt den Großteil des DHA, das Sie über die Nahrung aufnehmen, als Brennstoff für seine Aktivitäten.

Ein weiterer wichtiger Punkt: Erwachsene können eine kurzkettige Fettsäure namens Alpha-Linolensäure (LNA) in das Kraftwerk DHA umwandeln. Alpha-Linolensäure bekommen Sie durch den Verzehr von grünem Blattgemüse, Leinsamen und Leinsamenöl, Rapsöl, Walnüssen, Paranüssen, Seetang und Algen – Zutaten, die normalerweise nicht ganz oben auf unserer Speiskarte stehen. Dennoch ist es für den Körper fast unmöglich, genug DHA herzustellen, um den Bedarf des Gehirns zu decken. Sie müssen Ihren Gehirnzellen kontinuierlich fertiges DHA zuführen, indem Sie genügend Fisch essen. Ansonsten laufen Sie Gefahr, daß Ihr Gehirn geschwächt wird und Fehlfunktionen entwikkelt.

EPA ist ein weiteres essentielles Fett für das Gehirn. Viele Jahre lang konzentrierten sich die Gehirnforscher auf den EPA-Anteil im Fischöl, wenn es um die Regulierung von Blutwerten und die Vorbeugung gegen Herzkrankheiten ging. Mittlerweile weiß die Wissenschaft, daß EPA auch für das Gehirn von großer Bedeutung ist. Obwohl normale Gehirnzellen sehr wenig EPA beinhalten, kann ein Mangel an diesem Stoff durchaus zu mentalen Problemen führen. Die Zufuhr von EPA hat sich als förderlich für die Gehirnfunktionen erwiesen, insbesondere bei Schizophrenie. EPA kann ebenfalls in Ihrem Körper in DHA umgewandelt werden.

Omega-6-Fettsäuren haben zwei Gesichter: Sie können zur Gehirnfunktion beitragen, aber sie können auch unberechenbare und möglicherweise gefährliche Wirkungen haben. Häufig werden sie als schädlich angesehen, weil wir zuviel von ihnen zu uns nehmen, so daß sie die wirklich wichtigen Gehirnfette, wie DHA, überlagern und deren Wirkung zunichte machen. Zuviel Omega-6-Fettsäure kann zum Beispiel DHA zerstören. Dennoch kann Linolensäure, die Mutter oder der Vorläufer der Omega-6-Fettsäuren, sich in mehrere nützliche langkettige Fettsäuren umwandeln – Gamma-Linolensäure (GLA), die wiederum in Arachidonfettsäure, ein anderes Fett, umgewandelt wird, die für die Entwicklung des kindlichen Gehirns notwendig ist. Arachidonfettsäure kann jedoch auch, wenn zuviel davon vorhanden ist, chemische Reaktionen auslösen, die Gehirnzellen zerstören.

Das wichtigste ist, daß es nicht allein darauf ankommt, wieviel Omega-3-Fischöl Sie essen, sondern auch darauf, wie das Mengenverhältnis dieses guten Öls zu den Omega-6-Pflanzenfetten ist, die Sie zu sich nehmen. Die Japaner beispielsweise essen ebensoviel Omega-6-Öl wie die Amerikaner, aber sie essen auch dreißigmal mehr Omega-3-Öl. Wenn man ihr Gewebe untersucht, stellt man ein Verhältnis der essentiellen Fettsäuren von eins zu eins fest.

Die zehn Fische mit den »schlauesten« Fetten

Hier sind die Meeresfrüchte mit dem höchsten Gehalt an gehirnfreundlichem DHA.

Allgemein gilt: Je fetter, desto mehr DHA – fetter Fisch ist gut für Sie.

Pro 100 Gramm (frisch oder aus der Dose)

Sardelle	0,9 g
Goldmakrele	0,8 g
Hering	1,0 g
Schwarzer Heilbutt	1,4 g
Lachs	0,8 g
Sardinen	1,0 g
Forelle	0,5 g
Thunfisch	0,9 g
Weißfisch	0,9 g

Weniger fette Fische wie Kabeljau, Wels, Flunder, Barsch, Schellfisch, Flußbarsch, Rotbarsch, Seezunge und Schwertfisch enthalten nur wenig Omega-3-Fettsäure, im Durchschnitt etwa 0,1 bis 0,2 Gramm auf 100 Gramm. (Quelle: U.S. Department of Agriculture)

Fische fressen Algen, die sie zu DHA umwandeln. Außerdem fressen sie andere Fische, was ihnen Unmengen von DHA und EPA liefert. Daher sind sie so reich an Omega-3-Fettsäuren, die gut für unser Gehirn sind. Fisch ist eine wahre Gehirnnahrung.

Summa summarum: Sie brauchen Fischöl, um ein leistungsfähiges Gehirn zu bilden und es ein Leben lang in Topform zu halten. Omega 3-Fettsäuren verändern Ihre Gehirnzellstruktur und deren Fähigkeit, im Hochleistungstempo Botschaften zu übermitteln und zu verarbeiten.

Wie die Japaner für bessere Gehirne sorgen

In Japan legen die Gesundheitsbehörden die Hände nicht in den Schoß und schauen zu, wie kostbare Gehirne unterernährt bleiben. Zwanzig verschiedene Lebensmittel werden in Japan mit DHA angereichert, der Fischölfraktion, die für Gehirne in Höchstform notwendig ist. Das beginnt bereits bei der Babynahrung – Trockenmilch und Reisbrei, der ersten festen Nahrung nach der Stillzeit. (Die Japaner unterscheiden sich in dieser Hinsicht vom Rest der Welt, in dem die Babynahrung aus der Sicht der Gehirnforscher teilweise sehr zu wünschen übrig läßt.) In Japan sind Salatsoßen mit einem hohen Omega-3-Fettsäureanteil (Perilla-Öl) sehr verbreitet. Japanische Gesundheitsbehörden empfehlen schwangeren Frauen, täglich Fisch zu essen, um sicherzustellen, daß das werdende Kind genügend DHA für ein optimales Gehirnwachstum erhält. Die empfohlene Mindestmenge von DHA beträgt in Japan 500 bis 1 000 Milligramm. Das entspricht etwa 100 bis 200 Gramm Lachs oder Sardinen beziehungsweise 800 Gramm Flunder täglich. Da der Verzehr von Fisch bei Jugendlichen in Japan rückläufig ist, weil man sich mehr an westliche Ernährungsgewohnheiten anlehnt, halten die japanischen Gesundheitsbehörden die Anreicherung der Nahrung mit DHA für besonders geboten.

DHA gegen Prüfungsstreß

»Die Einnahme von zusätzlichem DHA vor einem Examen ist durchaus sinnvoll«, sagt Dr. Barbara Levine, Leiterin der Abteilung für Ernährungswissenschaft am New York Hospital – Cornell Medical Center. Sie befürwortet bei Schwangeren und Stillenden die Einnahme von DHA-Präparaten und den

Verzehr von Fisch, weil die Amerikaner den weltweit niedrigsten DHA-Anteil im Blut haben. Dr. Levine selbst nimmt 200 Milligramm DHA täglich zusätzlich ein.

Fisch – ein starkes Antidepressivum

Wer mehr Fisch ißt, trägt ein kleineres Risiko, in schwere Depressionen zu verfallen. Dies gilt in der ganzen Welt, stellt der NIH-Psychiater Joseph R. Hibbeln in seinen Forschungen fest. Es ist auffällig, daß in den vergangenen fünfzig Jahren die Depressionsrate in Nordamerika ständig gestiegen ist, während gleichzeitig der Verzehr von Fisch abgenommen hat. Die Japaner, die Weltmeister im Fischessen (etwa 140 Pfund pro Kopf jährlich), haben die geringste Depressionsrate, gerade einmal 0,12 Prozent, laut hieb- und stichfesten wissenschaftlichen Großuntersuchungen. Neuseeländer, die nur wenig Fisch essen (nur 25 Pfund pro Kopf jährlich), haben eine Depressionsrate von 5,8 Prozent – fünfzigmal mehr als die Japaner. Die Amerikaner liegen in der Mitte, mit etwa 50 Pfund Fisch pro Kopf und Jahr, und haben eine Depressionsrate von drei Prozent. Es gibt in der Tat eine beinahe perfekte Korrelation zwischen niedrigem Fischverzehr und häufig vorkommenden schweren Depressionen. In Folgestudien fand Hibbeln heraus, daß dasselbe auch für postpartale Depressionen bei jungen Müttern gilt. Das Problem nimmt in dem Maß ab, in dem der Verzehr von Fisch zunimmt.

Herz und Hirn – die innige Verbindung

Es ist faszinierend, zu sehen, daß unter allen Menschen weltweit, bei denen Fisch knapp ist, die höchste Rate von Depressionen und Herzkrankheiten zu finden ist. Da mittlerweile bekannt ist, daß das Fett von Fischen die menschlichen Arterien vor Verstopfung, das Herz vor dem Versagen sowie das Gehirn vor Depressionen bewahren kann, hilft dies nun möglicherweise auch zu erklären, warum Depressionen häufig Herzkrankheiten ankündigen und warum beide häufig gleichzeitig bei denselben Menschen vorkommen. Hippokrates sagte es als Erster: »Nahrung, die gut für das Herz ist, ist auch gut für das Gehirn.«

Die biologischen Warnsignale, die mit einem zu geringen Verzehr von Fisch einhergehen, zeigen sich häufig im Blut von Patienten mit Depressionen. In Blutproben von Depressionspatienten findet man häufig weniger Omega-3-Fettsäuren in den Blutkörperchen, wobei der Mangel von Omega-3-Fettsäuren mit der Schwere der Depression in Korrelation steht. Auch umgekehrt gilt: Je mehr Omega-3-Fettsäuren Depressionspatienten in ihrer normalen Ernährung aufnehmen, desto weniger schwerwiegend ist ihre Depression.

Eine kürzlich in Australien durchgeführte Studie an 21 Depressionspatienten bestätigte, daß die am schwersten betroffenen Personen Ungleichmäßigkeiten von Fettsäuren im Blut und in Zellmembranen aufwiesen, in erster Linie besonders niedrige Werte von Omega-3-Fischöl. Warum? Es scheint offensichtlich einen Zusammenhang zwischen Omega-3-Fettsäuren und der Psyche zu geben. Fischfette vom Typ DHA tragen zur Regulierung des Serotonins bei, eines Neurotransmitters, der für seine Eigenschaft bekannt ist, gute Gefühle zu erzeugen. Depressive Personen haben häufig einen niedrigen Serotoninspiegel.

Natürliches Lithium: eine Medizin gegen Höhen und Tiefen

Die große Frage ist: Wenn ein Mangel an Fischöl in den Neuronen mit ein Auslöser von Depressionen ist, können diese dann durch die Einnahme von Fischöl gelindert werden? Es gibt deutliche Hinweise darauf, daß dies tatsächlich der Fall ist. In einer bahnbrechenden Studie von 1998 fand Dr. Andrew Stoll, Psychopharmakologe und Assistant Professor der Psychiatrie an der Harvard Medical School, heraus, daß die Einnahme von Fischöl bei einer Gruppe von 30 Patienten im Alter von 18 bis 65 Jahren tatsächlich eine Linderung von manischer Depression bewirkte. Die Patienten, wurden als »schwer krank« eingestuft, hatten mindesten vier Episoden jährlich von Manie, Depression oder beidem. Die Hälfte nahm etwa zehn Gramm Fischöl täglich ein – 14 sehr große Kapseln, bestehend aus einer Kombination aus EPA und DHA. Der anderen Hälfte der Patienten wurden Placebos mit Olivenöl verabreicht. Einige Patienten bekamen auch konventionelle Medikamente, einschließlich Lithium, acht nahmen nichts weiter ein.

Die Ergebnisse waren so deutlich, daß Dr. Stoll die Studie nach vier Monaten vorzeitig abbrach; neun Monate waren ursprünglich geplant. Bei 65 Prozent der manisch-depressiven Patienten bewirkte Fischöl eine Besserung, während die Placebos nur bei 18 Prozent eine positive Veränderung hervorriefen. Darüber hinaus blieben diejenigen, die Fischöl eingenommen hatten, auch danach noch gesund. Nur 12 Prozent aus dieser Gruppe hatten Folgeepisoden von Depression oder Manie, im Gegensatz zu 52 Prozent in der Placebo-Gruppe. »Überraschenderweise blieben die ›Omega-3-Patienten‹ mehr oder weniger gesund«, schloß Dr. Stoll. Einige Patienten erfuhren eine so deutliche Verbesserung, daß sie die Dosierung ihrer Medikamente reduzierten oder völlig einstellten und eine »Monotherapie« ausschließlich mit Fischöl fortsetzten. Außerdem wirkte das Öl häufig »sehr schnell«, sagte Dr. Stoll, »binnen einer oder zwei Wochen«.

Dr. Stoll preist das Fischöl in den höchsten Tönen: »Es besitzt ein sehr breites Wirkungsspektrum – es scheint antidepressiv zu wirken, antimanisch und stimmungsstabilisierend. Es ist extrem sicher, gut verträglich, bewirkt keine Sedierung oder andere widrige Nebenwirkungen, die bei den Standardmedikamenten häufig vorkommen.« Ebenso gibt es keinerlei Unverträglichkeiten mit den gewöhnlich zur Therapie verwendeten Medikamenten Lithium oder Valproat noch mit irgendwelchen anderen Arzneimitteln ausgenommen Coumadin, einem gerinnungshemmenden Mittel.

Dr. Stoll empfiehlt, mit einer Dosis von fünf Gramm Fischöl pro Tag zu beginnen. Um das Fischöl angenehmer im Geschmack zu machen, kann man es mit Orangensaft zusammen einnehmen. Wenn man das meiste am Abend einnimmt, verliert sich auch der fischige Nachgeschmack. Bei Dosierungen von über zehn Gramm täglich kann es zu gelegentlichem Durchfall oder öligem Stuhl kommen. Die höchste Dosierung gibt Dr. Stoll mit 15 Gramm täglich an.

Leinsamenöl: ein weiteres alternatives Antidepressivum?

Dr. Stoll fühlt sich durch seine Fischöltherapie der bipolaren Depressionen so ermutigt, daß er sie ständig bei seinen Patienten einsetzt. Eine seiner Patientinnen kaufte jedoch versehentlich im Bioladen eine Packung Leinsamenölkapseln, statt ihrer Fischölkapseln. Sie nahm sie einige Wochen lang ein und fühlte sich anschließend so viel besser, daß Dr. Stoll ihr und einigen anderen Patienten nun Leinsamenöl verabreicht. Leinsamenöl ist eine hochkonzentrierte »kurzkettige« Form von Omega-3-Fettsäure, der Linolensäure. Damit das Leinsamenöl die gleichen chemischen Eigenschaften und angenommenen positiven Wirkungen haben kann wie das langkettige Fischöl, muß der Körper erst einmal die kurzkettigen Bestandteile des Leinsamenöls in langkettige – DHA und EPA – umsetzen. »Ich weiß nicht genau warum«, sagt Dr. Stoll, »aber Leinsamenöl scheint ebenfalls antidepressiv und stimmungsstabilisierend zu wirken.« Ein Nachteil: Einige Patienten, die hohe Dosierungen von Leinsamenöl einnahmen, entwickelten manische Episoden. Dr. Stoll warnt daher: »Seien Sie vorsichtig mit Stimmungshochs bei hohen Dosierungen von Leinsamenöl!« Die von Dr. Stoll empfohlene Dosierung von Leinsamenöl beträgt 15 Gramm pro Tag.

Wie konnte das Fischöl manische Depressionen lindern? Dr. Stoll glaubt, daß das Fischöl die Aktivität von Lithium und Valproat, den typischen Medikationen für manische Depression, imitiert. Beide Medikamente wirken durch die Blockierung der sogenannten sekundären Botenstoffe, die in den Zellen große Verwüstungen anrichten können. »Wir glauben, Fischöl funktioniert auf dieselbe Weise«, sagt Dr. Stoll.

Die 4-Wochen-Antidepressionskur

Als sie in dem schottischen Krankenhaus eintraf, befand sich die etwa fünfundvierzigjährige Frau in einem Zustand sogenannter »manischer Psychose«. Sie sprach schnell und zusammenhanglos, hatte Halluzinationen und hörte Stimmen. Ihre lange Krankengeschichte manischer Depressionen war hauptsächlich durch zwei Standardmedikamente kontrolliert worden: Lithium und Valproat. Sie gab zu, ihre Lithiumtherapie selbständig abgebrochen zu haben, weil es ihre

»Kreativität einschränke«. Dennoch nahm sie noch immer Valproat ein. Ihrem Psychiater wurde genehmigt, eine neue Behandlungsform zu versuchen: Omega-3-Fettsäuren – Fischöl – vier Gramm täglich, einschließlich zwei Gramm der nachgewiesen aktiven Substanzen EPA und DHA.

Das Ergebnis übertraf sämtliche Erwartungen aller Beteiligten. Es war erstaunlich. Innerhalb einer Woche war die Psychose der Frau verschwunden. Innerhalb von zwei Wochen normalisierte sich ihre Sprache, obgleich die Frau noch immer sehr instabil war. Nach drei Wochen war die Instabilität völlig beseitigt. Nach vier Wochen konnte sie aus dem Krankenhaus entlassen werden. Darüber hinaus schien sie Formen von Emotionalität und Stabilität, wie Mitgefühl für andere, erlangt zu haben, die sie seit zehn Jahren nicht mehr erlebt hatte. Die Ärzte hoffen, daß die Frau, wenn sie weiterhin mit ihrer anderen Medikation Fischöl einnehmen wird, mental stabil bleiben wird. Theoretisch brauchen Menschen mit manischen Depressionen aus einem unbekannten Grund mehr Omega-3-Fischöl als »normale« Menschen, um die Funktionalität ihrer Gehirnzellen zu erhalten, sagt Joseph Hibbeln, Psychiater und Fischöl-Experte von den National Institutes on Health, NIH.

Fühlen Sie sich wütend, aggressiv, gestreßt? Versuchen Sie's mit Fischöl

Unter mentalem Streß wird man leicht aggressiv. Doch die Neigung zur Aggressivität nimmt ab, wenn man Fischöl einnimmt. Das ist das erstaunliche Resultat einer Studie an einundvierzig japanischen Studenten, die kürzlich von Tomohito Hamazaki und seinen Kollegen an der Toyama Medical and Pharmaceutical University durchgeführt wurde.

Die Forscher maßen die Aggressivität in standardisierten

psychologischen Tests im September – kurz vor dem Ende der Sommerferien, als die Studenten entspannt und wenig gestreßt waren – und dann wieder am 4. Dezember unter extremem Streß, wenn sie sich den schwierigen Tests in Pathologie unterziehen und ihre Examensarbeit fertigstellen mußten.

In den drei Monaten zwischen September und Dezember nahmen alle Studenten, die an der Studie teilnahmen, spezielle Kapseln ein. Die Hälfte nahm Fischölkapseln mit 1,5 bis 1,8 Gramm DHA täglich, die andere Hälfte bekam »Dummies« aus Sojaöl. Niemand wußte, welche Art von Kapseln er bekam. (Die Sojaölkapseln wurden speziell präpariert, damit sie einen leicht fischigen Geruch bekamen.)

Erstaunlicherweise meisterten die Studenten, die das Fischöl einnahmen, ihre Streß-Überlastung ohne ein Fünkchen der erwarteten gesteigerten Aggressivität. Doch die Aggressionen gingen durchschnittlich um neun Prozent – mit Spitzenwerten um 46 Prozent – in die Höhe bei den Studenten, die Placebos eingenommen hatten. Die Schlußfolgerung: DHA Fischöl hält die Aggressivität der Studenten in Zeiten von psychischem Streß in Grenzen. Eine Folgestudie konnte nicht nachweisen, daß gewöhnliche Aggression bei Studenten, die nicht unter besonderem Streß standen, ebenfalls durch Fischöl gezügelt werden konnte.

Es ist durchaus möglich, daß die zusätzliche Gabe von Fischol bei den Studenten einen eigenen pharmakologischen Effekt hatte und nicht allein durch die Deckung eines Defizits wirkte, denn Japaner haben normalerweise durch ihren häufigen Verzehr von Fisch bereits einen hohen DHA-Spiegel im Blut. Das heißt, man kann davon ausgehen, daß Fischöl ein weitaus größeres Potential für den Abbau von Aggressionen bei unter hohem Streß stehenden Menschen in der westlichen Welt hat, die bereits unter einem erheblichen Mangel an Fischöl vom Typ DHA leiden.

Dr. Hamazaki vermutete, daß eine mögliche Erklärung für die positive Wirkung von Fischöl auf Herzkrankheiten darin besteht, daß es den Körper unter Streß ruhig hält. Forschungsergebnisse haben gezeigt, daß Streßhormone, die durch Wut und Feindseligkeiten ausgelöst werden, Arterien verengen und die Bildung von Blockaden beschleunigen können, was zu Herzanfällen führen kann.

Schneller denken, sich besser konzentrieren

Es war eine aufregende Entdeckung, die Dr. Antolin M. Liorente von der Baylor University bei seiner Studie an 140 schwangeren Frauen machte. Er wollte herausfinden, ob die Einnahme von Fischöl ihnen tatsächlich helfen könnte, ihre postpartale Depression zu lindern, wie einige Hinweise gezeigt hatten. Die Frauen waren alle gesund, verfügten über einen hohen Bildungsstand und gehörten der oberen Mittelschicht an. In einem täglich über vier Monate nach der Geburt des Kindes durchgeführten Doppelblindversuch nahm die Hälfte der Frauen 200 Milligramm DHA Fischöl, die andere Hälfte Placebos. Aus verschiedenen Gründen wurde die Fragestellung der Studie anfangs nicht auf die Auswirkungen von DHA auf postpartale Depressionen ausgedehnt. Dennoch maß Dr. Liorente im Zusammenhang mit den Untersuchungen die Veränderungen in der Fettsäurezusammensetzung des Blutes der jungen Mütter, um sicherzustellen, ob die DHA-Werte gestiegen waren. Aufgrund einer seltsamen Vorahnung entschied sich Dr. Liorente, auch die mentalen Funktionen der Frauen mit Hilfe eines standardisierten Tests, des »Stroop Color Word Test«, zu messen. Zu seinem Erstaunen fand er heraus, daß die Einnahme von DHA tatsächlich die mentalen Funktionen der Frauen verbesserte, insbesondere ihre Konzentration und Aufmerksamkeit. Dies ist um so bemerkenswerter, sagt der NIH-Forscher Dr. Joseph Hibbeln, weil die Zunahme von DHA im Blut die mentalen Funktionen von Frauen erhöhte, die sich in hervorragender gesundheitlicher und ernährungsphysiologischer Verfassung befanden. Heißt das etwa, daß selbst die besternährten Menschen weniger als das optimale Maß an Fischöl erhalten, als für eine optimale Gehirnfunktion nötig ist, und daß scheinbar normal gut ernährte, gut funktionierende Gehirne noch besser funktionieren könnten, wenn sie mehr DHA bekämen? Wahrscheinlich ist dies so. Es scheint zu beweisen, daß in unserer Gesellschaft ein normal funktionierendes Gehirn kein optimal funktionierendes Gehirn ist. Wie der NIH-Forscher Dr. Jerry Cott beobachtet: »Wenn eine Person einen sogenannten ›normalen‹ DHA-Spiegel im Blut hat, würde man nicht erwarten, eine sofortige deutliche Auswirkung durch die Einnahme von Fisch oder Fischöl zu erhalten.«

DHA bringt die Gehirnwellen in Schwung

Die jüngsten Ergebnisse der Gehirnforschung haben gezeigt, daß die Einnahme von Omega-3-Fettsäuren die Gehirneffizienz von Menschen in ganz normaler gesundheitlicher Verfassung erhöhen kann – so berichtete der japanische Forscher K. Myanaga 1998 auf einer internationalen wissenschaftlichen Konferenz in Barcelona. Er hatte die Auswirkungen von Fischöl auf die Geschwindigkeit einer bestimmten Gehirnwelle Namens P 300 getestet, die in enger Verbindung mit dem Lernvermögen und dem Gedächtnis steht. Es ist bekannt, daß die Effizienz des Gehirns in direktem Zusammenhang mit der Übertragungsrate dieser Gehirnwelle steht. Die P-300-Gehirnwelle nimmt mit dem Alter ab und ist bei Menschen mit Demenz erheblich langsamer.

Dr. Myanaga befestigte Elektroden an den Köpfen von 26 normalen erwachsenen freiwilligen Testpersonen und maß die Übertragungsrate ihrer P-300-Gehirnwellen. Anschließend gab er ihnen ein DAH- oder EPA-Präparat. Nach zwei Stunden maß er die Rate ihrer Gehirnwellen noch einmal. Tatsächlich fand er, daß die P-300-Rate bei den Personen, die DHA genommen hatte, signifikant höher war, nicht jedoch bei denen, die EPA genommen hatten. Er schloß daraus, daß »DHA offenbar eine erstaunliche Wirksubstanz ist, welche die Gehirnfunktion bei normalen Menschen verbessern kann.«

DHA-gefütterte Ratten lernen besser

In einer Serie von Experimenten haben japanische Forscher die Wirkung von Fischöl auf Ratten gemessen, die unter hohem Blutdruck und einem hohen Schlaganfallrisiko litten. Diese Ratten schneiden gewöhnlich bei bestimmten passiven Vermeidungs-Lernaufgaben viel schlechter als normale Ratten ab. Als man den lernbehinderten Ratten jedoch DHA-Fraktionen von Fischöl fütterte, kehrten sich ihre Lerndefizite praktisch um. Das DHA unterdrückte außerdem die Entwicklung von hohem Blutdruck und Schlaganfällen.

Sehr aufschlußreich war für die Gehirnforscher, daß sie beim Messen der Neurotransmitter in den Gehirnen von mit DHA gefütterten Ratten viel höhere Werte von Azetylcholin – dem Stoff für Lernen und Gedächtnis – im Ammonshorn fanden. Das weist darauf hin, daß das DHA die Bildung dieses wichtigen Neurotransmitters erheblich verstärkt hatte. Die höheren Azetylcholinwerte korrelierten mit dem Maß, in dem sich die Lernfähigkeit verbessert hatte, was darauf schließen ließ, daß das DHA die Dysfunktion in den Gehirnzellen aufgrund von Azetylcholinmangel auflösen und dadurch das Lernversagen lindern konnte.

Wieviel Omega-3-Fettsäure brauchen Sie?

Hier sind die empfohlenen Tagesdosen, die eine Expertengruppe für Erwachsene, basierend auf einer täglichen Kalorienaufnahme von 2 000 Kalorien, berechnet hat:

Mindestens 650 Milligramm langkettiger Omega-3-Fettsäuren (DHA und EPA) täglich.

Das entspricht in etwa:
30 Gramm Makrele*
45 Gramm Hering
45 Gramm Dosensardinen
50 Gramm frischem Lachs*
105 Gramm Dosenthunfisch
105 Gramm Schwertfisch*
210 Gramm Barsch*
360 Gramm Schellfisch*
*Lebendgewicht, ungekocht

Fischesser bleiben länger schlau

Der Verzehr von Fisch kann dazu beitragen, Ihr Gehirn zu erhalten, wenn Sie in ein fortgeschrittenes Alter kommen. Vor mehr als zehn Jahren führten niederländische Gehirnforscher vom National Institute of Public Health einen Versuch mit einer Gruppe von älteren Männern (64 bis 84 Jahre) durch. Getestet wurden die kognitiven Funktionen mit Hilfe standardisierter Tests im Rahmen der Zutphen Elderly Study. Auch ihre Eßgewohnheiten wurden aufgezeichnet. Vor kurzem wurden 390 der Männer, die noch am Leben waren, noch einmal untersucht, um festzustellen, ob ihre mentalen Funktionen nachgelassen hatten oder nicht.

Ein wichtiges Ergebnis: Männer, die mehr als 20 Gramm Fisch täglich verzehrten, unterlagen im Gegensatz zu denjenigen, die keinen Fisch aßen, nur 40 Prozent dem Risiko, eine Verschlechterung ihrer kognitiven Funktionen zu erleiden. Die Rate derjenigen, die kognitive Verschlechterungen erfuhren, war unter denen, die am meisten Omega-6-Fettsäuren aus Pflanzenölen zu sich nahmen, um das Zweieinhalbfache höher. Insbesondere standen Margarine, Butter, Backfette, fettige Soßen und Käse im Zusammenhang mit einer kognitiven Verschlechterung. Das Forscherteam, unter der Leitung von S. Kalmijn und Dean Kromhout, vermutet, daß die ungesunderen Omega-6-Fettsäuren erheblich zu verstopften Arterien beitragen. Der Abbau des Gehirns beruht daher wahrscheinlich größtenteils auf Gefäßschäden im Gehirn. Die Forscher vermuten ebenfalls, daß Fisch zusätzlich zu den Omega-3-Fettsäuren auch noch Antioxidantien wie Selen enthält, die das Gehirn schützen.

»Ich würde jedem Menschen in unserem Land empfehlen, Fisch zu essen – ganz besonders, wenn er kein Fischesser ist. In den vergangenen 40 Jahren sind die DHA-Anteile in unserer Ernährung um die Hälfte zurückgegangen.«[17]

Die Alzheimer-Connection

Der Verzehr von Fisch kann Sie auch vor Demenz und der Alzheimer-Krankheit schützen. Tatsächlich erhöhen niedrige Werte von fischtypischem DHA-Öl die Wahrscheinlichkeit von Demenz und der Alzheimer-Krankheit im Alter. Durch eine Blutanalyse von 1 188 älteren Menschen (Durchschnittsalter 75) im Rahmen der legendären »Framingham Heart Study« fanden Dr. Ernst Schaefer und seine Kollegen an der Tufts University heraus, daß bei Menschen, bei denen

---

17 Dr. David Kyle, Martek Biosciences Corporation; David Kyle, 40 Jahre alt, nimmt täglich 200 mg DHA ein.

die Alzheimer-Krankheit diagnostiziert wurde, doppelt so häufig DHA-Blutwerte in einem niedrigen Bereich lagen. Außerdem hatten diejenigen mit wenig DHA im Blut ein größeres Risiko, innerhalb der nächsten zehn Jahre die Alzheimer-Krankheit zu entwickeln. Darüber hinaus hatten sie mit viermal höherer Wahrscheinlichkeit niedrigere Werte in einem spezifisch auf ältere Menschen zugeschnittenen Test mentaler Fähigkeiten, dem »Mini Mental State Exam« (MMSE). Die Forscher schlossen daraus, daß niedrige Werte von DHA im Blut ein Risikofaktor für niedrige mentale Funktion und die Entwicklung der Alzheimer-Krankheit sowie anderer Formen von Demenz im Alter sind. Ein weiterer Grund, der dazu beiträgt: Ältere Menschen verlieren die Fähigkeit, DHA zu synthetisieren. Das bedeutet, sie müssen DHA direkt über Fisch oder Fischöl zu sich nehmen, um das Gehirn mit genügend DHA zu versorgen.

Fischöl ist sogar ein wirksames Behandlungsmittel für Alzheimer-Erkrankungen. Ein israelisch-amerikanisches Forscherteam hat vor kurzem nachgewiesen, daß die richtige Dosis von Omega-3-Fettsäuren in Kapseln bei einem überraschend hohen Anteil von 81 Prozent einer Gruppe von Alzheimer-Patienten die Stimmung heben, das Gedächtnis verbessern und andere Symptome deutlich lindern konnte. In einer vorangegangenen Studie hatten die Forscher an der Bar-Ilan University in Ramat Gan herausgefunden, daß Ratten besser lernten, nachdem sie einen Mix aus einem Teil Omega-3-Fettsäuren und vier Teilen Omega-6-Fettsäuren bekamen. Also entschied man sich, dasselbe Verhältnis in einem Test an einhundert Alzheimer-Patienten zu versuchen. Sechzig bekamen die Omega-3-Omega-6-Kapseln und vierzig ein Placebo.

Bereits nach einem Monat war bei den Teilnehmern, die Fettsäuren zu sich nahmen, eine erhebliche Verbesserung zu beobachten. Die meisten waren kooperativer und in besserer

Verfassung, ihre Stimmung hatte sich gehoben, sie hatten einen gesünderen Appetit, weniger Schlafprobleme und Halluzinationen und waren den Tag über ansprechbar. Ganz wichtig war, daß sich bei 74 Prozent das Kurzzeitgedächtnis und bei 58 Prozent das Langzeitgedächtnis verbesserte. Die Wissenschaftler schrieben das bessere Verhalten und die bessere Stimmung den förderlichen Veränderungen in der Fettzusammensetzung der Nervenzellmembranen zu.

Schizophrenen fehlen die richtigen Fette

Niemand kennt die eigentliche Ursache der Schizophrenie. Viele Theorien konzentrieren sich auf eine Störung der Neurotransmittersysteme. Eine seit langem bestehende Theorie besagt, daß zuviel Aktivität des Neurotransmitters Dopamin bestimmte Nervenpfade unterbricht. Neuere Spekulationen gehen dahin, daß auch andere Neurotransmittersysteme im Zusammenhang mit Glutamat und Serotonin beteiligt sind. Wahrscheinlich gibt es auch eine genetische Komponente. In jüngster Zeit geht eine zunehmende Anzahl von Wissenschaftlern davon aus, daß Anomalien in der Fettzusammensetzung der Zellmembranen die Gehirnfunktionen in erheblichem Maß stören, was sich in schizophrenen Symptomen äußern kann. Einige glauben, daß Patienten mit Schizophrenie defekte Antioxidantien-Abwehrsysteme haben, die zulassen, daß das Fett in ihren Gehirnzellmembranen durch Attacken von freien Radikalen leicht oxidiert wird.

Es gibt zahlreiche Beweise dafür, daß Gehirnzellmembranen bei Schizophrenen keinen normalen Fettgehalt haben. Die Membranen sind völlig ihres Omega-3-Fettsäuregehaltes, insbesondere der DHA, sowie ihres Omega-6-Linolensäuregehaltes (18:2n6) und ihres Arachidonfettsäuregehaltes (AA) beraubt. In einer Studie hat der führende britische Gehirnforscher Dr. Malcolm Peet vom Department of Psychiatry am Northern General Hospital in Sheffield herausgefunden, daß die roten Blutkörperchen von Schizophrenen nur halb soviel DHA und Linolensäure und ein Viertel soviel Arachidonfettsäure wie die von gesunden Menschen haben; der Gehalt von DHA und AA in Blutzellen spiegelt den der Gehirnzellen wider. Außerdem neigen die schizophrenen Patienten mit sehr großem Mangel an DHA- und AA-Fettsäuren dazu, die fortgeschrittensten Symptome zu zeigen, die sogenannten »negativen« Symptome, einschließlich emotionaler Abstumpfung, sozialer Abspaltung, Sprachstörungen sowie kognitiver Defizite, die gegen medikamentöse Behandlung in hohem Maße resistent sind.

Gehirnabbildungen des präfrontalen Kortex von Schizophrenen zeigen, daß die Fette in Zellmembranen rapide aufgespaltet oder zerstört werden. Dr. Peet stellt daher die Theorie auf, daß ihre neuronalen Membranen so entstellt sind, daß Neurotransmitter einschließlich des Dopamins und der Rezeptoren nicht mehr in der Lage sind, Botschaften richtig zu übersenden. Dr. Peet geht außerdem davon aus, daß Schizophrene Störungen im Stoffwechsel der Arachidonfettsäure, der für die Übermittlung von Botschaften ebenfalls wichtig ist, aufweisen.

Schizophrene nehmen nicht notwendigerweise zuwenig Omega-3-Fettsäuren über die Nahrung auf, sondern scheinen mehr als gewöhnliche Menschen zu benötigen, um eine Stoffwechselstörung zu kompensieren, durch die essentielle Fettsäuren rascher abgebaut werden. Eine konstante Versorgung mit den schnell verschwindenden Fettsäuren könnte dem ›hungernden‹ Gehirn helfen, sich ganz oder teilweise zu erholen.

Es gibt zunehmend Beweise dafür, daß der Verzehr zusätzlicher Omega-3-Fettsäuren Symptome von Schizophrenie beseitigen kann. In einem kürzlich durchgeführten

Test beispielsweise verabreichten Dr. Peet und seine Kollegen Schizophrenen sechs Wochen lang eine Dosis von zehn Gramm konzentriertem Fischöl (MaxEPA) täglich. Es gab keinen Zweifel, daß der Omega-3-Fettsäurengehalt der Zellmembranen in die Höhe schoß und der Zustand der Patienten sich zunehmend besserte, je höher die Werte waren.

Die Hinweise auf eine positive Wirkung von Fischöl bei der Behandlung von Schizophrenen sind so eindrucksvoll, daß mittlerweile eine groß angelegte Doppelblind-Multicenterstudie in den Vereinigten Staaten auf den Weg gebracht wurde, gesponsort von der Stanley Foundation, einer privaten Forschungsgruppe.

Das unglaubliche, nicht-schrumpfende Gehirn – eine Fallstudie

Es ist möglich, daß Fischöl den strukturellen Zerfall schizophrener Gehirne stoppen und sogar rückgängig machen kann. Wissenschaftler wissen, daß schizophrene Gehirne auf PET-Scans anders aussehen als normale. Derartige Bilder zeigen organische Gehirnanomalien, die beweisen, daß die Symptome der Schizophrenie keine vagen, illusionsartigen Schatten des Geistes sind, sondern daß sie in die Masse des lebenden Gehirngewebes regelrecht »eingraviert« sind.

Typischerweise vergrößern sich die Ventrikel – normale mit Flüssigkeit gefüllte Zwischenräume – im Gehirn bei vielen Schizophrenen, insbesonders in den späten Stadien der Krankheit, was auf einen Verlust oder eine Schrumpfung von Gehirngewebe bei gleichzeitiger Ausdehnung der Zwischenräume schließen läßt. Was wäre nun, wenn irgend etwas diese Schrumpfung, wie sie auf den Bildern vom Gehirn zu sehen ist, aufhalten könnte? Dies wäre ein erstaunlicher Vorgang, meinen die Experten. Der britische Gehirnforscher Basant K.

Puri, ein Spezialist für bildgebende Verfahren und Schizophrenie am Londoner Hammersmith Hospital, hat gezeigt, daß Fischöl tatsächlich die Vergrößerung der Ventrikel, die bei fortschreitender Entwicklung der Krankheit typisch ist, stoppen und sogar rückgängig machen konnte.

1996 schlug Dr. Puri vor, daß ein 28 Jahre alter Mann mit seit 15 Jahren schlimmer werdenden Symptomen von Schizophrenie (einschließlich Wahnvorstellungen und Halluzinationen) 2 000 Milligramm EPA Fischöl täglich einzunehmen beginnt. Der Mann erhielt zu der Zeit keine antipsychotische Medikation. Innerhalb eines Monats fühlte er sich wohler und sah besser aus. Nach zwei Monaten wies er eine »drastische Symptomrückbildung« auf, bis zu einem Punkt, den man als Normalisierung bezeichnen kann, und zwar in bezug auf sein Verhalten und nach den Ergebnissen wissenschaftlicher Tests, so Dr. Puri. Während der nächsten sechs Monate zeigten seine Testergebnisse eine fortschreitende Verbesserung. Der Patient fuhr fort, Omega-3-Fischöl einzunehmen, und ist heute »symptomfrei«, berichtete Dr. Puri einer internationalen Konferenz an den National Institutes of Health im September 1998.

Noch erstaunlicher waren die Details auf PET-Scans des Gehirns des Patienten vor und nach der Einnahme von Omega-3-Fischöl. Wie erwartet, wies 1996 das Gehirn des Mannes eine ventrikuläre Vergrößerung auf – eine Schrumpfung des Gehirngewebes. Nur sechs bis acht Monate nach dem Beginn der Einnahme von EPA-Fettsäuren kam der Verlust von Gehirngewebe, wie er in der schlimmer werdenden Erweiterung der Ventrikellöcher sichtbar wurde, zu einem »abrupten Stillstand«, berichtet Dr. Puri. Tatsächlich zeigen Bilder des Gehirns, die zwei Jahre später aufgenommen wurden, daß die Ventrikel sich effektiv zurückgezogen haben, kleiner waren als 1996 und denen in einem normalen Gehirn ähnelten. Es scheint, daß offenbar das Fischöl den

Verlust des Gehirns nicht nur gestoppt, sondern rückgängig gemacht und die normale Gehirnstruktur wiederhergestellt hat. Dr. Puri stellt fest, daß die erstaunliche Normalisierung der Gehirnstruktur und das allmähliche Verschwinden der schizophrenen Symptome simultan mit dem Verzehr des Fischöls eintraten.[18]

Fischöl lindert Gehirnschädigungen

Fischöl kann Ihnen helfen, Ihr Gehirn vor Schäden zu bewahren, die durch Alkohol verursacht werden. Dr. Salem erklärt, daß exzessiver Alkoholgenuß den Anteil von Omega-3-Fettsäuren – insbesondere von DHA – verringert und zu neurologischen Schädigungen sowie visuellen Störungen führt. Er verabreichte Labortieren größere Mengen Alkohol und ernährte sie sechs Monate bis drei Jahre lang mit einer Kost, die arm an Omega-3-Fettsäuren war. Die Tiere erlitten schwere Verluste von DHA in Gehirnzellen und nachteilige Veränderungen ihrer Gehirnfunktionen. Dr. Salem und Dr. Hibbeln planen nun weitere Studien, um festzustellen, ob die Verabreichung von Fischöl an Alkoholiker Gehirnschädigungen lindern kann.

Ist Aufmerksamkeitsschwäche ein Fettmangel?

Es ist eine Theorie, die sich hartnäckig hält, daß bestimmte Verhaltensprobleme bei Kindern, insbesondere die sogenannte »Aufmerksamkeitsschwäche« oder »Attention Defi-

---

18 Puri, Basant K. et al. Sustained remission of positive and negative symptoms of schizophrenia following treatment with eicosapentaenoic acid, in: »Arch Gen Psychiatry«, (55, Februar 1998), S. 188–189.

cit Disorder« (ADD), auch ADHD genannt,[19] wenn sie mit Hyperaktivität einhergehen, mit einem Mangel an der richtigen Art Fettsäuren in der Nahrung und in den Gehirnzellen zu tun hat – insbesondere der Omega-3-Fettsäuren. Die Theorie besagt, daß solche Kinder ebenso wie die Erwachsenen, die unter der Störung leiden, möglicherweise eine genetische Unregelmäßigkeit haben, die mit ihrer Fähigkeit zum Stoffwechsel der benötigten Gehirnfette in Konflikt gerät, so daß sie mehr von diesen Fetten brauchen als andere.

Der britische Gehirnforscher Dr. Puri und seine Kollegin Alexandra J. Richardson vertreten die Theorie, daß die Aktivität eines bestimmten Enzyms im Gehirn, der Delta-6-Desasturase, benötigt wird, um die Bausteine oder Vorläufersubstanzen, welche die essentiellen Fettsäuren einschließlich Omega-3 und Omega-6 liefern, in Neuronen zu verwandeln. Bei Menschen mit ADD ist jedoch die Aktivität des benötigten Enzyms blockiert, weshalb die richtigen Fettsäuren nicht produziert werden. Das Ergebnis ist eine Art Hunger im Gehirn, der zu unzähligen Problemen führt, einschließlich Lernschwierigkeiten, Unaufmerksamkeit, Mangel an Konzentration und Hyperaktivität.

Was blockiert das Enzym, das die Produktion der für das Gehirn essentiellen Fettsäuren aktiviert? Die beiden Wissenschaftler vermuten, daß es eine angeborene Schwäche in der Aktivität des Enzyms ist, die einige Kinder genetisch anfälliger als andere für ADHD macht. Auch psychischer Streß sowie Zinkmangel blockieren die Enzymaktivität, meinen sie. Ein ganz schlimmer »Bösewicht«, so warnt Dr. Puri, ist jedoch der übermäßige Verzehr von schlechten Fetten wie gesättigten tierischen Fetten und Trans-Fettsäuren in Marga-

19 Anm. der Lektorin: Im deutschen Sprachraum existieren eine Reihe unterschiedlicher Bezeichnungen für das englische ADD, beispielsweise: Hyperkinetisches Syndrom (HKS), Aufmerksamkeits-Defizit-Syndrom (ADS), Minimale Cerebrale Disfunktion (MCD) und andere.

rinen und Fertiggerichten. All diese Fette vernichten die Fähigkeit der Enzyme, vitale Gehirnfette zu produzieren. »Ganze Generationen von Kindern leben überwiegend von Junk food«, beklagt Dr. Puri, »und es ist furchtbar, wenn man sich vorstellt, was sie in ihrem Gehirn damit anrichten. Fettiges Fast-food-Essen verursacht nicht nur einen Mangel, sondern noch viel schlimmer, es ist definitiv giftig für das Gehirn, weil es den Körper davon abhält, die essentiellen Fettsäuren hervorzubringen.«

Natürlich leidet nicht jeder, der Junk food ißt, automatisch unter offensichtlichen Aufmerksamkeitsstörungen, obwohl Dr. Richardson vermutet, daß viel schlechtes Fett unvermutete, subtile Schädigungen von Gehirnfunktionen bei großen Teilen der Bevölkerung anrichten kann. »Ganz sicher«, sagt sie, »wird ADD von verschiedenen Faktoren verursacht, von einem Fettmangel ebenso wie durch genetische Veranlagung.«

Andere Forscher unterstützten eher die Sicht von ADD als genetisch verursacht. Sie stellen fest, es »liege in der Familie«. Ihrer Ansicht nach gibt es in den Gehirnen der Kinder vor allem einen Mangel an essentiellen Fettsäuren, weil sie unter der genetisch bedingten Unfähigkeit leiden, kurzkettige Fettsäuren in der Nahrung in langkettige umzuwandeln, die das Gehirn braucht, um richtig zu funktionieren. Kurz gesagt, es scheint eine Art Veranlagung bei Kindern zu geben, diese Art von Störung zu entwickeln.

An der Purdue University von Indiana dokumentierten Dr. John R. Burgess und Dr. Laura Stevens, daß Jungen im Alter von sechs bis zwölf Jahren mit geringen Werten von langkettiger Omega-3-Fettsäure im Blut mit viel höherer Wahrscheinlichkeit ADD entwickelten, und zwar in Kombination mit anderen Verhaltens- und Lernproblemen einschließlich Unbeherrschtheit, Ängstlichkeit, Wutanfällen und Schlafstörungen.

Viele Berichte, wenig Beweise

Kann man nun Aufmerksamkeitsstörungen einfach dadurch beheben, daß man das Gehirn mit den benötigten Fettsäuren überflutet? Korrigieren bestimmte Dosierungen von Omega-3-Fettsäuren und anderen »essentiellen Fettsäuren« Fettmängel und Gehirnfunktionsstörungen und lindern dadurch die Verhaltensprobleme?

Die Antwort ist unklar. Einige Experten halten es für möglich, trotz weniger wissenschaftlicher Beweise. Zwei jüngst durchgeführte Doppelblindstudien, eine in Purdue, die andere an der Baylor University, fanden keine signifikanten Verbesserungen bei ADD-Kindern, die Omega-3-Fettsäuren zu sich nahmen.

Dr. Puri und Dr. Richardson führen gegenwärtig Doppelblindversuche durch, in denen sie Kindern, die an ADD leiden, eine Mixtur aus essentiellen Fettsäuren für das Gehirn verabreichen. Sie verwenden dabei ein Präparat namens »Elfaflex«, das in den Vereinigten Staaten in Apotheken und Health-food-Läden erhältlich ist. Obwohl die Studie bei Erscheinen dieses Buches noch nicht abgeschlossen ist, berichtet Dr. Puri bereits über eindrucksvolle Erfolge bei Kindern in der Studie, aber auch bei anderen Kindern, die nicht an der Studie teilnehmen. Ein Junge mit ADHD, der nicht zu den Versuchspersonen zählt, bemerkt Dr. Puri, war ein paar Monate nachdem er begonnen hatte, tägliche Ergänzungspräparate mit essentiellen Fettsäuren einzunehmen, und aufgehört hatte, Junk food mit hohen Anteilen gesättigter Fettsäuren zu essen »erstaunlich verändert«. »Endlich bekommt das Gehirn des Jungen die richtigen Fette«, sagt Dr. Puri. »Bereits geringfügige Änderungen in den Membran-Fetten können zu deutlichen Veränderungen in den Gehirnzellfunktionen führen.«

Trotz des Mangels an eindeutigen wissenschaftlichen

Beweisen dafür, daß Omega-3-Fettsäuren helfen können, ADHD-Gehirne zu heilen, schwören zahlreiche Ärzte, Eltern und Betroffene, daß es funktioniert. Daher hat der Fischöl-Experte Dr. Joseph Hibbeln von den National Institutes of Health Omega-3-Fischöl als potentielles Hilfsmittel noch nicht abgeschrieben. »Irgend etwas passiert da«, sagt er, »selbst wenn wir noch nicht sicher sind, was. Man kann die überwältigende Anzahl von Erfahrungsberichten drastischer Verbesserungen nicht einfach beiseite schieben – Ich glaube, ein endgültiges Urteil steht noch aus.«

Dr. Hibbeln vermutet, daß es noch einen anderen Grund gibt, warum Fischöl für bestimmte Kinder gut ist. Einige der Verhaltensprobleme, die man ADD zuschreibt, könnten durchaus manische Depressionen oder andere psychische Störungen sein, die erst später im Leben stärker zum Ausdruck kommen. In solchen Fällen, sagt er, könnte Fischöl durchaus helfen, das Gehirn zu normalisieren und die Verhaltensprobleme zu korrigieren.

Wie Sie einen Fettsäuremangel feststellen, der Ihr Gehirn betreffen kann

Primäre Anzeichen, nach Dr. Burgess und Dr. Stephens von der Purdue University, sind: übermäßiger Durst, Harndrang, trockene Haut, trockenes, störrisches, »strohiges« Haar, Schuppen, kleine harte Beulen an den Armen, Hüften oder Ellenbogen.

Summa summarum: Es empfiehlt sich immer, es mit Omega-3-Fettsäuren zu versuchen, wenn man Aufmerksamkeitsschwächen behandeln will. Wenn dies auch nicht das Problem beseitigt, so werden die Ergänzungspräparate dennoch wahrscheinlich die Gehirnfunktionen im allgemeinen verbessern, vor allem bei Kindern, die kaum Fisch essen. Die

Gehirnforscher verabreichen häufig Omega-3-Fettsäure zusammen mit dem psychiatrischen Medikament Ritalin, das oft gegen ADD verschrieben wird.

Legasthenie – ein Gehirnfettmangel?

Als die britische Ernährungswissenschaftlerin Dr. Jacqueline Stordy, damals an der University of Surrey, erkannte, daß ihr kleiner Sohn James die Lernstörung Legasthenie hatte, gab sie ihm Fisch zu essen. »Ich gab ihm Thunfisch, montags, dienstags, mittwochs, donnerstags«, erinnert sie sich. »Er machte riesige Fortschritte. Innerhalb eines Jahres entwikkelte er sich vom Klassenschlechtesten bis zum Primus, der eine Klasse überspringen konnte, und er ist immer noch sehr gut«, berichtete sie im September 1998. Diese Erfahrung war der Anstoß für Dr. Stordy, eine wissenschaftliche Mission zu erfüllen, um andere Kinder vor der Tragödie eines Lebens mit Lernbehinderungen und akademischem Versagen zu bewahren, indem sie dokumentierte, daß es ihnen lediglich an den richtigen essentiellen Fettsäuren mangele. »Wenn Sie diese essentiellen Fettsäuren wieder auffüllen, kann das Gehirn seine normale Funktion wiederaufnehmen«, sagt Dr. Stordy.

Dr. Stordy und andere Gehirnforscher sind der Meinung, daß auch ähnliche Lernprobleme, einschließlich der Aufmerksamkeitsstörung ADD und Hyperaktivität, gemildert werden können, wenn man dem Gehirn die richtigen Fette zuführt.

Dr. Stordy kommt zu dem Ergebnis, daß Kinder und Erwachsene mit Legasthenie sehr häufig unter einem Mangel an Omega-3-Fettsäuren leiden, insbesondere an DHA. Je gravierender der Mangel, desto schwerwiegender die Legasthenie.

Gehirne von Legasthenikern sind anders

Gehirnabbildungen vom Magnetresonanzspektroskopen zeigen, daß die Gehirne von Legasthenikern, die Fettsäuren nicht in der gleichen Weise wie die anderer Menschen aufspalten und in ihre neuronalen Membranen resorbieren können. Das heißt, es scheint eine biologische Voraussetzungen für Legasthenie zu geben. Studien an autopsierten Gehirnen zeigen weitverbreitete mikroskopische Anomalien an Gehirnen von Legasthenikern, die wahrscheinlich auf die vorgeburtliche Entwicklung zurückzuführen sind. Eine Studie von Dr. Richardson aus Oxford zeigte Hinweise auf Anomalien im Fettsäurenstoffwechsel im Gehirn von 9 aus einer Gruppe von 12 Erwachsenen, die unter Legasthenie litten. Die Forschung zeigt, daß Legastheniker Schwierigkeiten haben, Omega-3-Fettsäuren zu synthetisieren und in die Gehirnzellen zu bekommen. Daher brauchen sie mehr davon als andere.

Was ist eigentlich die Lese-Rechtschreib-Schwäche oder Legasthenie? Mit diesem Begriff beschreibt man Schwierigkeiten beim Erlernen des Lesens und Schreibens, trotz ausreichender genereller Lernfähigkeit und -motivation. Etwa fünf Prozent der Bevölkerung sind davon betroffen, überwiegend männlichen Geschlechts. Dr. Stordy ist der Meinung, daß Legasthenie und ADD sehr ähnlich sind oder sich überschneiden können; etwa 30 bis 40 Prozent aller Legastheniker leiden auch unter ADD. Nach Ansicht der Mediziner reagieren beide Gruppen auf Fischölpräparate, was auf eine gemeinsame Ursache der beiden unterschiedlichen Probleme hinweist.

»Fisch ist Gehirnnahrung. Das trifft zu im Hinblick auf den Intellekt, auf Stimmungen und Depressionen, auf Konzentration und Aufmerksamkeit. Und es trifft ein Leben lang zu – von zwei Jahren vor der Empfängnis bis ins hohe Alter.«[20]

---

20 Dr. Jacqueline Stordy, britische Ernährungswissenschaftlerin und Forscherin.

Wie Sie dafür sorgen, daß Ihr Baby ein besseres Gehirn bekommt

Wenn Sie schwanger sind, müssen Sie unbedingt Omega-3-Fettsäuren zu sich nehmen, ebenso, wenn Sie stillen. Außerdem müssen Sie Ihrem Kind genügend Omega-3-Fettsäuren über die Nahrung zuführen – falls Sie Wert darauf legen, daß Ihr Kind gescheit wird. Weder das Gehirn des Embryos, noch das von Kleinkindern oder Kindern kann sein maximales Potential erreichen ohne den Nährstoff der Omega-3-Fettsäuren. Ohne Omega-3-Fettsäure besteht die Gefahr, daß das junge Gehirn und folglich die Gehirnaktivität des Heranwachsenden verkümmern. Die Beweise dafür sind überwältigend.

»Der mentale Apparat des Kindes wird bereits im Mutterleib angelegt, und man sollte bereits vor der Empfängnis mit Nahrungsergänzungsmitteln beginnen. Ein normales Gehirn kann sich ohne eine ausreichende Versorgung mit Omega-3-Fettsäuren nicht entwickeln, und es gibt wahrscheinlich später keine Möglichkeit mehr, die Auswirkungen eines Mangels an Omega-3-Fettsäuren auszugleichen, wenn das Nervensystem sich erst einmal gebildet hat.«

Schwangere Frauen, die Fisch essen, bringen mehr vollständig entwickelte Babys zur Welt, unterliegen einem geringeren Risiko der Frühgeburt oder des zu geringen Geburtsgewichtes des Kindes. Das bedeutet, die Kinder werden mit reiferen, höher entwickelten Gehirnen geboren.

Um einem sich entwickelnden Embryo die optimalen Gehirnfette zuzuführen, ist es das Beste für eine Frau, sich bereits lange bevor sie schwanger wird mit fischölreicher Kost zu ernähren. Es braucht Monate, vielleicht sogar Jahre, damit sich die Maximalwerte im Körpergewebe etablieren und somit an den sich entwickelnden Embryo weitergegeben werden können. Dr. William Lands, ein Biochemiker an den National Institutes of Health und führende Autorität in Sachen Fischöl, meint, daß es bis zu vier Jahre dauern kann, um eine maximale Sättigung des Körpergewebes mit Omega-3-Fettsäuren zu erreichen.

Dennoch ist es wichtig, wenn Sie schwanger sind, daß Sie reichlich Omega-3-Fettsäuren bekommen. Jüngste Untersuchungen von William E. Connor vom Oregon Health Sciences Center zeigen, daß der Verzehr von Fisch, insbesondere von Sardinen, in der Schwangerschaft den überaus wichtigen DHA-Spiegel bei neugeborenen Babys drastisch erhöhen kann. Neun Wochen lang, von der 26. bis zur 35. Schwangerschaftswoche, aßen die 15 schwangeren Frauen in der Studie eine Gesamtmenge von 2,6 Gramm Omega-3-Fettsäuren in Form von Fisch und Fischölpräparaten täglich, was einem Gramm DHA entspricht. Während der Schwangerschaft erhöhte sich die Menge von DHA in den roten Blutkörperchen der Fisch essenden Frauen um 52 Prozent. Es ist keine Überraschung, daß auch die neugeborenen Babys mehr DHA besaßen. Die Kinder der Fisch essenden Mütter hatten 35 Prozent mehr DHA in ihren roten Blutkörperchen und 45 Prozent mehr DHA in ihrem Plasma. Da das Blut den Gehalt von DHA im Körpergewebe widerspiegelt, bedeutet das, daß diese Kinder auch mehr essentielle Gehirnfette hatten und man erwarten kann, daß sie zum Zeitpunkt der Geburt und in der Zukunft über ein besser funktionierendes Gehirn verfügen.

Hinweis: Das Fischöl wurde in der zweiten Hälfte der Schwangerschaft verabreicht – in der für die Entwicklung des embryonalen Gehirns kritischen Phase. Interessanterweise war der DHA-Wert sowohl der Mutter als auch des Kindes höher, je mehr Fischöl von ihr verzehrt wurde. Eine Mutter hielt den Rekord: 3,1 Gramm täglich im Durchschnitt. Ihr Neugeborenes hatte zweimal soviel DHA im

Blut wie das Neugeborene von Müttern, die das wenigste DHA konsumierten. (Hundert Gramm Sardinen enthalten etwa eineinhalb Gramm Omega-3-Fettsäuren und ein Gramm DHA.)

Schwangere – und stillende – Mütter sollten darauf achten, mindestens 300 Milligramm DHA täglich zu sich zu nehmen, sagen die Experten. Wenn Sie dies durch Fischverzehr nicht erreichen können, müssen Sie Ergänzungspräparate nehmen. Doch die Sorge um angemessene Mengen von Omega-3-Fettsäuren hört bei der Geburt keinesfalls auf.

Eine Diät für dumme Rattenbabys

Es gibt eine sichere Methode, wie man die Lernfähigkeit von Rattenbabys stark herabsetzen kann: Man enthalte ihnen das gehirnbildende DHA vor. Das haben japanische Gehirnforscher herausgefunden. Sie führten Experimente durch, in denen sie schwangeren Ratten einmal genügend und einmal zuwenig Omega-3-Fettsäuren verfütterten. Nachdem die kleinen Ratten geboren waren, unterzogen sie sie einer Reihe von Lerntests. Die zwei Monate alten Rattennachkömmlinge, deren Mütter viel Fischöl zu sich genommen hatten, schlugen sich hervorragend – alle erlernten eine Aufgabe nach nur drei Versuchen. Im Gegensatz dazu waren die Tierchen, deren Mütter zuwenig Omega-3-Fettsäure in ihrem Fressen hatten, schrecklich dumm. Nur dreißig bis vierzig Prozent von ihnen konnten die Aufgaben bewältigen – sogar erst nach zwanzig Versuchen!

Alarmierende Tatsache ist: Ein Mangel an den richtigen Fetten kann einen Mangel im Gehirn Ihres Babys verursachen, mit Folgen, die nicht wiedergutzumachen sind.

Stillen macht Kinder schlau

Muttermilch, die beste Kindernahrung der Natur, enthält Omega-3-Fettsäuren, hauptsächlich das gehirnbildende DHA, in verschiedenen Mengen, je nachdem, wie die Ernährung der Mutter zusammengesetzt ist. Gestillte Kinder haben mehr DHA in der Großhirnrinde als Kinder, die mit Babynahrung gefüttert werden. Daher gehen die Wissenschaftler davon aus, daß die Gehirne von Kleinkindern sich mit Muttermilch prächtig entwickeln können. Mindestens acht neuere Untersuchungen zeigen, daß gestillte Kleinkinder in standardisierten Tests später im Leben höhere Entwicklungs- und höhere Intelligenz-Scores aufweisen. In einer ganz besonders überzeugenden Studie an 300 Kindern verabreichte ein britisches Forscherteam an der MRC Dunn Nutrition Unit in Cambridge frühgeborenen Kindern Muttermilch in Röhrchen, um die Möglichkeit auszuschließen, daß das Saugen an der Mutterbrust die Ergebnisse beeinflussen könnte. Tatsächlich schnitten die Kinder, die am Anfang ihres Lebens mit Muttermilch gefüttert wurden, im Alter von acht Jahren bei IQ-Tests durchschnittlich um 8,3 Punkte höher ab als diejenigen, die statt Muttermilch vorgefertigte Babynahrung erhalten hatten. Die Ergebnisse waren bereits um mögliche Auswirkungen des Bildungsstandes der Mütter und der sozialen Schicht bereinigt. Die Forscher schlossen daraus, daß die Zusammensetzung der Muttermilch für die höheren IQ-Werte verantwortlich ist.

In einer ähnlichen Untersuchung von 204 dreijährigen Kindern mit normalem Geburtsgewicht an der University of Houston fand man heraus, daß gestillte Kinder durchschnittlich 4,6 Punkte höher bei Intelligenztests (Stanford-Minet und Peabody Vocabulary Test) abschnitten als Kinder, die die Flasche bekamen.

In einer weiteren britischen Langzeitstudie hatten gestillte

Kinder im Alter von acht Jahren eine bessere bildhafte Intelligenz und im Alter von 15 bessere Werte in Mathematik, nonverbalen Fähigkeiten und Satzbildung, im Vergleich zu Kindern, die als Babys Babynahrung erhalten hatten.

Alarmierend ist die Tatsache, daß die Zahl der stillenden Mütter seit ihrem Höchststand in den achtziger Jahren ständig zurückgegangen ist. Heute stillen nur noch 60 Prozent ihre Kinder kurz nach der Geburt im Krankenhaus und nur noch dreißig Prozent bis zum Alter von sechs Monaten.

Eine Studie, die in Neuseeland durchgeführt wurde, ergab, daß nicht nur das Stillen selbst, sondern auch die Dauer des Stillens einen Einfluß auf die Denkfähigkeit und schulische Entwicklung des Kindes hat. Kinder, die länger als acht Monate gestillt wurden, schnitten besser ab als Kinder und Heranwachsende, die Flaschenkinder waren. Aufgezeigt wurde dies anhand von standardisierten Tests der Intelligenz, des Leseverständnisses, der mathematischen und schulischen Fähigkeiten, außerdem durch Vergleich der Beurteilungen ihrer Leistungen in Lesen und Mathematik durch die Lehrer sowie in High-School-Abschlußprüfungen. Fakt ist: Muttermilch enthält etwa dreißigmal mehr gehirnbildendes DHA (Fischöl) als Kuhmilch.

Sogar die Muttermilch kann jedoch wenig oder zu wenig DHA enthalten, wenn die Mutter nicht genügend DHA in Form von Fisch oder Ergänzungspräparaten zu sich nimmt. Der Gehalt von DHA in der Muttermilch reicht von 0,1 Prozent bei Frauen, die keinen Fisch mögen, bis zu 1,4 Prozent bei Frauen, die viel Fisch essen. Es ist nicht überraschend, daß der DHA-Gehalt von Muttermilch bei amerikanischen Frauen heute viel niedriger ist als vor fünfzig Jahren. Muttermilch amerikanischer Frauen enthält nur ein Drittel soviel DHA wie die japanischer Frauen, einen der niedrigsten Werte der Welt. Es ist jedoch möglich, den DHA-Gehalt in der Muttermilch schnell zu erhöhen. Studien zeigen, daß der

Wert bei stillenden Müttern um bis zu 69 Prozent steigen kann, wenn sie für einen Zeitraum von lediglich sechs Wochen DHA Ergänzungspräparate einnehmen, stellte Dr. Craig Jensen, Assistant Professor of Pediatrics am Baylor College of Medicine in Houston, Texas, fest. Nur 200 Milligramm DHA täglich zusätzlich zur Nahrung der Frau reichen aus, um den DHA-Spiegel auf ein vertretbar hohes Maß zu bringen.

Während der Stillzeit sollten Mütter unbedingt darauf achten, daß sie genügend Omega-3-Fettsäuren zu sich nehmen, um ihr Kind ausreichend damit zu versorgen. Wieviel ist genug? Laut einer internationalen Expertengruppe, die sich auf einer Konferenz an den National Institutes of Health im April 1999 traf, sollten es mindestens 300 Milligramm DHA täglich sein. 30 Gramm eines Fisches mit einem hohen DHA-Gehalt, wie etwa Sardinen, würde die empfohlene Tagesdosis sein.

Ein Rat: Achten Sie darauf, daß Sie genug DHA bekommen. Stillende Mütter sollten 200 Milligramm in Form von Ergänzungspräparaten zu sich nehmen, empfiehlt Dr. Hibbeln von den National Institutes of Health.

Die richtige Formel für schlaue Kinder

Wenn Sie nicht stillen, ist Fertignahrung die Alternative – leider keine sehr gute. Kinderfertignahrung, wie sie gegenwärtig in den Vereinigten Staaten verkauft wird, ist nicht mit zusätzlichen DHA-Omega-3-Fettsäuren angereichert und entspricht damit nicht den Empfehlungen der Weltgesundheitsorganisation WHO, daß Babyfertignahrung in ihrer Zusammensetzung der Muttermilch entsprechen sollte. Viele wissenschaftliche Gruppen, einschließlich der British Nutrition Foundation und dem »WHO/FAO Expert Committee on Fats and Oils in Human Nutrition« (Expertenausschuß für Fette und Öle in der menschlichen Ernährung) empfahlen, daß Fertignahrung für Babys mit DHA und AA angereichert werden sollte. Tatsächlich ist solche angereicherte Babynahrung in Europa und Asien seit Jahren erhältlich. Man bekommt sie in Mexiko. Aber nicht in den Vereinigten Staaten und Kanada.

»Es ist ein Skandal, daß Babynahrung nicht mit Omega-3-Fettsäuren angereichert ist. Indem man den Kindern Omega-3-Fettsäure vorenthält, fördert man bei ihnen geistige Behinderungen, Gehirnfunktionsstörungen, niedrige Intelligenz, niedrige Leistungsfähigkeit und anti-soziales Verhalten.«[21] Dr. Andrew Stoll, Harvard University: »Eukanuba, ein Hersteller für Tiernahrung, reichert seine Fertignahrung für Hundebabys mit Omega-3-Fettsäuren an. Ich finde es traurig, daß wir es unseren Hunden zukommen lassen, aber unseren Kindern vorenthalten.«[22] »Es gibt praktisch einen Konsens unter allen Experten auf diesem Gebiet, daß Babynahrung mit DHA angereichert und dadurch der Muttermilch angeglichen werden sollte.«

Falsche Ernährung läßt Babygehirne verkümmern

Umfangreiche Forschungen bestätigen, daß die typischen amerikanischen Babyfertigbreis, die zuwenig Omega-3-Fettsäuren enthalten, ein schlechter Ersatz für die Muttermilch sind und den Hunger des kleinen Gehirns nach essentiellen Fettsäuren nicht stillen können. Dieses Versäumnis hat eine niedrigere Intelligenz und die Gefahr von Sehschwächen zur Folge.

---

21 Norman Salem, wissenschaftlicher Leiter der National Institutes of Health.
22 Dr. Barbara Levine, Professorin für Ernährungswissenschaft an der Cornell University.

Der Mangel an Gehirnfetten ist für Frühgeborene besonders gravierend, weil ihre Gehirne bei der Geburt noch nicht vollständig entwickelt sind. Es ist daher extrem wichtig, der Ernährung von frühgeborenen Kindern die richtigen Fette zuzuführen. Wissenschaftliche Studien haben gezeigt, daß Kinder, denen man Babynahrung mit DHA-Fettsäuren gibt, Informationen schneller verarbeiten als Kinder, die Standard-Babynahrung erhalten. Die Babys, die mit DHA gefüttert wurden, hatten mit zwölf Monaten auch eine bessere visuelle Funktion aufzuweisen. Ihre Sehschärfe war den Kindern vergleichbar, die gestillt wurden. Das gleiche gilt für Kinder, die zum richtigen Zeitpunkt geboren wurden. Standard-Babynahrung führt zu einem Mangel an DHA bei allen Kindern.

Überzeugende Beweise

Überzeugende Beweise, daß Babynahrung, die DHA und AA (Arachidonfettsäure) enthält, die Intelligenz von Kindern erhöht, kommen aus einer neuen Studie von Psychologen an der University of Dundee in Schottland. Dr. Peter Willatts und seine Kollegen untersuchten 44 zehn Monate alte Kleinkinder, denen man in den ersten vier Monaten zwei verschiedene Zusammensetzungen von Babynahrung verabreicht hatte. Eine Hälfte erhielt eine künstliche Fertignahrung, der es an den richtigen Gehirnfetten mangelte, während die andere Hälfte eine Fertignahrung bekam, die mit langkettigen DHA und AA Fettsäuren angereichert wurde. Dahinter stand die Absicht, Problemlösungsfähigkeiten zu testen, auf Videotape aufzuzeichnen und anschließend auszuwerten, wie die Kinder gezielt drei Stufen absolvierten, um an ein verstecktes Spielzeug zu gelangen.

Ohne Frage gingen die Kinder, denen man die mit DHA und AA angereicherte Kost verabreicht hatte, schlauer mit der Aufgabe um. Tatsächlich waren diese Kinder um ein Dreifaches fähiger im Umgang bei der Lösung des Problems und der Entdeckung des versteckten Spielzeugs als die Kinder, denen man die mangelhafte Nahrung gegeben hatte. Das bedeutet, daß die Babys, die mit der durch langkettige Fettsäuren angereicherten Babynahrung ernährt wurden, ein besseres Gedächtnis und eine größere Aufmerksamkeitsspanne hatten. Das befähigte sie, ihre Absichten besser zu planen und durchzuführen. Bessere Problemlösungsstrategien in diesem zarten Alter bedeuten einen höheren IQ später im Leben, meinen die Gehirnforscher.

Die einleuchtendste Erklärung für die höhere Intelligenz der Kleinkinder ist: Die Ansammlung von langkettigen Fettsäuren in den Zellmembranen des zentralen Nervensystems beschleunigt die Informationsverarbeitung. Die wiederum erhöht die Effizienz des Gehirns und macht die Kinder schneller beim Lösen einer Aufgabe, bevor sie abgelenkt werden und das Ziel wieder aus den Augen verlieren. Langkettige Fettsäuren beschleunigen zudem die Reifung der Zellstruktur im präfrontalen Kortex – dem Intelligenzzentrum –, die wir benötigen, um aufmerksam zu sein und nachzudenken.

Summa summarum: Ganz gleich, welcher grundlegende Mechanismus dahintersteht, kann man festhalten, daß Kleinkinder, die in den ersten vier Monaten ihres Lebens Gehirnfette bekamen, sechs Monate später intelligenter waren.

Kinder brauchen am Anfang ihres Lebens auch deshalb DHA und AA in der Muttermilch oder in angereicherter Babynahrung, damit die neurologische Vernetzung stattfinden kann, die für eine optimale Sehkraft im späteren Leben notwendig ist. Dies sagen die Wissenschaftler an der Retina Foundation of the Southwest am University of Texas Southwestern Medical Center in Dallas. In einem Test an dreijährigen Kindern hatten 93 Prozent der gestillten Kinder perfekte Leistungen in ihrem visuellen Unterscheidungsvermögen, im Vergleich zu nur 61 Prozent in der Gruppe, die mit Babynahrung auf Kuhmilchbasis gefüttert wurde. Darüber hinaus hatten Babys, die in den ersten 17 Wochen mit DHA angereicherte Babynahrung erhielten, im Alter von einem Jahr ein besseres visuelles Wahrnehmungsvermögen als Kinder, die Standardbabynahrung erhielten. Kinder mit DHA in ihrer Nahrung konnten auf einer typischen Sehtesttafel eine Zeile mehr erkennen.

Das läßt vermuten, meint der Autor Dennis R. Hoffman, daß DHA allein oder im Zusammenhang mit AA, das in einer kritischen frühen Entwicklungsphase verabreicht wird, langfristige Veränderungen in der grundlegenden neuronalen Struktur bewirkt, die für eine »optimale Entwicklung des menschlichen Gehirns und der Augen« notwendig sind.

Alarmierender Fakt ist: Mehr als siebzig Prozent der jährlich vier Millionen Neugeborenen in den Vereinigten Staaten leben im Alter von drei Monaten überwiegend von Babyfertignahrung.

Wie man Babynahrung anreichert

Wenn Sie Standardbabynahrung verwenden, müssen Sie die gehirnbildende DHA-Fettsäure der Kost Ihres Kindes hinzufügen. Die leichteste Möglichkeit ist es, DHA Kapseln zu kaufen. Einige sind unter Verwendung von Fischöl und einige mit Algen hergestellt. Eine Marke, Neuromins™, von der Martek Biosciences Corporation, enthält Gelkapseln mit einer Dosis von 100 oder 200 Milligramm. Letztere ist besonders für Schwangere und stillende Mütter und wurden in klinischen Studien getestet. Das DHA wird direkt aus Mikroalgen gewonnen, die Fischen als DHA-Quelle dienen. Es handelt sich also um ein vegetarisches Produkt, für jene, die keine Fischprodukte essen möchten.

Sie können die Kapsel öffnen und den Inhalt zur Babynahrung hinzufügen. Die Weltgesundheitsorganisation empfiehlt, daß Kleinkinder 20 Milligramm pro 2,2 Pfund Körpergewicht erhalten. Eine einzige 100-Milligramm-Kapsel täglich würde somit für ein Neugeborenes von sechs bis acht Pfund ausreichen. Wenn das Baby dann erst einmal etwa zwanzig Pfund wiegt, können Sie eine weitere Kapsel hinzufügen, sagen die Experten.

Sie können so die DHA-Versorgung eines Kleinkindes leicht auf Werte bringen, die in angereicherter Babykost und in der Muttermilch zu finden sind und dazu beitragen, daß sich das Gehirn Ihres Babys gut entwickelt.

Summa summarum: Insgesamt gesehen, ist Fischöl in jedem Alter für eine optimale Gehirnfunktion unerläßlich. Essen Sie Fisch, oder nehmen Sie Fischölpräparate ein, die Sie in Drogerien, Apotheken und einigen Bioläden erhalten. Die Einnahme von 300 Milligramm Omega-3-Fettsäuren – EPA und/oder DHA – liefert Ihnen soviel Fischöl, wie eine Portion eines Fisches mit durchschnittlichem Fettgehalt.

4. Die zwei Gesichter des Zuckers: Gehirnnahrung und Gehirngift

Es mag überraschend klingen, aber Ihr Gehirn ist ein wahrer Vielfraß von Zucker aus Ihrem Blut. Ihre Nervenzellen sind von einem normalen Blutzuckerspiegel abhängig – nicht zuviel, nicht zuwenig –, um richtig zu funktionieren. Tatsächlich ist für Ihr Gehirn nichts wichtiger als der richtige Zucker- oder Glukosegehalt, der in Ihrem Blut und in Ihren Zellen zirkuliert und größtenteils durch Ihre Ernährung bestimmt wird. Nervenzellen können ohne die Glukose, die man gewöhnlich einfach »Blutzucker« nennt, im Blut nicht überleben und sich entfalten. Glukose ist die

Droge für Klugheit und Wohlbefinden, geliefert von der Natur. Sie kann Ihr Gedächtnis, Ihre Konzentration und Ihre Lernfähigkeit in Schwung bringen, Ihre schlechte Laune bessern und Ihre Reizbarkeit beseitigen. Ein Mangel an Glukose im Blut kann das Gehirn verlangsamen und seine Funktion stören. Doch auch zu hohe Blutzuckerwerte können sehr schädlich sein. Sie können Ihre Gehirn- und Gedächtnisleistung herabsetzen. Sie können die Funktionen des empfindlichen jungen Gehirns stören und bei einem alternden Gehirn die Zellarchitektur durcheinanderbringen.

Summa summarum: Ein wichtiges Geheimnis für bessere Gehirnfunktion liegt darin, daß Sie sich auf eine Weise ernähren, die Ihren Gehirnzellen einen steten Zugang zu den wünschenswerten Blutzuckermengen gewährleistet.

Zucker ist nicht gleich Zucker

Das Wort »Zucker« kann leicht irreführend sein, denn seine Bedeutungen sind sehr vielfältig und umfassen sowohl den Zucker im Essen als auch den im Blut. Der Zucker, den Sie essen, ist genau gesagt ein Kohlenhydrat. Es gibt zwei Arten von Kohlenhydraten: einfache Zucker, einschließlich Saccharose (Rohrzucker, Haushaltszucker), und komplexe Zucker (Polysaccharide), bekannt vor allem als Stärke, wie beispielsweise in Kartoffeln, Getreide, Früchten und verschiedenen Gemüsen.

Alle Zucker und Stärken sowie einige Fette und Eiweiße werden schließlich zu Glukose im Blut, wenn sie verdaut und durch den Stoffwechsel gegangen sind. Glukose ist die Energie, mit der Ihr Körper und Ihr Gehirn versorgt werden. (Konzentrierte flüssige oder pulverisierte Glukose, also Traubenzucker, kann man auch in Apotheken und Drogerien kaufen.)

Zucker in Form von Glukose ist so wichtig, weil er das Gehirn antreibt. Tatsächlich ist Glukose für das Gehirn der einzige Brennstoff. Andere Zellen können Fette und Eiweiße zur Not in Glukose umwandeln, nicht so die Neuronen. Ohne seine Glukosedosis versagt das Gehirn. Erstaunlich ist dabei, daß das Gehirn zwar nur zwei Prozent des Körpergewichtes ausmacht, aber 20 bis 30 Prozent der gesamten Energie des Körpers verbrauchen kann. Darüber hinaus kann das Gehirn selbst nur so wenig Glukose oder Energie speichern, daß, wenn nicht ständig nachgeführt würde, die Energie innerhalb von zehn Minuten verbraucht sein würde.

Ihre Gehirnzellen saugen augenblicklich die Glukose aus Ihren Blutgefäßen ins Gehirn und transportieren sie zu den Mitochondrien, den Tausenden winziger Kraftwerke in jeder Nervenzelle. Dort wird die Glukose dann verarbeitet und als Brennstoff für das wichtige Tagesgeschäft des Gehirns verwendet. Wenn die Gehirnzellen nicht genug davon finden, oder wenn sie die vorhandene Glukose nicht richtig verwenden können, brennen ihre Öfen weniger intensiv, und eine Energiekrise greift um sich. Letztlich kann auf breiter Ebene eine Störung des Gedächtnisses, Stimmungsschwankungen oder auch andere Stockungen der Gehirnfunktion daraus resultieren. Damit das Gehirn reibungslos funktioniert, braucht es genau die richtige Menge Glukose. Daher ist es kaum verwunderlich, daß sich die Erforschung der Gehirnfunktionen in jüngster Zeit häufig darauf konzentriert, wie wir unseren Gehirnzellen die richtigen Mengen von Glukose zuführen können. Glukoseversorgungsprobleme können ungünstige Auswirkungen auf das Gedächtnis haben, auf die Aufmerksamkeitsspanne, auf die Konzentration, auf die Erregbarkeit und die Stimmung und können Demenz und die Alzheimer-Krankheit fördern.

Wie kommt die wichtige Glukose ins Blut? Überwiegend durch den Verzehr von Süßigkeiten und Stärke – den Kohlenhydraten. Eine kleine Süßigkeit oder eine stärkehaltige Kartoffel, Brot oder Nudeln werden im Dünndarm in Glukosemoleküle zerlegt und anschließend ins Blut und ins Gehirn transportiert. Sämtliche Nervenzellen beziehen ihre Lebensenergie aus der Verbrennung von Glukose, doch das Gehirn ist von allen das am meisten abhängige. Wie Dr. Jennie Brand-Miller, Professorin für Ernährungswissenschaft an der University of Sydney in Australien und Expertin für Kohlenhydrate, sagt: »Der Körper hält einen bestimmten Pegel von Glukose im Blut aufrecht, um sie dem Gehirn und dem zentralen Nervensystem zur Verfügung zu stellen.«

Dieser besondere Zucker, die Glukose, ist unsere Lebensader, ebenso wie der Sauerstoff in der Luft. Und wie Sauerstoff birgt auch die Glukose Gefahren: Sie kann Zellen verstümmeln und zerstören. Wie der berühmte Biochemiker Dr. Lester Packer von der University of California in Berkeley feststellt: »Wir können ohne Sauerstoff oder Glukose nicht leben, aber beide können auch extrem toxisch sein.« Wegen des Bauplans der Natur, der vor Millionen von Jahren entstanden ist, sind wir heute unser gesamtes Leben auf Gedeih und Verderb auf Zucker und Sauerstoff angewiesen. Wie gut wir diese beiden kritischen Elemente verstehen und beherrschen, kann die Gesamtfunktion unserer Zellen, einschließlich unserer Nervenzellen, erheblich bestimmen. Das schließt auch unsere Empfindlichkeit für die verheerenden Folgen des Alterns und von Krankheiten ein, die uns unseres Gehirns buchstäblich berauben können.

Drei Regeln zum Gehirnzucker

- Für eine optimale Gehirnfunktion sollten Sie versuchen, »normale« Glukosewerte in Ihrem Blut zu halten. Abweichende Werte stören die mentalen Funktionen.
- Gewisse Schwankungen im Blutzucker bestimmen Ihre Wahrnehmung und Ihre Stimmung. Der Glukosespiegel im Blut beeinflußt Ihr Gedächtnis, Ihre Lernfähigkeit und Ihre Stimmung. Er bestimmt auch, wie anfällig Sie für Diabetes, Arterienverkalkung, Schlaganfall, Demenz und möglicherweise für die Alzheimer-Krankheit sind.
- Sie können Blutzuckerschwankungen weitgehend durch Ihre Ernährung beeinflussen. Kohlenhydrate – Süßigkeiten und Stärke – haben mit Abstand die größte direkte Auswirkung auf die Erzeugung der Glukose, die Ihr Gehirn mit Brennstoff versorgt.

Summa summarum: Ihr Blutzucker steigt und fällt entsprechend der Art und Menge von Kohlenhydraten – Süßigkeiten und Stärke –, die Sie zu sich nehmen. Kohlenhydrate werden im Körper zu Glukose umgewandelt, die von den Zellen, auch von den Nervenzellen, als Brennstoff verwendet werden. Wenn Sie wissen, wie Sie Ihren Blutzuckerspiegel kontrollieren, haben Sie gleichzeitig einen großen Einfluß auf das geistige und emotionale Wohlbefinden Ihres Gehirns.

Blutzucker – ein Schlüssel zum Gedächtnis

Wenn Ihr Blutzuckerspiegel anomal niedrig oder hoch ist, können Ihr Gedächtnis und Ihre Lernfähigkeit darunter leiden, das wissen wir heute aufgrund umfangreicher wissenschaftlicher Forschungen. Pioniere auf diesem Forschungsgebiet sind die Eheleute Dr. Paul Gold und Dr. Donna Korol, vormals an der University of Virginia und jetzt an der

Binghampton University (New York). In einer Reihe von Experimenten mit Tieren und Menschen haben sie gezeigt, daß der Blutzuckerspiegel von essentieller Bedeutung für das Gedächtnis ist – für die Fähigkeit, neue Informationen aufzunehmen und später wieder hervorzuholen – in jedem Lebensalter, aber ganz besonders bei älteren Menschen. »Es gibt eine U-förmige Kurve«, sagt Dr. Gold. »Zuwenig Blutzucker behindert das Gedächtnis, ebenso wie zuviel. Auf welche Weise eine Erhöhung des Blutzuckerspiegels durch den Verzehr von Kohlenhydraten das Gehirn beeinträchtigen«, sagt er, »hängt von verschiedenen Faktoren ab, wie etwa dem gegenwärtigen Glukosespiegel und vom Streßfaktor (Streßhormone treiben den Glukosespiegel in die Höhe) sowie von der individuellen Toleranz gegenüber Glukose.« Daher ist es möglich, daß der gesteigerte Verzehr von Kohlenhydraten zu Zeiten erhöhten Stresses, wie beispielsweise vor einer Prüfung, den Glukosespiegel in höhere Regionen treibt, als wenn Sie nicht unter Streß stehen, sagt Dr. Gold.

Eine der wichtigsten Entdeckungen von Dr. Gold: Wenn der Blutzucker mäßig, nicht sehr stark, steigt, verbessern sich Gedächtnis und Lernfähigkeit. Warum, ist nicht ganz klar, aber Dr. Golds Forschungen legen die Vermutung nahe, daß der erhöhte Blutzucker die Freisetzung von Azetylcholin anzeigt, des Neurotransmitters, der dafür bekannt ist, daß er die Gedächtnisbildung und das Lernen reguliert. Wenn Ratten Glukose injiziert wird, löst dies ein Ansteigen des Azetylcholins aus. Interessanterweise setzen die Gehirne der Tiere das zusätzliche Azetylcholin nur dann frei, wenn sie direkt während einer Lernsituation stimuliert werden, nicht etwa, wenn sie ruhig in ihren Käfigen sitzen. Dasselbe passiert offenbar auch bei College-Studenten, hat Dr. Gold beobachtet. Ein erhöhter Blutzuckerspiegel verbesserte die mentale Leistungsfähigkeit nur bei schwierigen und herausfordernden Tests, nicht bei denen, die leicht zu bewältigen waren. Schlußfolgerung: Glukose wurde nur dann verbraucht und mußte ersetzt werden, wenn das Gehirn schwer zu arbeiten hatte. Je stärker Sie Ihr Gehirn beanspruchen, desto wichtiger ist es, adäquate Glukosespiegel in Blut und Gehirn zu haben.

Regel Nummer eins: Wenn Ihr Geist am aktivsten ist, am intensivsten nach einer Lösung sucht oder etwas Neues lernen will, braucht er mehr Glukose. Daher müssen Sie die Glukosereserven im Gehirn ständig auffüllen, um auf einem optimalen Niveau weiterzulernen.

Gedächtnisfitneß für alternde Gehirne

Jedes Gehirn braucht Glukose, aber alternde Gehirne brauchen mehr davon. Ein Grund: Wenn Sie älter werden, nimmt die Fähigkeit Ihres Körpers, im Stoffwechsel Glukose herzustellen, ab, besonders im Gehirn. In einigen bemerkenswerten Experimenten ist es Dr. Gold und Dr. Korol gelungen, altersbedingte Erinnerungsschwächen bei Ratten rückgängig zu machen, indem sie ihnen entweder Adrenalin oder reine Glukose verabreichten und damit eine garantierte Erhöhung des Blutzuckerspiegels bewirkten. Die Gedächtnisverbesserung fiel so deutlich aus, daß sowohl Ratten mittleren als auch Ratten fortgeschrittenen Alters, denen Adrenalin oder Glukose injiziert wurde, Gedächtnisleistungen zeigten, die denen junger Ratten glichen. Die Gedächtnisleistung dieser alten Ratten wurde also durch eine Erhöhung des Blutzuckerspiegels fast vollständig verjüngt. Folglich ist es möglich, daß altersbedingter Gedächtnisverlust zumindest teilweise geheilt werden kann, einfach indem man dem Blut und dem Gehirn ein wenig Glukose zur Verfügung stellt.[23]

---

23 D. L. Korol und P. E. Gold, *Glukose, memory and aging*, in: »Am J Clin Nutr«, (67, 1998), Supplement, S. 764–71.

Tatsächlich haben Dr. Gold und seine Kollegen gezeigt, daß sich bestimmte Aspekte des Gedächtnisses bei gesunden älteren Menschen im Alter von 58 bis 77 Jahren verbesserten, nachdem sie ein großes Glas Limonade tranken, das mit 50 Gramm Kohlenhydraten in Form konzentrierter pharmakologischer Glukose angereichert war. Die Vergleichsgruppe hatte Süßstoff in ihrer Limonade. Nach der Einnahme der Glukose schnitten die Testteilnehmer bei einem allgemeinen Gedächtnistest (Wechsler Memory Scale) im Durchschnitt um fast vierzig Prozent besser ab als bei Einnahme von Süßstoff. Eine Erhöhung des Blutzuckers scheint ebenso die »Speicherung« der Information zu verbessern wie die Fähigkeit, sie später wieder hervorzuholen oder sich daran zu erinnern, meinen die Forscher. Es gab jedoch keine Verbesserung des Kurzzeitgedächtnisses, der Aufmerksamkeit oder des allgemeinen Intelligenzquotienten zu verzeichnen. In anderen Tests schnitten ältere Menschen, die Glukose bekamen, bei Tests ihrer Kreativität und der Flexibilität des Denkens etwa 40 bis 50 Prozent besser ab.[24]

Mehr Glukose gegen die Alzheimer-Krankheit?

Der Erhöhung des Blutzuckerspiegels kann auch das Gedächtnis von Patienten, die an der Alzheimerschen Erkrankung leiden, verbessern. Bei diesen Menschen sind nachweislich verschiedene Stoffwechselfunktionen behindert. Die Glukose kann die Blut-Gehirn-Barriere nicht mehr überwinden, und der allgemeine Glukosestoffwechsel ist herabgesetzt, was die Vermutung nahelegt, daß die Anomalien in der Verarbeitung der Glukose zu dem Versagen der

24 J. L. Hall et al., *Glukose enhancement of performance on memory tests in young and aged humans*, in: »Neuropsychologie«, (27, 1989), S. 1129–38.

kognitiven Funktionen bei Patienten der Alzheimer-Krankheit beitragen. Dr. Carol Manning von der University of Virginia hat Patienten mit einer Alzheimerschen Erkrankung sehr erfolgreich Getränke verabreicht, die mit Glukose versetzt waren. Die Fähigkeit, einen Prosatext wiederzugeben, der ihnen vorgelesen wurde, verbesserte sich bei diesen Menschen um 100 Prozent, was der Wirkung starker pharmazeutischer Medikamente gleichkommt. »Die Verbesserung, die wir unter Glukose beobachten, ist mindestens so groß wie die, die wir bei Tacrine oder Aricept [bewährten Medikamenten bei einer Alzheimerschen Erkrankung] beobachten«, sagt Dr. Manning. Es ist sinnvoll, meint sie, daß Menschen, die unter der Alzheimer-Krankheit leiden, sehr viele Kohlenhydrate zu sich nehmen, um den Blutzuckerspiegel auf hohem Niveau zu halten. Es gibt viele Erfahrungsberichte darüber, wie das Gedächtnis von Patienten sich dramatisch verbesserte, wenn man ihnen statt einer kohlenhydratarmen Kost kohlenhydratreiche Nahrungsmittel verabreichte. In solchen Fällen scheint der Nutzen die gewöhnlichen Risiken hoher Blutzuckerspiegel zu rechtfertigen.

Ein leerer Bauch studiert nicht gern – oder: Warum uns das Frühstück schlauer macht

Wenn Sie nichts essen, sinkt Ihr Blutzuckerspiegel, was normalerweise bedeutet, daß Ihr Gehirn zuwenig Brennstoff hat und nicht effizient arbeiten kann. Daraus folgt, daß der Versuch, auf nüchternen Magen etwas zu lernen, wahrscheinlich zum Scheitern verurteilt ist. Wenn neuronale Aktivität angeregt wird, verbraucht Ihr Gehirn die Glukose aus Ihrem Blut, und Sie müssen sie wieder auffüllen, indem Sie etwas essen. Das ist ein Grund, warum Experten sagen, daß das Frühstück eine hervorragende Möglichkeit ist, Ihr Gehirn hochzufahren, was besonders für Schulkinder und Heranwachsende gilt. Es gibt überzeugende Beweise dafür, daß ein gutes Frühstück die Gehirnfunktionen – Lernen, Gedächtnis, schulische Leistungen – sowie das allgemeine emotionale und psychische Wohlbefinden steigert. Die Erklärung: Wenn Sie Ihre nächtliche Fastenpause durch das Frühstück beenden, wird die Blutzuckerversorgung des Gehirns wieder erhöht. Darüber hinaus kann regelmäßiges Frühstücken langfristig einen Mangel an bestimmten notwendigen Nährstoffen beseitigen, der die Gehirnfunktionen erwiesenermaßen einschränkt.

Gehirnalarm: Immer weniger Heranwachsende nehmen sich Zeit zum Frühstücken. Zwischen 1965 und 1991 sank die Rate der 15- bis 18jährigen, die regelmäßig frühstücken, drastisch von 90 Prozent auf 75 Prozent bei den Jungs und von 84 Prozent auf 65 Prozent bei den Mädchen.

Eindrucksvolle neue Forschungen von J. Michael Murphy vom Department of Psychiatry an der Harvard Medical School zeigen, daß das Schulfrühstück die schulischen Leistungen, das psychische Wohlbefinden und das Verhalten der Schüler verbessert. Er untersuchte Hunderte von Kindern in innerstädtischen Grundschulen in Baltimore und Philadelphia. Im Vergleich zu den Schülern, die nur selten frühstücken, hatten diejenigen, die häufig ein Frühstück – aus den verschiedensten Zutaten – zu sich nahmen, 40 Prozent bessere Mathematiknoten, kamen seltener zu spät und fehlten auch weniger im Unterricht. Ein Mangel an Frühstück hat schwerwiegende emotionale Folgen. Kinder, die nicht frühstücken, hatten zweimal häufiger Depressionen und viermal häufiger Angstzustände. Sie litten darüber hinaus unter einer um dreißig Prozent erhöhten Anfälligkeit für Hyperaktivität und waren im Vergleich zu den regelmäßig frühstückenden Kindern viel anfälliger für eine ganze Reihe psychosozialer Probleme.

Dr. Murphys Forschungen zeigten darüber hinaus, daß Kinder, die anfangs seltener und später häufiger frühstückten, einen großen Aufschwung in ihren schulischen Leistungen erlebten. Solche Kinder waren auch signifikant weniger depressiv, ängstlich und hyperaktiv.[25]

»Wenn Kinder, die anfangs selten frühstückten, begannen, regelmäßig zu frühstücken, verbesserten sie ihre Mathematikleistungen im Durchschnitt um eine ganze Note«, stellte J. Michael Murphy von der Harvard Medical School fest.

Obwohl ein Mangel an Frühstück Kindern, die unter Mangelernährung leiden, besonders schadet, funktionieren auch gut versorgte Gehirne schlechter als normal, wenn die Kinder das Frühstück auslassen. Forschungen an der University of Texas in Houston zeigten, daß ausgewogen ernährte neun- bis elfjährige Kinder, die frühstückten, besser bei gewissen Lernaufgaben abschnitten als solche, die nicht frühstückten. Dies galt für alle Kinder, ungeachtet ihres IQ, obwohl das Frühstück bei Kindern mit niedrigem IQ die größte Lernverbesserung bewirkte.

Summa summarum: Achten Sie darauf, daß Ihr Kind täglich frühstückt, aber besonders an solchen Tagen, an denen es einen Test schreiben muß. Ein gutes Frühstück kann eine bessere Note bedeuten. Ihr Gehirn verbrennt während seiner Aktivität Glukose. Wenn es also nicht genug Glukose zur Verfügung hat, denken Sie langsamer.

Untersuchungen, die der führende forschende Psychologe Dr. David Benton an der University of Wales in Swansea anstellte, bestätigen, daß die Erhöhung des Glukosespiegels im Blut durch Frühstücken auch die Lernfähigkeit und das Gedächtnis von Erwachsenen erhöht. In einer Studie aßen 33 Universitätsstudenten entweder gar kein Frühstück oder

25 Murphy, J. Michael, et al., *The relationship of school breakfast to psychosocial and academic functioning*, in: »Arch Pediatr Adolesc Med«, (152, 1998), S. 899–907.

tranken nur einen bestimmten Frühstückcocktail, bestehend aus 38 Gramm Kohlenhydraten und 12 Gramm Fett. Anschließend unterzogen sie sich standardisierten Gedächtnistests. Ihre Blutglukosespiegel wurden vor dem Frühstück und zwei Stunden später, nach den Gedächtnistests, gemessen. Bei denjenigen, die gefrühstückt hatten, war der Blutglukose-Spiegel höher, und ihre Erinnerungsfähigkeit verbesserte sich. Höhere Glukosewerte bedeuteten auch eine höhere Trefferquote in den Tests, also eine bessere Lernperformance.

Dr. Benton ist in wiederholten Studien zu den gleichen Ergebnissen gelangt – Frühstück verbessert das Erinnerungsvermögen und die Aufnahmefähigkeit für neuen Stoff, bewirkt jedoch keine Veränderungen in den Meßwerten für grundlegende Intelligenz.[26]

Was die Zusammensetzung des Frühstücks anbelangt, empfiehlt Dr. Benton kohlenhydratreiche Kost wie Brot, Milch und Müsli, aber »irgend etwas morgens zu essen«, sagt er, »ist besser als gar nichts.«

Zuviel Zucker – eine alarmierende Epidemie

Es gibt keinen Zweifel: Sie brauchen genügend Blutzucker, um Ihr Gehirn mit Energie zu versorgen. Außerdem kann eine schnelle Erhöhung des Blutzuckers nützlich sein, wenn Sie Ihr Gehirn beanspruchen, um etwas Neues zu lernen, oder wenn ein alterndes oder behindertes Gehirn zusätzliche Anregung braucht. Doch Tatsache ist ebenfalls, daß Millionen amerikanischen Gehirnen durch chronisch zu hohen Blutzuckerspiegel und dessen Begleiter, das Hor-

26 Benton, David, et al., *Breakfast, blood glukose and cognition*, in: »Am J Clin Nutr«, (67, 1998), Supplement, S. 772S–8S.

mon Insulin, Gefahr droht. Anhaltend hohe Glukose- und Insulinwerte können zu einer Verschlechterung der geistigen Funktionen führen, die ihren Ursprung teilweise in einer sogenannten »Insulinresistenz« oder »Prädiabetes« haben. Wenn Sie die genetische Veranlagung dazu haben, vor allem in Verbindung mit Übergewicht, kann sich eine solche Insulinresistenz auch zu einer Typ-II-Diabetes mit zunehmenden Problemen der Blutzuckerregulierung entwickeln, mit Herzkrankheiten und neurologischen Komplikationen bis hin zur Alzheimer-Krankheit.

Wie Sie Blutzucker herstellen

Folgendes passiert: Wenn Sie Kohlenhydrate essen – reinen Zucker oder Stärke, wie Nudeln, Kartoffeln, Brot oder Bohnen, werden sie verdaut und hauptsächlich in das einzelne Zuckermolekül, die Glukose, verwandelt, das dann in den Blutkreislauf aufgenommen wird. Diese Glukoseinfusion signalisiert nun der Bauchspeicheldrüse, mehr von dem Hormon Insulin zu produzieren, das gebraucht wird, um die Glukose in die Zellen zu bringen, wo sie dann als Brennstoff verwertet werden kann. Die Aufgabe des Insulins ist es also, die Glukose optimal zu verwerten und den Blutzuckerspiegel wieder zu normalisieren.

Das geht auch normalerweise alles glatt vonstatten, wenn die Blutzuckererhöhungen allmählich vor sich gehen. Aber wenn der Blutzuckerspiegel allzu plötzlich zu hoch ansteigt, weil man in kurzer Zeit sehr viele leicht verdauliche Kohlenhydrate gegessen hat, muß die Bauchspeicheldrüse mehr Insulin ausspucken, um den Versuch zu unternehmen, den Glukosespiegel zu kontrollieren. Wenn das immer wieder geschieht, über viele Jahre hinweg, wird die Bauchspeicheldrüse müde und bringt schließlich nur noch Insulin hervor, das zu schwach ist und nicht mehr ausreicht, um den Blutzucker zu regulieren. Die Folge davon ist, daß die Zellen »resistent« gegen das Insulin werden. Daraufhin gibt die Bauchspeicheldrüse immer mehr Insulin ab, um mit dem Blutzucker fertigzuwerden. Das potentielle katastrophale Ergebnis dieser Entwicklung ist eine Störung, die man »Insulinresistenz« nennt, worunter man die Unfähigkeit versteht, das Insulin vollständig zu nutzen, und die zu Typ-II-Diabetes oder unabhängig davon zu Gefäßproblemen führen kann, wie hohen Blutdruck und verdickte Halsschlagadern, wodurch wiederum das Gehirn beeinträchtigt wird.

Insulinresistenz ist ein Merkmal für Diabetes. Doch zusätzlich haben noch Millionen von Amerikanern – geschätzte 25 Prozent aller Erwachsenen –, die keine ausgesprochenen Diabetiker sind, eine Insulinresistenz. Die Störung nimmt epidemische Ausmaße an, die mit einer zu fetten Ernährung mit einem Zuviel an Fertigprodukten und aufbereiteten Lebensmitteln zu tun hat – mit schwerwiegenden Folgen für das Gehirn.

Summa summarum: Hohe Blutzuckerwerte bewirken hohe Insulinwerte. Diese beiden können gefährlich für Ihr Gehirn, Ihr Gefäßsystem und für den Rest Ihres Körpers sein.

Hohe Blutzucker- und Insulinspiegel schaden dem Gehirn

Hohe Insulinwerte sind Vorboten von zu hohem Blutdruck, einem Hauptrisikofaktor für späteren geistigen Abbau im Alter.

Hohe Blutzucker- und Insulinwerte machen Arterien steifer, also weniger elastisch und schränken die Blutzufuhr zum Gehirn ein.

Hohe Blutzucker- und Insulinwerte regen eine Verdikkung der Halsschlagaderwände an. Dies ist einer der Hauptfaktoren für den Verlust kognitiver Funktionen im Alter.

Insulinresistenz steht in Verbindung mit einer Natriumüberempfindlichkeit, die zu einer gehirnschädigenden Erhöhung des Blutdrucks führt.

Die verheerende Wirkung von hohem Blutzucker

Vieles weist darauf hin, und die Vermutung bestätigt sich immer mehr, daß Ihr Gehirn gegen ständigen hohen Blutzucker irgendwann zu rebellieren beginnt. Es gibt keinen Zweifel, daß Anomalien in Blutzucker und Insulin Störungen bei Gedächtnis und Gehirnfunktionen verursachen. Dies passiert Jugendlichen ebenso wie Erwachsenen. Es passiert Menschen mit Diabetes ebenso wie jenen ungezählten Millionen, die einen gefährlich hohen Blutzuckerspiegel haben. Die geistigen Verheerungen, die dadurch angerichtet werden, sind am offensichtlichsten bei älteren Menschen, deren Gehirn schon seit Jahren immer stärker geschädigt wird und bei denen irgendwann gravierender Gedächtnisverlust und Verlust der geistigen Funktionen eintritt. Die Botschaft ist deutlich: Die Kontrolle des Blutzuckerspiegels – und der Insulinwerte – sollte im Interesse des Gehirns bei jedem höchste Priorität haben.

Hier sind einige der schlagenden Beweise:

Anomaler, akuter, hoher Blutzucker bei diabetischen Kindern kann einen signifikanten Abfall des IQ bewirken.[27]

Ältere Menschen mit »andauernder eingeschränkter Glukosetoleranz«, wahrscheinlich aufgrund zu hoher Insulin-

27 Davis, EA, et al., *Acute hyperglycaemia impairs cognitive function in children with IDDM*, in: »J Pediatr Endocrinolo Metab«, (9(4), 1996, Jul-Aug), S. 455–61.

werte, schneiden schlechter bei Tests der allgemeinen geistigen Funktionen und des Langzeitgedächtnisses ab.[28] Ältere Diabetiker unterliegen einer dreimal so großen Wahrscheinlichkeit, bei standardisierten Tests der geistigen Funktionen Anzeichen kognitiver Verschlechterung aufzuweisen.

Deutliche Beweise für die Gefahren von zu hohem Blutzucker für die geistigen Funktionen kommen aus der sogenannten »Zutphen Elderly Study«, einer Studie an älteren Menschen, die eine Gruppe niederländischer Wissenschaftler durchgeführt hat. In der Studie unterzog man Männer im Alter zwischen 69 und 89 Jahren oralen Glukosetoleranztests und einer Standardmessung kognitiver Funktionen in Form der sogenannten »Mini-Mental State Examination«. Das Ergebnis war, daß die Anzahl der Irrtümer im Rahmen des mentalen Funktionstests im gleichen Maße anstieg wie die Werte des Blutzuckers auf nüchternen Magen.

Im einzelnen machten längst diagnostizierte Diabetiker mit den höchsten Blutzuckerspiegeln 23 Prozent, neu diagnostizierte Diabetiker 16 Prozent und Teilnehmer mit eingeschränkter Glukosetoleranz (Prädiabetes) 18 Prozent mehr Fehler in dem Test als die anderen Teilnehmer mit normaler Blutzuckertoleranz. Darüber hinaus machten Nicht-Diabetiker mit den höchsten Insulinwerten im Blut 25 Prozent mehr Fehler als diejenigen mit den niedrigsten Insulinblutwerten. Nicht-Diabetiker mit verminderter Glukosetoleranz und anomal hohem Insulin wiesen gemäß dem geistigen Routinetest eine Verschlechterung der kognitiven Funktionen auf.

Eine Theorie ist, daß hohes Insulin sich schädlich auf die »synaptische Aktivität« im Gehirn auswirken und die Über-

---

28 Vanhanen, M., et al., *Cognitive function in an elderly population with persistent impaired glukose tolerance*, in: »Diabetes Care«, (21(3), 1998 mar), S. 398–402.

tragung der Botschaften zwischen den Gehirnzellen stören könnte.[29]

Außerdem haben Diabetiker ein dreifach erhöhtes Risiko gegenüber Nicht-Diabetikern, einen Schlaganfall zu bekommen. Selbst Nicht-Diabetiker mit hohem Nichtfasten-Blutzuckerspiegel (über 225 mg/dL) entwickeln zweimal so häufig einen Schlaganfall aufgrund von »Blutklumpen« als Menschen mit niedrigem oder unter normalem Blutzucker (unter 151 mg/dL), laut einer kürzlich abgeschlossenen Studie, die 7 500 japanisch-amerikanische Männer 22 Jahre lang beobachtet hat. Der hohe Blutzucker vergrößerte nicht das Risiko eines hämorrhagischen – blutenden – Schlaganfalls. Hoher Blutzucker führte übrigens auch unabhängig von der Höhe des Blutdrucks zu mehr Schlaganfällen.

Warum das so ist, ist unklar. Doch Autopsien zeigen, daß Diabetiker häufiger unter schwerer Arteriosklerose der kleinen Blutgefäße des Gehirns sowie der Carotidschlagadern (Halsschlagadern) leiden, die das Gehirn mit Blut versorgen.[30]

Hoher Blutzucker und Insulin fördern altersbedingte Demenz, also allgemeinen geistigen Verfall, und die Alzheimer-Krankheit. Eine neue Studie an der Mayo Clinic fand heraus, daß Menschen, die unter einer Typ-II-Diabetes, einer im Erwachsenenalter entstehenden Diabetes, litten, einer 66 Prozent höheren Wahrscheinlichkeit unterlagen, alle Arten von Demenz zu entwickeln, und daß männliche Diabetiker mehr als doppelt so häufig die Alzheimer-Krankheit bekamen. Diabetes verdreifachte das Risiko von Demenz und Alzheimer-Krankheit, wie man in einer jüngst durchgeführten Breitenuntersuchung an der University of California in Davis herausfand.

---

29 Kalmijn, S. et al., *Glukose intolerance, hyperinsulinaemia and cognitive function in a general population of elderly men*, in: »Diabetologia«, (38, 1995), S. 1096–1102.

30 Burchfiel, Cecil M., *Clucose interolerance and 22-year-stroke incidence: the Honolulu Heart Program*, in: »Stroke«, (25, 1994), S. 951–957.

Diabetes des Gehirns?

Es ist ein relativ neuer und kontroverser Gedanke, daß das Insulin das Gedächtnis, die Lernfähigkeit und die allgemeinen Gehirnfunktionen weitaus stärker beeinflußt, als bisher angenommen. Einige Forscher gehen sogar davon aus, daß die Neuronen ebenso wie alle anderen Zellen das Insulin brauchen, um Glukose zu verarbeiten – ein Gedanke, der konventionellen, lange gehegten Vorstellungen zuwiderläuft. Diese Wissenschaftler sind der Meinung, daß ungenügendes, »zu schwaches« Insulin die Nervenzellen durch zuwenig Insulin »aushungern«, was zu einem teilweisen Blackout, einem »Brownout«, des Gehirns führen kann. Die Folge sind eine geschwächte Messenger-Aktivität, ein Abfall der Lernkapazität und ein Versagen des Erinnerungsvermögens, wie man es von der altersbedingten Demenz und von der Alzheimer-Krankheit her kennt. Erinnerungsstörungen aufgrund von unwirksamem Insulin in den Gehirnzellen können also eine Art von Diabetes oder Prädiabetes des Gehirns sein.

Diese Theorie vertritt der Neurologe Siegfried Hoyer von der Universität in Heidelberg. Er zeigte auf, daß Ratten mit Gehirnen, die resistent oder unempfindlich gegen Insulin gemacht wurden, schnell Gedächtnisverlust entwickeln, was sich schließlich zu einem Zustand weiterentwickelt, der der Alzheimer-Krankheit ähnelt. Er fand ebenso wie seine Kollegin Suzanne Craft von der University of Washington Insulinstörungen in den Gehirnen von Patienten, die an einer Alzheimerschen Erkrankung leiden. »Wir glauben, daß einige Fälle von Alzheimer-Erkrankungen ähnlich gelagert sind wie Diabetes mellitus«, sagt Dr. Hoyer.[31]

---

31 Wickelgren, Ingrid, *Tracking insulin to the mind*, in: »Science«, (Vol. 280 (5363, April 24, 1998), S. 517.

Ein Ansteigen des Blutzuckerspiegels ist manchmal völlig unbedenklich – zum Beispiel nach dem Essen – und kann kurzfristig förderlich für Lernfähigkeit und Gedächtnis sein. Gefährlich ist es jedoch, wenn die hohen Werte von Blutzukker und Insulin chronisch über längere Zeiträume hinweg bestehen bleiben, weil diese dadurch eine optimale Gehirnfunktion stören.

Wie Sie Ihr Gehirn vor zuviel Zucker schützen

Was können Sie tun, um dieses Gehirndebakel zu verhindern. Wodurch gehen Blutzucker und Insulin in die Höhe und bleiben auf gefährlich hohem Niveau? Natürlich ist die genetische Veranlagung ein Faktor, der den Blutzucker beeinflußt. Einige Menschen verfügen von Geburt an über eine gute Blutzuckerkontrolle. Andere sind genetisch empfindlicher für die Entwicklung von Insulinresistenz und Diabetes. Aber die Gene sind alles andere als schicksalsbestimmend. Ihr Lebensstil, vor allem Ihre Eßgewohnheiten, kann sich in hohem Maße auf Blutzucker- und Insulinwerte auswirken und eine genetische Prädisposition in diesen Bereichen in den Hintergrund treten lassen. Tatsächlich gibt es zahlreiche Beweise dafür, daß ein Ansteigen der Insulinresistenz und Diabetes in engem Zusammenhang mit der Ernährung stehen. Die Einschränkung des Verzehrs von gesättigten tierischen Fetten kann eine Insulinresistenz weitgehend vermeiden und korrigieren. Ebenso kritisch sind vor allem Kohlenhydrate wie Süßigkeiten und Stärke, weil sie Blutzucker und Insulin in die Höhe treiben können. Häufig resultiert daraus ein dauerhaft hoher Blutzuckerspiegel, Insulinresistenz und Diabetes – und in der Folge möglicherweise auch mangelnde geistige Leistungsfähigkeit.

Gefährliche Leckerbissen für das Gehirn

Unsere moderne Ernährung ist voller Gefahren für unseren Blutzuckerspiegel und völlig abgehoben von den Ernährungsvorgaben unserer Steinzeitvorfahren. Die evolutionäre Diät aus vorgeschichtlicher Zeit, die zur Entwicklung unseres Gehirns beigetragen hat und notwendigerweise eine sehr hohe Qualität bezüglich der Glukose gehabt haben muß, war reich an Kohlenhydraten – ebenso hoch wie unsere Gegenwartskost. Etwa 65 Prozent der Kalorien wurden durch Kohlenhydrate gedeckt. Der Unterschied liegt in der Art der Kohlenhydrate. In ihrer damaligen Form kamen sie aus Früchten, Gemüse und Bohnen – und aus Honig. Heute kommen sie aus raffiniertem Zucker und fein raffiniertem Mehl, das in Blutglukose zerstörende Fertiggetreideflocken, zu Brot und anderen Backwaren verarbeitet wurden. Obwohl Getreide und Milchprodukte, evolutionär gesehen, »neue« Lebensmittel sind, hatten selbst sie vor zehntausend Jahren völlig andere Auswirkungen auf den Blutzucker als heutzutage. Sie bestanden hauptsächlich aus vollwertigem Getreide und Yoghurt. Folglich sorgten sie für einen allmählichen Blutzuckeranstieg und waren mit guten Gehirnfunktionen durchaus verträglich. Die heutigen Grundnahrungsmittel wie Brot hingegen sind weitgehend aus feingemahlenem Mehl hergestellt, das durch unser Verdauungssystem regelrecht hindurchfliegt und den Blutzucker vernichtet.

»Mit dem Aufkommen der schnellen Rotationsmühlen im 19. Jahrhundert war es möglich, so feines Weißmehl zu produzieren, daß es von der Konsistenz her Talkumpuder gleichkam. [...] Die Folge war [...], daß der Blutzucker nach einer Mahlzeit noch weiter anstieg und länger so hoch blieb, wodurch die Bauchspeicheldrüse angeregt wurde, mehr Insulin zu produzieren. [...] Einer der wichtigsten Unterschiede zwischen unserer Ernährung und der unserer

Vorfahren ist also die Geschwindigkeit, mit der Kohlenhydrate verdaut werden, und die Auswirkungen dieser schnellen Verdauung auf die Blutzucker- und Insulinspiegel.«[32]

Zweifellos können Kohlenhydrate ebenso wie tierische Fette den Blutzucker und das Insulin vollkommen verrückt spielen lassen, wodurch auch das Erinnerungsvermögen und andere geistige Funktionen empfindlich gestört werden. Das heißt jedoch noch lange nicht, daß Sie auf Kohlenhydrate verzichten sollten. Wegen der neu entdeckten Gefahren der Kohlenhydrate bei der Förderung hoher Blutzucker- und Insulinspiegel sowie bei Übergewicht wird häufig vor der Aufnahme von Kohlenhydraten im allgemeinen gewarnt. Das basiert jedoch auf der irrigen Annahme, daß alle Kohlenhydrate das Gehirn gleichermaßen gefährden, indem sie Blutzucker und Insulin durcheinanderbringen. Das ist jedoch völlig falsch. Bestimmte Kohlenhydrate nähren Ihr Gehirn, ohne dabei Zucker und Insulin zu stören. Der Trick ist, herauszufinden, welche Kohlenhydrate gut für Ihren Blutzucker und Ihr Gehirn sind, und welche schlecht.

Ihr Gehirn mag ein paar Kohlenhydrate

Eine der großen Beiträge zum Verständnis der Auswirkungen der Ernährung auf die Blutzucker- und Insulinwerte ist die Entdeckung, daß Kohlenhydrate stark schwankende und überraschend unberechenbare Folgen für den Blutzucker haben. Diese neue Erkenntnis bewirkt eine wahre Revolution in unserer Beurteilung der Kohlenhydrate und ihres potentiellen Einflusses auf die Gesundheit im allgemeinen und die geistige Leistungsfähigkeit im besonderen.

32 Dr. Jennie Brand-Miller, »The Glucose Revolution«, University of Sydney.

In erster Linie braucht Ihr Gehirn eine ständige Zufuhr von Glukose, die durch Nahrungsmittel geleistet wird, welche allmählich die Blutzuckerwerte ansteigen lassen. Gelegentlich braucht Ihr Gehirn jedoch auch einen plötzlichen Schub von Glukose, um den Höhepunkt seiner Leistungsfähigkeit zu erlangen. Es ist interessant, daß auch unsere Evolutionsdiät solche Zuckerlieferanten bieten konnte. Datteln beispielsweise, eine der ältesten Süßigkeiten des Menschen – die früher seltsamerweise für Diabetiker empfohlen wurden –, lassen den Blutzucker in Höhen schnellen, die durch löffelweise puren Zucker, Schokoriegel oder sonst irgend etwas anderes längst nicht erreicht werden.

Tip: Sie können und sollten Kohlenhydrate zu sich nehmen, die sich mit der Ernährung vertragen, welche für Ihr Gehirn am förderlichsten ist. Dabei kommt es darauf an, daß Sie wissen, welche Nahrungsmittel dazugehören.

Schnelle und langsame Kohlenhydrate

Was ist nun das richtige Mittel, um Ihren Blutzucker auf dem optimalen Maß und Ihr Gehirn in Top-Form zu halten? Welche Kohlenhydrate versorgen die Zuckervorräte am besten, die vom Gehirn zur Energieversorgung benötigt werden? Die Antwort darauf ist von großer Bedeutung für die Gehirnfunktion.

Im wesentlichen können Sie Kohlenhydrate daran messen, ob sie den Blutzucker sehr schnell oder sehr langsam ansteigen lassen oder ob sie irgendwo dazwischen liegen. Bis vor kurzem galt der Zucker als ärgster Feind, und jahrelang zählte zu den wissenschaftlichen Dogmen, daß Zucker durch den Verdauungstrakt rast und damit schnellste und höchste Glukosewerte im Blut erzeugt. Stärke dagegen, wie Brot oder Kartoffeln, so glaubte man, trödeln gemächlich durch die Gedärme und heben den Blutzucker allmählich an. Daher war Zucker Tabu für Diabetiker, aber Stärke in Ordnung. Es glich einem wissenschaftlichen Erdbeben, als herauskam, daß diese Einstellung eine der monumentalsten wissenschaftlichen Mythen war.

»Salzkartoffeln oder Brot aus Weißmehl zu essen ist genau dasselbe, als würde man einen Schokoriegel verzehren, was die Auswirkung auf den Körper anbelangt«, konstatiert Walter Willett, Chairman of Nutrition, Harvard School of Public Health.

Keine Frage, Kohlenhydrate unterscheiden sich in ihrer Fähigkeit, den Blutzucker zu erhöhen. Aber es ist viel komplizierter, als es die Aussage »Zucker ist schnell, und Stärke ist langsam« darstellt. Seit den achtziger Jahren kündigt sich in der Forschung eine radikal neue Sichtweise des Prozesses an, wie Kohlenhydrate den Blutzucker regulieren. Die neue wissenschaftliche Erkenntnis ist, daß jedes Nahrungsmittel seine eigene, unterschiedliche Weise hat, mit dem Blutzucker umzugehen. Den Wissenschaftlern bleibt daraufhin nichts anderes übrig, als jedes einzelne Nahrungsmittel zu testen, um herauszufinden, inwieweit es den Blutzuckerspiegel erhöht. Die Überraschung ist dann oft groß, wenn man herausfindet, daß ein bestimmtes Lebensmittel, wie beispielsweise Datteln, den Blutzucker rasch in die Höhe schießen läßt, während eine ziemlich ähnliche Frucht – getrocknete Aprikosen – dies nicht tut.

Pioniere auf dem Gebiet der Erforschung von Lebensmitteln haben zahlreichen Menschen die verschiedensten Kohlenhydrate zu essen gegeben und dann das glukoseerhöhende Potential ermittelt. Dabei fanden sie so einige Überraschungen: Salzkartoffeln erhöhen den Blutzuckerspiegel schneller als purer Zucker, und Weißbrot schneller als Speiseeis. Das hat das konventionelle medizinische Wissen auf den Kopf gestellt und zu einer vollständigen Neubewertung geführt, welche Nahrungsmittel langfristig für Gehirn, Arterien und allgemeine Gesundheit am besten sind.

Der medizinische Fachbegriff für Kohlenhydrate, die den Blutzucker schnell in die Höhe treiben, ist »High Glycemic Index« oder kurz »GI«, wobei »glycemic« nichts anderes als »blutzuckerbezogen« heißt. High-GI-Nahrungsmittel können die Entwicklung des Blutzuckers in eine wahre Berg- und Talfahrt verwandeln und das Gehirn mal pappsatt machen und dann wieder schrecklich aushungern. Kohlenhydrate, die den Glukosespiegel allmählich anheben, sind »Low Glycemic Index« oder Low-GI-Nahrungsmittel. Generell verhindern Low-GI-Lebensmittel Spitzenwerte und tiefe Täler beim Blutzucker und tragen zu mehr Ausgeglichenheit bei. Solche »langsamen« Kohlenhydrate können darüber hinaus auch vorbeugend oder sogar heilend gegen Insulinresistenz, die das hohe Risiko einer Verschlechterung des Erinnerungsvermögens birgt, wirken.

Zum ersten Mal in der Menschheitsgeschichte stehen aufgrund der modernen Nahrungsmittelverarbeitung grosse Mengen hochglykämischer Kohlenhydrate, raffinierter Zucker und Stärke im Mittelpunkt unserer Ernährung, die Tag für Tag ein ganzes Leben lang die Bauchspeicheldrüse zur Produktion großer Mengen von Insulin anregen. Kein Wunder, daß der Körper vieler Menschen genetisch auf diese Beanspruchung nicht eingestellt ist und eine Insulinresistenz mit möglicherweise folgender Typ-II-Diabetes entwickelt. Solche Störungen des Blutzucker- und Insulinhaushalts sind gefährlich für Körper und Geist.

Die Gefahren »schneller« Kohlenhydrate

- Wissenschaftler von der Harvard University haben herausgefunden, daß eine Ernährung mit schnell verdaulichen, hochglykämischen Kohlenhydraten, die den Blutzucker schnell steigen lassen, das Risiko von Diabetes, Insulinresistenz und Herzkrankheiten verdoppeln oder verdreifachen.

- Der Verzehr von hochglykämischer Kost mindert Ihre Fähigkeit, Gewicht zu verlieren, und fördert Übergewichtigkeit sowie die Entwicklung einer Typ-II-Diabetes. Niedrigglykämische Kost wirkt auf natürliche Weise appetitzügelnd und regt die Verbrennung von Körperfett an, sagen australische Wissenschaftler. Einige Diäten für die Gewichtsreduktion basieren auf niedrigglykämischer Ernährung.
- Eine hochglykämische Ernährung senkt das gute HDL-Cholesterin, wie man in einer britischen Studie mit 1400 Erwachsenen mittleren Alters festgestellt hat. Die beste Möglichkeit, das HDL-Cholesterin zu erhöhen, so fanden sie heraus, besteht in einer niedriggklykämischen Diät. Eine mögliche Erklärung ist, daß eine niedrigglykämische Ernährung die Empfindlichkeit für Insulin verringert, was das HDL-Cholesterin erhöht.
- Hochglykämische Kost führt zu Insulinresistenz oder Prädiabetes, in der das Insulin unwirksam wird, was, gemäß den Forschungsergebnissen, hohen Blutdruck, verstopfte Arterien, Herzattacken, Schlaganfälle, möglicherweise sogar die Alzheimer-Krankheit fördert. Niedrigglykämische Kost hat eine Insulinresistenz bei Bypass-Patienten und jungen Frauen bereits innerhalb einiger Wochen rückgängig machen können.
- Ständig erhöhter Blutzucker durch hochglykämische Ernährung kann das Gehirn auch direkt durch eine altersbedingte Schädigung namens »Glykation« beeinträchtigen.

Die Lösung für dieses moderne Dilemma besteht darin, solche Kohlenhydrate zu essen, die das Gehirn am besten ernähren, indem sie die Zucker- und Insulinwerte möglichst

»normal« halten, und die sich an der Ernährung ausrichten, mit der sich unsere Gehirne vor langer, langer Zeit einmal entwickelt haben. Das bedeutet, daß man sich hauptsächlich von niedrigglykämischen Kohlenhydraten ernähren, hochglykämische meiden und damit für einen allmählichen Anstieg der Blutzucker- und Insulinwerte sorgen sollte, statt für eine ständige Berg- und Talfahrt. Um dies zu erreichen, müssen Sie über den glykämischen Index der gebräuchlichen Lebensmittel genau informiert sein.

Summa summarum: Es ist wichtig, zu wissen, welche Kohlenhydrate den Blutzucker in die Höhe treiben, so daß Sie die optimalen Blutzuckerwerte beibehalten können, die nötig sind, um Ihr Gehirn mit Nahrung zu versorgen und möglichem Schaden vorzubeugen.

Der unglaubliche Möhren-Mythos und andere Enthüllungen

Bedauerlicherweise sind einige Informationen über den glykämischen Index bestimmter Nahrungsmittel im Umlauf, die vollkommen absurd sind. Einige der ersten Analysen auf diesem Gebiet aus den frühen achtziger Jahren werden in der Öffentlichkeit immer wieder thematisiert, obwohl sie mittlerweile völlig überholt sind und in der Wissenschaft längst durch Ergebnisse neuerer Untersuchungen ersetzt wurden. Eine dieser Mythen betrifft die Möhre.

Wegen der Hartnäckigkeit, mit der sich diese Fehlinformation hält, erzählt man nun Millionen von Menschen, die eine niedrigglykämischen Diät machen – entweder weil sie Diabetes haben oder weil sie abnehmen wollen –, daß sie Möhren meiden sollen, weil diese angeblich den Blutzuckerspiegel in die Höhe treiben. Das ist falsch. Die Wahrheit ist, daß Möhren zu den niedrigglykämischen Nahrungsmitteln zählen, wie die jüngsten, maßgeblichen Untersuchungen zeigen, die 1999 von führenden Experten in Australien und Kanada veröffentlicht wurden. Tatsache ist, daß Möhren so wenige Kohlenhydrate enthalten – nur 5 bis 7 Prozent oder 3 Gramm in einer halben Tasse –, daß man mindestens eineinhalb Kilogramm auf einmal essen müßte, um den Blutzucker damit auf die Spitze zu treiben.

Summa summarum: Roh, gekocht oder in Dosen – Möhren sind gut für den Blutzucker und für das Gehirn. Sie verursachen keine sprunghafte Blutzuckererhöhung. Weit verbreitete Gerüchte, daß Möhren angeblich schlecht für den Blutzucker von Diabetikern oder für Menschen seien, die abnehmen wollen, sind »schlichtweg falsch«, sagt Jennie Brand-Miller, die an der University of Sydney in Australien ständig Analysen durchführt, in denen der glykämische Index verschiedener Nahrungsmittel untersucht wird.

Der wahre Leitfaden zu gehirnfreundlichen Kohlenhydraten

Hier ist der neueste, genaueste Ernährungsführer mit dem glykämischen Index von sechzig der gebräuchlichsten Nahrungsmittel, wie er in dem maßgeblichen Standardwerk auf diesem Gebiet zu finden ist, nämlich in »The Glucose Revolution«[33] von Jennie Brand-Miller, Professorin an der University of Sydney, Australien, und Thomas M. S. Wolever, University of Toronto. Die Autoren haben die meisten Untersuchungen selbst durchgeführt und gelten als die internationalen Experten auf dem Gebiet des glykämischen Index. Ihr exzellentes Buch listet den glykämischen Index

33 Jennie Brand-Miller und Thomas M. S. Wolever, »The Glucose Revolution« (»Die Blutzucker-Revolution«), Marlowe & Company, New York 1999.

von 300 verschiedenen Lebensmitteln auf, bietet eine ganze Reihe von Menüvorschlägen mit den entsprechenden glykämischen Indizes an und erklärt, wie man den glykämischen Index bei bestimmten Gerichten selbst berechnen kann.

Je besser Blutzucker und Insulin reguliert sind, desto besser wird Ihr Gehirn funktionieren. Für eine beständige Glukosezufuhr zum Gehirn sollten Sie Nahrungsmittel mit einem niedrigen glykämischen Index wählen. Wenn Sie gelegentlich einen schnellen Spitzenwert Ihres Blutzuckers möchten, können Sie etwas mit einem hohen Index essen, wie zum Beispiel Datteln oder Corn Flakes.

Kleiner als 55:	wenig glykämisch
Zwischen 55 und 70:	glykämisch
Größer als 70:	stark glykämisch

Auszug aus eine Aufstellung von Jennie Brand-Miller.[34]

Eine Portion	Glykämischer Index
Ananas	66
Apfel	38
Apfelsaft, ungesüßt	40
Aprikose, getrocknet	31
Baguette	95
Baked Beans	48
Banane	55
Bulgur	48
Corn Flakes	84
Croissant	67
Datteln, getrocknet	103
Erdnüsse	12
Fettucini	32
Grapefruitsaft, ungesüßt	48

34 Copyright, Dr. Jennie Brand-Miller, Abdruck mit freundlicher Genehmigung der Autorin.

Grüne Bohnen	31
Haferflocken	49
Honig	58
Joghurt mit Früchten und Zucker	33
Joghurt, fettfrei, ohne Früchte mit Süßstoff	14
Kartoffelchips	54
Kartoffeln, weiß, geschält, gekocht	63
Kichererbsen, Dose	42
Kidney Beans	27
Kirschen	22
Laugenbrezel	83
Linsen	30
Mais, Dose	55
Milch, fettarm	32
Möhren, gekocht	49
Müsli, naturbelassen	56
Orange	44
Orangensaft	46
Pommes frites	75
Popcorn	55
Reis	87
Rosinen	64
Rote Bete, gekocht	64
Sauerteigbrot	57
Schokoladenriegel	49
Sojabohnen	18
Spaghetti, weiß, gekocht	41
Speiseeis	61
Trauben	46
Traubenzucker	65
Vanillewaffel	77
Vollkornreis	55
Vollkornweizenbrot	69
Weißbrot	70

Noch mehr Kohlenhydrat-Fakten

In der Praxis kommt es selten vor, daß man nur ein isoliertes Lebensmittel zu sich nimmt, ein Essen setzt sich ja in der Regel aus mehreren Zutaten zusammen. Die Wirkung einer Zutat mit hohem glykämischem Index wird daher normalerweise abgeschwächt. Wenn Sie Kartoffeln mit niedrigglykämischen Zutaten wie Gemüse mischen, reduzieren Sie den Blutzuckeransturm durch die Kartoffeln. Außerdem reagiert jeder Mensch ein wenig anders, je nachdem, wie in seinem Körper der Blutzuckerhaushalt reguliert wird. Es ist daher schwierig, die Auf- und Abwärtsbewegungen Ihres Blutzuckers genau zu kennen, es sei denn, Sie beobachten sie bewußt regelmäßig. Doch Sie können einige sehr kluge Entscheidungen bezüglich Ihrer Ernährung treffen, um Ihren Blutzucker auf einer gleichmäßigen Höhe zu halten, wenn Sie den richtigen glykämischen Index einiger kohlenhydratreichen Nahrungsmittel kennen.

Die Art Kohlenhydrate, die Sie essen, helfen die Höhe und Stabilität Ihres Blutzuckers zu bestimmen. Natürlich spielt auch die Menge eine Rolle sowie die Tatsache, daß der Kohlenhydratgehalt von Lebensmitteln starken Schwankungen unterworfen ist. So hat eine halbe Tasse Möhren nur 3 Gramm Kohlenhydrate und eine Tasse gekochte Maccaroni 52 Gramm.

Essig als Gehirnnahrung

Überraschenderweise haben neuere Forschungen ergeben, daß säurehaltige Lebensmittel, wie beispielsweise Essig, Ihrem Gehirn einen Dienst erweisen können, indem sie Spitzenwerte im Blutzucker verhindern. Eine schwedische Studie hat gezeigt, daß vier Teelöffel Essig – in einer Vinaigrette, die auch zwei Teelöffel Öl enthält – als Beigabe zu einem durchschnittlichen Essen den Blutzucker bis zu 30 Prozent drücken kann. Die Zugabe von Essig zu hochglykämischen Salzkartoffeln, wie man dies beispielsweise bei einem Kartoffelsalat tun würde, reduziert laut den Tests von Jennie Brand-Miller den glykämischen Index um 25 Prozent. Sie fand heraus, daß alle Arten von Essig, ebenso wie Zitronensaft, diese Wirkung haben, wobei sich Rotweinessig als besonders wirksam erwiesen hat.

Das liegt daran, daß die Säure in einigen Lebensmitteln den Verdauungsprozeß oder die »gastrische Durchsatzrate« verlangsamt und damit einen schnellen Blutzuckeranstieg verhindert. Dr. Brand-Miller sagt, daß der Verzehr eines Salates mit einem Dressing, das Essig oder Zitronensaft enthält, bei einem Essen mit hohem glykämischem Index den Blutzuckerspiegel unter Kontrolle hält.

Auch beim Sauerteigbrot ist der Säuregehalt eine Erklärung für den niedrigen glykämischen Index. Die Sauerteigkultur setzt eine Fermentierung in Gang, wobei Milchsäure freigesetzt wird. Auch Joghurt kann den Blutzuckerspiegel durch seine Milchsäure niedrig halten und das Trinken von Grapefruit oder Orangensaft dämmt die Auswirkungen hochglykämischer Speisen ein, jedoch nicht so stark wie Essig. Der Grund ist, daß Säuren mit geringem molekularem Gewicht, wie Essigsäure (bei Essig) und Milchsäure (bei Sauerteig und Joghurt), die Verdauungs-Durchsatzrate stärker bremsen als hohe Molekülgewichte, wie es bei Zitronensäure und Apfelsäure in Zitrusfrüchten der Fall ist.[35]

---

35 Ligeberg, HGM et al, *Delayed gastric emptying rate as a potential mechanism for lowered glycemia after eating sourdough bread*, in: »Am J. Clin Nutr«, (64, 1996), S. 886; Brighenti, F. et al., *Effect of neutralised vinegar and native vinegar on blood glukose and acetate responses in healthy subjects*, in: »European Journal of Clinical Nutrition«, (49, 1995), S. 242.

Olivenöl als Gehirnnahrung

Da wir gerade bei Salatsoßen sind: Nehmen Sie unbedingt Olivenöl für Ihr Dressing. Australische Untersuchungen zeigen, daß Olivenöl und andere einfach ungesättigte Fettsäuren das gute HDL-Cholesterin bei Diabetikern fördert, selbst wenn sie viele »schnellwirkende« blutzuckersteigernde Kohlenhydrate essen. Olivenöl entschärft die HDL-zerstörenden Kräfte hochglykämischer Speisen.[36]

Zehn Wege zum gleichmäßigen Blutzucker

- Beachten Sie, daß Stärke, wie sie in Salzkartoffeln und Reis vorkommt, den Blutzucker schneller und höher antreiben kann als Zucker oder Schokoriegel. Bei Reis ist es jedoch anders. Reis, bei dem die Körner während des Kochens zusammenkleben, hat einen hohen glykämischen Index, Basmati-Reis dagegen, bei dem die Körner beim Kochen getrennt bleiben, einen niedrigen. Vollkornreis und Vollkornnudeln haben in etwa den gleichen glykämischen Index wie weißer Reis und weiße Nudeln. Es ist ebenso ein Mythos, daß Nudeln einen hohen Index haben und dick machen. Alle Arten von Nudeln sind relativ niedrig auf der glykämischen Skala angesiedelt und helfen, nicht nur den Blutzucker niedrig zu halten, sondern auch den Appetit und die Neigung, Gewicht anzusetzen.
- Essen Sie reichlich Gemüse! Alle Gemüse werden langsam verdaut, was einen allmählichen Anstieg des Blutzuckers bewirkt. Sie haben daher glykämische Indexwerte zwischen 48 und 18. Das gilt für Baked Beans, Grüne

---

36 Luscombe N.D., et al., *Diets hight and low in glycemic index versus high monounsaturated fat diets: effects on glukose and lipid metabolism in NIDD M*, in: »Eur J Clin Nutr«, (53(6), 1999 Jun), S. 473–8.

Bohnen, Kichererbsen, Linsen, Sojabohnen sowie Erdnüsse, die ja genau genommen keine Nüsse, sondern Hülsenfrüchte sind.

- Wenn Sie hochglykämische Speisen zu sich nehmen, sollten Sie sie mit niedrigglykämischen kombinieren. Das reduziert den gesamten glykämischen Index des Gerichts. Die Kombination aus eingeweichten Bohnen und Reis zum Beispiel ergibt einen mittleren glykämischen Index. Für kleine Zwischenmahlzeiten sollten Sie solche mit niedrigem glykämischem Index bevorzugen, wie Äpfel, Erdnüsse oder Popcorn. Hochglykämische Snacks allein, wie etwa Gummibärchen, treiben den Blutzucker mit Sicherheit auf einen Spitzenwert.
- Essen Sie viel Gemüse und Nüsse. Sie können sich Rohkostgemüse, wie Möhren, Tomaten, Zwiebeln, Gurken, Salat, Broccoli, Avocado, ebenso wie Nüsse als »freie« Speisen vorstellen, die keine signifikanten Auswirkungen auf den Blutzucker haben. Ihr glykämischer Index ist praktisch gleich »null«, sagt Dr. Brand-Miller. Fleisch erhöht ebenfalls nicht den Blutzucker, aber das Fett darin fördert die Insulinresistenz. Es ist wichtig, fetthaltige ebenso wie hochglykämische Speisen zu meiden, warnt Dr. Brand-Miller, obwohl mageres Fleisch sehr nahrhaft ist.
- Schränken Sie Fertigprodukte, die mit feinem Weißmehl hergestellt sind, wie Brot, Getreideflocken, Kekse und Cracker ein. Diese haben einen hohen glykämischen Index, weil die feinen Stärkepartikel den Verdauungstrakt schnell durchlaufen. Viele Frühstücksgetreideprodukte und sowohl weißes als auch Vollkornweizenbrot, das aus stark aufbereitetem Mehl hergestellt wurde, haben einen höheren glykämischen Index als normaler weißer Zucker, der einen GI von 60 bis 65 hat. Weißbrot oder Vollkornbrot aus Weizen hat einen GI von 70. Die meisten Früh-

stücks-Getreideflocken haben hohe GIs von über 70. Ausnahmen sind Müslisorten.

- Verwenden Sie Essig oder Zitronensaft beim Kochen, um den glykämischen Index zu senken. Wissenschaftliche Studien zeigen, daß schon vier Teelöffel Essig in einer Salatsoße bei einem normalen Essen den Blutzucker bis zu 30 Prozent senken können. Dr. Brand-Miller fand heraus, daß die Kombination von Essig mit hochglykämischen Kartoffeln den erwarteten Anstieg des Blutzuckers um 25 Prozent reduzierte. Sie erklärt das dadurch, daß Säure die Verdauung verlangsamt, wodurch auch der Anstieg des Blutzuckers verzögert wird. Sie empfiehlt, zu hochglykämischen Gerichten einen Salat zu verzehren, der mit einem Essig- oder Zitronensaftdressing angemacht ist, oder Sie trinken Orangen- oder Grapefruitsaft dazu. Der Säuregehalt erklärt auch, warum fermentierter Joghurt und Sauerteigbrot ausgezeichnete niedrigglykämische Speisen sind.
- Es ist besser, viele kleine Mahlzeiten als eine große zu sich zu nehmen, weil dadurch der Glukosespiegel gleichmäßiger aufrechterhalten wird. Dies entspricht Ihrer evolutionären Konstitution. »Unser Körper ist so gebaut, daß er gern wenig und dafür häufiger ißt«, sagt Dr. Benton.
- Achten Sie darauf, daß Sie Ihr Frühstück bekommen. Der Blutzuckerspiegel fällt über Nacht stark ab und muß aufgefrischt werden. Ihr Gedächtnis und Ihr Lernvermögen leiden darunter, wenn Sie Ihrem Gehirn nicht etwas zu Essen geben, sobald es aufwacht. Einige Experten bevorzugen eine Kombination aus Kohlenhydraten und Eiweiß zum Frühstück, wie etwa eine Mischung aus Getreideflocken mit fettarmer Milch. Meiden Sie reine Kohlenhydrate (Toast mit Marmelade), reine Eiweiße und viele tierische Fette.
- Nehmen sie Thioctsäure ein, sie ist als Neuropathiepräpa-

rat in der Apotheke erhältlich und senkt Ihren Blutzuckerspiegel. Die empfohlene durchschnittliche Dosis ist 50 bis 100 Milligramm täglich. Diabetiker sollten täglich 300 bis 600 Milligramm zu sich nehmen.

- Auch von dem Spurenelement Chrom sind täglich 200 Mikrogramm zu empfehlen, wenn Sie kein Diabetiker, und 1 000 Milligramm, wenn Sie Diabetiker sind. Dr. Richard Anderson, Wissenschaftler und Diabetes-Spezialist vom U.S. Department of Agriculture, hat herausgefunden, daß Chromium den Blutzuckerspiegel »normalisieren« kann, das heißt, daß es ihn senkt, wenn er zu hoch ist, und ihn erhöht, wenn er zu niedrig ist.

Tops und Flops

	niedriger GI langsam verdaulich	hoher GI schnell verdaulich
Brot	Sauerteig (52)	Baguette (95)
Haferflocken	Haferflocken (49)	Schmelzflocken (65)
Getreideprodukte	Müsli (43)	Corn Flakes (84)
Getrocknete Früchte	Aprikosen (31)	Datteln (103)
Frische Früchte	Kirschen (22)	Wassermelone (72)
Gemüse	Sußkartoffel (54)	Pellkartoffel (rote Schale) (93)
Getreide	Nudeln, Fettucini (32)	Reis, preboiled (87)

Wie Zucker Ihr Gehirn altern lassen kann

Es gibt noch ein weiteres besonders beunruhigendes Risiko, das mit einem hohen Blutzuckerspiegel zusammenhängt und dessen sich die wenigsten Menschen bewußt sind, obwohl es erhebliche Auswirkungen auf degenerative Erkrankungen des Gehirns hat, einschließlich der Alzheimer-Krankheit. Hohe Blutzuckerwerte können Ihren gesamten Körper, so auch die Gehirnzellen, schneller altern lassen. Das heißt, hohe Anteile von Glukose im Blut können Ihrem Gehirn schaden, so, als würden Sie sehr viel Zucker essen. Der Alterungsprozeß in den Zellen wird dabei durch chemische Reaktionen beschleunigt.

Der führende Experte Anthony Cerami am Picower Institute for Medical Research in Manhasset, New York, erklärt, daß die Glukose im Blut mit Eiweiß reagiert und anomale sogenannte »glukosierte oder kreuzgebundene Proteine« – eine Art Zellmüll, der sich in den Zellen ansammelt – entstehen läßt, was die Funktionen der Zellen eintrübt. Diese zukkergeschädigten Eiweiße werden gelblich-bräunlich. Man nennt sie auch AGEs (engl.: age = das Alter) (Advanced Glycosylation End Products), ein treffender Name, weil durch sie der Alterungsprozeß beschleunigt wird. Sie lassen Knochen geradezu »vergilben«, Gelenke steif und Blutgefäße hart werden und verursachen Fehlfunktionen von Organen, auch des Gehirns. Dieser Prozeß, sagt Dr. Cerami, ähnelt dem, was passiert, wenn Sie ein Hühnchen braten. Die Haut wird braun und knusprig. Wir unterliegen ebenfalls diesem »Bräunungsprozeß« einer allmählichen Alterung, selbst bei Körpertemperatur. »Im Grunde unterliegen wir unser Leben lang einem allmählichen Garungsprozeß«, sagt er. Bei den Nervenzellen ist diese Bräunung kein schöner Anblick. Die AGEs sind ebenso gefährlich für das Gehirn wie der Schaden, den die freien Sauerstoffradikale anrichten. Tatsächlich verschlimmern die AGEs ihren Schaden, indem sie zusätzliche freie Radikale erzeugen.

Humanwissenschaftler, die dem Rätsel des Alterns auf die Spur kommen wollen, wissen seit einiger Zeit um die AGEs und schieben die Schuld für ihre Entstehung auf hohe Glukosezirkulation im Blut – je höher die Glukose, desto höher die Produktion der AGEs. Die zuckergeschädigten Proteine kommen beispielsweise im Blut von Diabetikern in rauhen Mengen vor. Deutsche Wissenschaftler vertreten die Ansicht, daß AGEs der erste Schritt zur Entwicklung eines diabetischen Nervenzellschadens namens »Neuropathie« sind. Die Wissenschaftler glauben auch, daß diese »Glukosierung« hauptverantwortlich für die Zerstörung von Gehirnzellen ist, die zu neurodegenerativen Krankheiten wie der Alzheimer-Krankheit führt und ebenso wahrscheinlich der Grund für altersbedingten Gedächtnisverlust ist.

Siegfried Hoyer, ein führender Wissenschaftler an der Universität Heidelberg, vertritt die Ansicht, daß einige Formen der Alzheimer-Krankheit mit Anomalien im Glukosestoffwechsel des Gehirns zu tun haben, die aus der Überproduktion von nervenschädigenden AGEs und von freien Radikalen sowie aus der Bildung des Proteins Beta-Amyloid und der neurofibrillären Verflechtungen resultieren, welche die Gehirnzellen zerstören.[37]

Achtung: Zucker kann Ihre Gehirnzellen zerstören

Nach neuesten Erkenntnissen der Forschung entsteht das Risiko, die schädlichen AGEs zu entwickeln, vor allem dann, wenn man sich mit Lebensmitteln ernährt, die einen hohen Gehalt an einfachem Zucker haben, egal wie hoch der Glukoseanstieg ist, der durch die Zuckeraufnahme ausgelöst wird. Roger B. McDonald von der University of California in Davis bewies als erster, daß Ratten, die man mit Sukrose –

---

37 Hoyer, Siegfried, *Is sporadic Alzheimer disease the brain type of non-insulin dependent diabetes mellitus. A challenging hypothesis*, in: »J Neural Transm«, (105 [4-5], 1998), S. 415–22.

also gewöhnlichem weißem Zucker – fütterte, zumeist eine kürzere Lebenserwartung hatten als solche, denen man vergleichbare Kalorienmengen in Form von Stärke und Kohlenhydraten verabreichte. Bei der Erforschung der Ursachen fand er heraus, daß eine Ernährung mit einem hohen Anteil an Sukrose oder raffiniertem Zucker auch eine größere Produktion von AGEs zu Folge hatte. Er stellte fest, daß in erster Linie die Menge des konsumierten raffinierten Zukkers, und nicht etwa die Menge der Glukose im Blut, bestimmte, wie viele zerstörerische AGEs entstanden.[38]

In anderen Tierversuchen fanden israelische Wissenschaftler heraus, daß der exzessive Verzehr von Fruchtzucker sogar noch schlimmer ist als der Verzehr von Rübenzucker oder Traubenzucker. In einer vor kurzem durchgeführten Studie zeigten Ratten, die sich hemmungslos an Fruktose laben konnten, den höchsten Schaden durch die Zucker-Protein-Reaktionen, im Vergleich zu den Ratten, die viel Rübenzucker oder Traubenzucker fraßen.[39] Das ist besonders alarmierend, weil in den vergangenen zwei Jahrzehnten der Verbrauch von Fruchtzucker vor allem durch den weitverbreiteten Gebrauch von Maissirup in aufbereiteten Lebensmitteln explosionsartig angestiegen ist. Fruktose findet sich zum Beispiel in vielen Getränken als Süßstoff, wodurch der Fruchtzucker weit verbreitet wird und vor allem in junge, sich noch entwickelnde Gehirne gelangt.

Das Center for Science in the Public Interest stellte 1996 fest, daß jeder Amerikaner im Durchschnitt über 200 Liter Soft-Drinks zu sich nimmt. Das sind 43 Prozent mehr als 1985. Dieser Wert steht 45 Litern Fruchtsaft und 26 Litern Milch gegenüber. Eine kleine Dose mit Cola enthält etwa

---

38 McDonald, R.B., *Influence of dietary sukrose on biological aging*, in: »Am J Clin Nutr«, (62, 1995), Supplement, S. 284S–93S.

39 Levi B., et al., *Long term fruktose consumption accelerates glycation and several age-related variables in male rats*, in: »J Nutr«, (128 [9], 1998, Sep), S. 1442–9.

10 Teelöffel Zucker, normalerweise in Form von Mais-Sirup mit einem hohen Fruchtzuckeranteil, sowie 150 Kalorien. Obwohl der Gebrauch von künstlichen Süßstoffen in den vergangenen Jahren stark zugenommen hat, ist Zucker noch immer das am häufigsten verwendete Süßmittel.

Als »Gegengift«, das die zuckerbedingte »Glukosierung« reduziert, können Sie Alpha-lipoische Säure als Nahrungsergänzungsmittel einnehmen, sagt Dr. Lester Packer von der University of California in Berkeley. Das sei ein Grund, warum Lipoische Säure Diabetes und die damit verbundenen Komplikationen, wie die Neuropathie, vorzubeugen scheint.

Dr. Cerami hat kürzlich entdeckt, daß Alkohol die AGE-Bildung teilweise blockiert. Bei diabetischen Ratten, denen man vier Wochen lang täglich ein wenig Alkohol gab, verringerten sich die AGEs um 52 Prozent im Vergleich zu denen, die keinen bekamen. Dr. Cerami vermutet, daß darin begründet liegt, warum mäßiger Genuß von Alkohol das Risiko einer Herzgefäßerkrankung verringert.[40]

Summa summarum: Ein hoher Glukosespiegel im Blut kann ebenso wie der Verzehr von sehr viel Zucker und Fruchtzucker zu einer zuckerbedingten Schädigung von Eiweißen und der Zerstörung von Nervenzellen führen. Bedenken Sie, daß das Gehirn nicht dafür gebaut ist, eine ständige Überversorgung mit gezuckerten Nahrungsmitteln zu verarbeiten. Es kann dadurch geschädigt werden.

Chrom als Gehirnnahrung

Wenn Sie nicht ausreichend mit Chrom versorgt werden, kann es zu Trübsinn und Gedächtnisverlust kommen. Ein

---

40 Al Abed Y, et al., *Inhibition of advanced glycation endproduct formation by actaldehyde: role in the cardioprotective effect of ethanol*, in: »Proc Natl Acad Sci«, (96 [5], USA 1999, Mar 2), S 2385–90.

Grund ist, daß Chrom bei der Regulierung der Glukose im Blut hilft. Deshalb kann ein Chrommangel bei manchen Menschen tatsächlich eine Verschlechterung der Glukosetoleranz und eine Verringerung der Insulinrezeptoren bewirken, die wir brauchen, um den Blutzucker im Gehirn zu verarbeiten. Weitere Folgen sind Hypoglykämie – also zuwenig Blutzucker – sowie zuviel Cholesterin und Triglyceride.

Dr. Richard Anderson vom U.S. Department of Agriculture sagt, daß Chrom die Eigenschaft hat, zur Normalisierung des Blutzuckers beizutragen – ihn je nach Bedarf zu heben oder zu senken. Seine Forschungen zeigen, daß 1 000 Mikrogramm Chrom täglich Glukose-Intoleranz und diabetische Symptome rückgängig machen konnten. Er empfiehlt 200 Mikrogramm Chrom täglich, um den Blutzucker zu normalisieren und einer Insulinresistenz sowie Diabetes bei gesunden Erwachsenen vorzubeugen.

Dr. Larry Christensen, Vorsitzender des Psychology Department an der University of South Alabama, meint, daß Menschen, die unter schweren Depressionen leiden, häufig Störungen der Glukoseverarbeitung haben und folglich übersteigerte Gukosereaktionen zeigen, doppelt so hoch wie bei normalen Menschen. Häufig haben sie gleichzeitig einen leichten Chrommangel. Er sagt, daß dieser Mangel an Chrom noch durch die Tatsache verstärkt wird, daß solche Menschen häufig sehr viel Zucker essen, möglicherweise um ihre Depression loszuwerden. Aber Zucker zerstört Chrom und verstärkt damit sogar den Teufelskreis, der die Depression noch verstärkt.

In Doppelblindstudien fand Dr. Christensen heraus, daß eine Ernährung mit hohem Zuckeranteil über einen längeren Zeitraum bei einigen Menschen ständige Müdigkeit und Depression fördern konnte.[41] Besonders bei zuckerempfind-

---

41 Christensen, et al. 1990

lichen Menschen, folgert er, kann der Verzehr von Zucker einen Teufelskreis von Stimmungsschwankungen in Gang setzen, bei dem kurze Ausbrüche von Hochgefühl sich mit tiefen Depressionen abwechseln, wenn der Blutzucker und das Serotonin im Gehirn wieder sinken. Um aus dieser Depression herauszukommen, nehmen diese Menschen dann Zucker, was wiederum zu einer Berg- und Talfahrt des Blutzuckers mit anschließendem Stimmungsabfall führt. Die einzige langfristige Lösung ist, sehr wenig oder gar keinen Zucker mehr zu essen, um die zuckerbedingten Stimmungsumschwünge zu vermeiden, sagt Dr. Christensen. Dabei kann auch die Einnahme von Chrom helfen.

Da Chrom dazu beitragen kann, eine mangelhafte Glukosekontrolle zu verbessern, die ansonsten zu einer Verschlechterung der geistigen Leistungsfähigkeit führen kann, zählt es sicherlich zu den »gehirnfreundlichen« Wirkstoffen.

Der beste Rat: Versuchen Sie, Ihren Blutzucker auf einem Normalwert zu halten, mit dem Ihr Gehirn gut funktioniert und mit dem Sie sich auch wohl fühlen. Dies erreichen Sie am besten, indem Sie sich auf eine Weise ernähren, die sich mit den evolutionären Bedürfnissen Ihres Gehirns verträgt. Nehmen Sie niedrigglykämische Kohlenhydrate zu sich, die den Blutzucker allmählich steigern, und sorgen Sie dafür, daß er Ihrem Gehirn gleichmäßig zur Verfügung steht. Halten Sie sich auch beim Zucker zurück, der bekanntermaßen zur Verschlechterung ihrer geistigen Funktionen und zur Zerstörung von Gehirnzellen beiträgt.

Warum viel Zucker schlecht für junge Gehirne ist

Zucker ersetzt eine vitamin- und mineralreiche Ernährung und erzeugt dadurch ein Defizit an Nährstoffen, die das Gehirn braucht, um optimal zu funktionieren.

Wissenschaftliche Studien haben gezeigt, daß Kinder, die viel Zucker essen, bei IQ-Tests schlechter abschneiden, schlechtere Noten bekommen und launischer sind.

Bestimmte Kinder, insbesondere solche mit Aufmerksamkeitsstörungen und hyperaktive Kinder, reagieren häufig überempfindlich auf eine Überversorgung an Zukker. PET-Scans zeigen, daß ihre Gehirne Glukose nicht so effizient verbrennen können. Hoher Blutzucker regt bei solchen Kindern eine höhere Ausschüttung von Cortison an, des Hormons, das Aggressivität auslöst.

Eine ständige Versorgung mit raffiniertem Zucker im Kindesalter wird mit einer geringen Aufmerksamkeitsspanne sowohl bei normalen als auch bei hyperaktiven Kindern in Verbindung gebracht.

Der Verzehr großer Mengen von einfachem Zucker, den man in Soft-Drinks und anderen Fertigprodukten findet, verursacht Zellschäden (AGEs oder Glukosierung) bei Tieren, die zu Nervenschäden, vorzeitigem Altern und möglicherweise zu degenerativen Gehirnerkrankungen, wie zum Beispiel der Alzheimer-Krankheit, führen.

5. Wie Antioxidantien Sie schlau und glücklich machen und Ihr Gehirn vor dem Altern schützen

Die wissenschaftlichen Untersuchungen der vergangenen Jahre ergaben, daß die Einnahme von Antioxidantien das beste ist, was Sie für Ihr Gehirn tun können. Als Zellretter sind Antioxidantien allgemein für Menschen jeden Alters und unter praktisch allen Lebensumständen, Gesundheit oder Krankheit, anerkannt. Es handelt sich dabei um Substanzen, die gefährliche Stoffe wie die freien Sauerstoffradikale neutralisieren können. Wenn freie Radikale nämlich ständig die Zellen des Körpers attackieren und schädigen, stören sie deren Funktionen und führen zu Alterserscheinungen und Krankheiten aller Art.

Die Wissenschaft erkennt immer mehr, daß viele Probleme des Gehirns, von der Geburt bis zum Tod, ihre Ursache in übermäßig vielen freien Radikale haben, die im Körper ihr Unwesen treiben und denen zu wenige Antioxidantien gegenüberstehen, die ihnen Einhalt gebieten. Wahre Horden von üblen freien Radikalen können im Körper außer Kontrolle geraten, den genetischen Code der Zell-DNS zerstören, ihre Membranen aufschlitzen, ihre normalen Funktionen stören und sie manchmal völlig zerstören. Wenn Sie eine gut ausgestattete innere Abwehr aus Antioxidantien haben, die ständig auf der Hut sind, dann kann der Schaden, den die freien Radikale anrichten, leicht unter Kontrolle gebracht werden.

Es ist nicht möglich, freie Radikale vollkommen zu vermeiden. Sie sind etwas völlig Normales. Man erzeugt sie, wenn man atmet und wenn man in gewöhnlichen Stoffwechselvorgängen Kalorien und Glukose verbrennt. Auch über Zigarettenrauch nimmt man freie Radikale in den Körper auf, ebenso wie durch Umweltgifte in der Luft und im Wasser. Durch viele Speisen werden sie in den Körper gebracht, besonders durch fetthaltige Nahrungsmittel. Unter bestimmten Umständen können freie Radikale auch nützlich sein. Sie können helfen, eindringende Bakterien und Viren zu zerstören. Aber im allgemeinen sind sie doch eher die »Macht des Bösen«, die unsere fettigen Zellmembranen und unser genetisches Material (DNS) angreift und zu bleibenden Schäden an den Zellen führt. Diese Schäden summieren sich und führen zu vorzeitigem Altern und so gut wie allen denkbaren chronischen Krankheiten, wie Herzkrankheiten, Krebs, Diabetes, Arthritis und degenerativen Gehirnschäden.

Zwar sind alle Ihre Organe den Angriffen der freien Radikale ausgesetzt, doch das Gehirn scheint am meisten unter ihnen zu leiden. Ein Grund besteht darin, daß das Gehirn von sich aus schon mehr freie Radikale produziert als andere Körpergewebe, da es viel mehr Sauerstoff verbraucht. Weil darüber hinaus Fett der bevorzugte Nährboden der freien Radikale ist, stellt das Gehirn als fetthaltigstes Organ des gesamten Körpers eine besondere Angriffsmöglichkeit dar. Sauerstoff reagiert mit den Fettmolekülen in einer Art Oxidationsprozeß, der freie Radikale erzeugt und an dessen Ende das Fett oxidiert oder peroxidiert ist. Ein peroxidiertes Gehirn kann aber nicht mehr so funktionieren wie ein gesundes. Der Vorgang, währenddessen das Fett in den Gehirnzellmembranen oxidiert oder peroxidiert wird, tritt bei vielen neurodegenerativen Krankheiten auf, wie etwa bei der Alzheimer-Krankheit oder beim Parkinson-Syndrom. Peroxidiertes Fett in Gehirnzellmembranen richtet unvorstellbaren Schaden an. Es bringt Empfang und Sendung der Neurotransmitter sowie den Transport der überaus wichtigen Glukose durcheinander. Noch schlimmer ist, daß oxidiertes Fett die Funktionen der Mitochondrien – der Energiefabriken in den Zellen – stark einschränkt und eine Kettenreaktion auslöst, die zum Absterben der Zellen führen kann. Darüber hinaus ist das Gehirn reich an Eisen, das ebenfalls die Bildung von freien Radikalen und die Oxidation von Fetten bewirken kann.

Wie freie Radikale Ihr Gehirn zerstören

Um den Körper am Leben zu erhalten, hat die Natur in ihrer evolutionären Weisheit eine Art »Notfall-Team« oder »Antioxidantien-Verteidigungstruppe« installiert, die jene gefährlichen Superoxide, zusammen mit anderen freien

Radikalen, auslöscht und entsorgt. Die Einsatztruppe beinhaltet eine Familie von Enzymen, genannt Superoxid-Dismutasen, die das Superoxid in Wasserstoff-Superoxid umwandelt, welches schließlich zu harmlosem Wasser wird. Doch Vorsicht! Manchmal haben Sie auch zu viele freie Eisen- oder Kupferionen, die sich in ihrem Körper herumtreiben und mit dem Wasserstoff-Superoxid reagieren, um noch weitere DNS- und zellschädigende Stoffe hervorzubringen: die freien Wasserstoffsuperoxid-Radikale.

Wenn diese zerstörerischen Superoxid-Moleküle nicht entschärft werden, können sie bestimmte Zellen im Körper anlocken und dazu bringen, sich selbst zu vernichten; das nennt man »Apoptose«, was programmierter Zelltod bedeutet. Viele Wissenschaftler glauben, daß dieser Vorgang bei der Alzheimer-Krankheit die Gehirnzellen zerstört.

Der führende Neurobiologe Mark P. Mattson von der University of Kentucky Sanders-Brown Center on Aging, erklärt, daß der Verlust einiger Zellen völlig normal ist und sogar erwünscht. »Der Tod bestimmter Zellen ist ein wichtiger Teil eines gesunden Lebenszyklus. Zellen sind nicht für ein ewiges Leben angelegt, und viele haben einen Mechanismus zur ›Selbstzerstörung‹ in sich, wenn sie nicht mehr länger gebraucht werden, wie zum Beispiel unerwünschte Immunabwehrkörper, die nach der Bekämpfung einer Krankheit übriggeblieben sind. Es besteht jedoch auch die Gefahr, daß die Zellen weiterwuchern und Krebs bilden, wenn der Selbstzerstörungsmechanismus nicht rechtzeitig einsetzt, weshalb Apoptose durchaus nützlich sein kann. Auf der anderen Seite kann ein unerwünschter »Zellenselbstmord« Nervenzellen vor ihrer Zeit absterben lassen, was zu vorzeitiger Alterung des Gehirns führen und verheerende Zerstörungen anrichten kann. Die Folge sind diverse degenerative Nervenkrankheiten.

»Ihr Gehirn ist aus zwei Gründen besonders gefährdet

durch Schäden, die von den freien Radikalen angerichtet werden. Zum einen ist das Gehirn ein Zentrum betriebsamer Aktivität im Körper. Es hört niemals auf zu arbeiten. Gehirnzellen müssen konstant mit Blut und Sauerstoff versorgt werden, um Energie herzustellen, die gleichzeitig auch die Produktion von freien Radikalen erhöht. Zum anderen besteht das Gehirn zur Hälfte aus Fett, was es besonders anfällig für die Lipid-Peroxidation macht.« Dr. Lester Pakker, University of California, Berkeley.

Vorsicht vor dem molekularen »Terminator«

Die neuesten Forschungen zeigen ohne jeden Zweifel, daß eine der Hauptursachen für die Selbstzerstörung von Zellen freies radikales Superoxid und seine Folgesubstanzen sind. Diese Substanzen findet man in großen Mengen überall dort, wo sich Gehirnzellen in hoher Anzahl selbst zerstören. Laut Dr. Mattson ist Superoxid ein häufiger Begleiter der unglückseligen Selbstvernichtung gesunder Nervenzellen, die das Gehirn verwundbar für die Verwüstungen durch vorzeitiges Altern, Gedächtnisverlust, Demenz, Parkinson-Syndrom, ALS, Alzheimer-Krankheit und Schlaganfall macht.

Wie können Sie Superoxid und andere freie Radikale davon abhalten, Gehirnzellen dazu anzustacheln, Selbstmord zu begehen? Eine Möglichkeit besteht darin, die schnelle Eingreiftruppe das Immunsystem des Körpers zu alarmieren. Doch das Überleben Ihrer Gehirnzellen ist zu wichtig, als daß Sie es dem Zufall überlassen könnten, ob Ihr inneres Antioxidantien-Eingreifteam es schafft, die bösartigen Radikale zu bekämpfen. Eine Möglichkeit ist, durch eine spezielle Ernährung oder bestimmte Nahrungsergänzungsmittel noch mehr Antioxidantien an den Ort des Geschehens zu schicken. Die Forschung zeigt, so sagt Dr. Mattson, daß die

Versorgung von Gehirnzellkulturen oder das Füttern von Labortieren mit Antioxidantien apoptoische Selbstmorde verhindert. So neutralisiert zum Beispiel die Gabe von Vitamin E zu Nervenzellkulturen die Aktivitäten von Superoxid und anderen freien Radikalen und verhindert die selbstverursachte Gehirnzellzerstörung.

Wenn Ihr Gehirn peroxidiert wird ...

Der erste Schritt zur Zerstörung einer Nervenzelle ist häufig ein Prozeß, den man »Lipid-Peroxidation« nennt. Derselbe Vorgang verwandelt LDL Cholesterin in Gift, so daß sie die Wände von Blutgefäßen infiltrieren können und dort zu einer Plaquebildung und verstopften Arterien führen. Dies passiert, wenn instabile, wildgewordene »sauerstofffreie Radikale« die ungesättigten Fettmoleküle in den Zellmembranen angreifen. Während des Angriffs lassen die Angreifer das Fett oxidieren oder peroxidieren und verkrüppeln die Zelle, so daß sie nicht mehr länger Kalzium aus sich heraus- und Glukose in sich hineinlassen kann. Das Kalzium kann dann zu toxischer Konzentration anwachsen und eine Kettenreaktion von Ereignissen in Gang setzen, die das giftige Glutamat aktiviert und noch mehr freie Radikale freisetzt. Außerdem wird auch noch die Arachidonfettsäure produziert, ein regelrechtes Nervengift. Das Ganze endet darin, daß das Kommandozentrum der Zelle, die Mitochondrie, »Suizidproteine« aussendet und den Enzymen signalisiert, die inneren Membranen zu depolarisieren. In einem Anfall von Selbstzerstörung zerfällt die DNS der Zelle, und sie schrumpft bis zur Unkenntlichkeit. Wieder geht eine Gehirnzelle dahin, irgendwann wird das Gehirn immer schwächer und verliert schließlich seine Funktionen.

Wichtig an diesem Prozeß – der sowohl während der

gewöhnlichen Alterung der Zelle stattfindet als auch bei degenerativen Gehirnerkrankungen – ist, daß Sie den auslösenden Moment, die Lipid-Peroxidation der Zellmembrane, unterdrücken können, indem Sie Ihrem Gehirn spezifische fett-aktive Antioxidantien zuführen: Vitamin E, Lipoische Säure, Coenzym Q10 und Flavonoide aus Früchten und Gemüse. Ebenso wichtig ist Glutathion, das im Körper selbst erzeugt wird. Glutathione sollten jedoch nicht als Ergänzungsmittel zugeführt werden, sie könnten Lipid-Peroxidation begünstigen. Sie können die Glutathione in den Nervenzellen am wirkungsvollsten erhöhen, indem Sie Lipoische Säure und Vitamin C einnehmen.

Summa summarum: Peroxidiertes Fett ist schädlich, ganz gleich, ob es sich in Ihrem Blut befindet oder in Ihren Gehirnzellen. Wenn eine Lipid-Peroxidation verhindert wird, kann dies Ihr Gehirn vor den schlimmen Folgen des »normalen« Alterns wie auch vor Erkrankungen wie beispielsweise der Alzheimer-Krankheit bewahren.

Das Gehirn hat ein relativ schwaches Abwehrsystem gegen den Schaden, den freie Radikale anrichten. Alle lebendigen Organismen, die Sauerstoff verbrauchen, haben gut integrierte Antioxidantien-Systeme, zu denen auch spezielle Enzyme und Vitamine gehören, die gefährliche freie Radikale neutralisieren können. Wenn Sie sich die freien Radikale als finstere Kerle vorstellen, die Anschläge auf die Zellen von Körper und Gehirn ausüben, dann wären die Antioxidantien die ständig wachsamen Polizeikräfte, die freie Radikale aufspüren, vernichten und versuchen, den Schaden zu reparieren. Antioxidantien sind sehr unterschiedlich in ihrer Fähigkeit, freie Radikale zu bekämpfen, aber je stärker und effizienter sie sind, desto größer ist ihre sogenannte »antioxidative Kapazität«.

Im allgemeinen leisten Antioxidantien eine bewundernswerte Arbeit, je nach ihrer Größe und Effizienz. Laut dem führenden Gehirnforscher Bruce Ames von der University of Berkeley in Kalifornien wird die DNS einer einzigen Zelle täglich etwa 10 000mal von freien Radikalen attackiert. Eine einzige Zelle! Wenn Sie das mit ein paar Billionen Zellen multiplizieren, können Sie sich ein Bild von dem Ausmaß der körperlichen Zerstörung durch freie Radikale machen. Antioxidantien schaffen es jedenfalls, wenigstens 99 Prozent des Schadens, den freie Radikale an Zellen anrichten, zu reparieren. Ein kleiner Bruchteil des Zellschadens wird jedoch nicht repariert und summiert sich im Lauf der Jahre, bis er schließlich zur Verkrüppelung und Zerstörung von Zellen führt und ganze Organe stillegen kann. Ein solch aufgestauter Schaden durch freie Radikale ist eine der Hauptursachen für vorzeitiges Altern, altersbedingte chronische Erkrankungen und Funktionsstörungen. Nirgendwo ist der Schaden tragischer für Persönlichkeit und Intellekt als im Gehirn. Von allen zentralen Organen hat – zumindest bei Labortieren – das Gehirn die niedrigste antioxidative Kapazität, entsprechend den Gehirngewebeanalysen, die Wissenschaftler an der Tufts University durchgeführt haben. Daher ist es überaus wichtig, ein hocheffizientes, funktionierendes Antioxidantien-Abwehrsystem aufrechtzuerhalten und dem Gehirn ständig genügend Antioxidantien zuzuführen.

Summa summarum: Ihr Gehirn ist das Hauptangriffsziel der destruktiven freien Radikale, die durch Ihren Körper toben, Zellen schädigen und vorzeitiges Altern, Gehirnfunktionsstörungen und beinahe alle anderen chronischen Krankheiten verursachen.

»Das Gehirn ist möglicherweise deswegen so besonders verletzlich für die verheerende Wirkung der freien Radikale, weil es von Natur aus relativ wenige Antioxidantien zur Verfügung hat.« Dr. James Joseph, Chief of Neuroscience am United States Department of Agriculture Human Nutrition Research Center on Aging an der Tufts University

Tödliches Ungleichgewicht

In jedem Augenblick Ihres Lebens findet ein Kampf um Leben und Tod zwischen freien Radikalen und Antioxidantien statt. Wenn die freien Radikale aktiver sind als die Antioxidantien, entsteht ein Ungleichgewicht, das man in der wissenschaftlichen Terminologie »Oxidationsstreß« nennt. Das heißt, daß die freien Radikale die Antioxidantien überwinden und Ihre Zellen angreifen können, Ihre Membranen durchlässig machen, Ihre neuronalen Verbindungen oder Dendriten und Synapsen schrumpfen lassen, Ihnen Energie entziehen und möglicherweise den Zelltod herbeiführen. Es ist deshalb unerläßlich, für die richtige Balance einer günstigen Antioxidantienkombination in Ihrem Körper, aber vor allem in Ihrem Gehirn zu sorgen. Wenn die freien Radikale dominieren, leidet Ihr Gehirn darunter. Wenn die Antioxidantien die Oberhand behalten, wird Ihr Gehirn sicher gut in Form bleiben. Wenn Ihr Körper älter wird, neigt er leider dazu, immer mehr freie Radikale und immer weniger Antioxidantien zu produzieren. Damit ist die Voraussetzung für einen geistigen und körperlichen Verfall gegeben. Da sich die Antioxidantienproduktion etwa ab dem 25. Lebensjahr verlangsamt, ist es ratsam, zusätzlich Antioxidantien einzunehmen, wenn Sie älter werden.

Die Netzwerk-Supermächte

Antioxidantien sind jedoch keine einsamen Cowboys mit rauchenden Colts, die irgendwo einsam ihren Dienst tun. Sie sind mehr wie kleine Schwadronenen von Soldaten, die in perfekter Einheit zusammenarbeiten, um den gemeinsamen Feind, die freien Radikale, zu entwaffnen. Sie tauschen ständig Informationen untereinander aus und koordinieren ihr gemeinsames Überleben. Wenn ein Antioxidans sich im Kampf gegen ein freies Radikal vollkommen erschöpft, eilt häufig ein anderes herbei und führt eine Wiederbelebung durch. Diese bemerkenswerte Entdeckung ist vor gar nicht allzu langer Zeit gemacht worden. Noch bis vor einigen Jahren gingen die Wissenschaftler davon aus, daß Antioxidantien allein und unabhängig arbeiten. Nun weiß man, daß es sich um eine Art Teamarbeit handelt. Dr. Lester Packer, Professor für Molekular- und Zellbiologie an der University of California in Berkeley, hat den Begriff des »Antioxidantien-Netzwerks« entwickelt, das einen Durchbruch im Verständnis der koordinierten Funktionsweise von Antioxidantien bei der Entfaltung ihrer Schutzfunktionen darstellt.

Der chemische Ablauf beim Aufeinandertreffen von Antioxidantien und freien Radikalen ist bemerkenswert. Um ein freies Radikal unschädlich zu machen oder sein Defizit auszugleichen, verbindet sich das Antioxidans mit dem freien Radikal, indem es ihm ein Elektron leiht. Dadurch wird das Antioxidans instabil und nimmt die Eigenschaften eines relativ schwachen, harmlosen freien Radikals an, das dann zerfällt. Glücklicherweise können erschöpfte Antioxidantien schnell wiederbelebt werden – also wieder in ihre alte Antioxidantienform gebracht werden –, wenn andere ihm die Elektronen spenden, die zur Rückverwandlung gebraucht werden. So arbeiten bestimmte Antioxidantien zusammen, um einander im Eifer des Gefechts auszuhelfen. Wenn beispielsweise Vitamin E bei der Entwaffnung eines freien Radikals schwach wird, können ihm Vitamin C oder Coenzym Q 10 Elektronen spenden und seine Funktion als Antioxidans wiederherstellen, erklärt Dr. Packer. Das Ganze geschieht, damit das überaus wichtige Antioxidantien-Netzwerk im Körper bestehenbleibt. Andernfalls müßten wir für die Abwehr von Horden freier Radikale, die jede Millisekunde in unserem Körper entstehen, unglaubliche Mengen von Antioxidantien essen und im Körper produzieren.

Es haben jedoch nur ganz bestimmte Antioxidantien dieses besondere Talent zur Wiederbelebung, sagt Dr. Packer. Er identifiziert fünf dieser »Superstar«-Antioxidantien, die gemeinsam das Netzwerk bilden: Vitamin E, Vitamin C, Glutathion, Coenzym Q-10 und Lipoische Säure. Diese stellen also die schnelle Eingreiftruppe des Körpers dar. Von diesen fünf kann wiederum nur die Lipoische Säure alle anderen Netzwerk-Antioxidantien regenerieren, sich selbst eingeschlossen.

Antioxidantien sagen den Genen, was sie tun sollen

Vor kurzem stellte man fest, daß Antioxidantien einen Einfluß darauf haben, ob bestimmte Gene, die Schaden anrichten können, aktiviert werden oder nicht. Häufig werden Gene mit zahlreichen Krankheiten und Funktionsstörungen in Verbindung gebracht – ALS, Alzheimer-Krankheit, Parkinson-Syndrom und Morbus Huntington ebenso wie verschiedene Krebsarten, Arthritis, Diabetes und Gefäßerkrankungen. Es scheint, daß beinahe alle Krankheiten eine genetische Komponente haben.

Vielen Menschen ist nicht klar, daß, wenn man ein bestimmtes Gen hat, es noch lange nicht heißt, daß es auch aktiviert werden muß. Ein Gen ist kein Schicksal. Ein Gen macht möglicherweise überhaupt keine Schwierigkeiten, wenn es keinen Anlaß dazu gibt. Die Wissenschaft weiß jedoch mittlerweile, daß bestimmte Faktoren die Aktivierung krankheitsrelevanter Gene auslösen können. Ein ganz wesentlicher Faktor dabei sind die freien Radikale. Wenn ein freies Radikal oder irgendein anderer gefährlicher Faktor das genetische Material einer Zelle nicht angreift, bleibt das Gen möglicherweise im Ruhezustand und richtet keinen Schaden an. Das bedeutet auch, daß Antioxidantien mächtige Abwehrmechanismen gegen genetisch bedingte Krankheiten sind, weil sie freie Radikale blockieren und sie nicht durch die Kernmembranen in die Zelle eindringen lassen, wo sich die Gene oder die DNS befinden. Wenn die freien Radikale die Gene nicht erreichen, können sie sie auch nicht aktivieren. Folglich passiert überhaupt nichts, trotz der genetischen Prädisposition. Man weiß daher inzwischen, daß eine der großartigen Eigenschaften der Antioxidantien ist, zu verhindern, daß Gene aktiv werden und Krankheiten auslösen.

Summa summarum: Antioxidantien können Sie vor der Anfälligkeit für bestimmte vererbte Krankheiten bewahren. Dazu gehören auch Gehirnerkrankungen und -funktionsstörungen. Sie erreichen dies, indem Sie dafür sorgen, daß die Aktivierung des krankheitsverursachenden Gens verhindert wird.

Woher wissen Wissenschaftler, daß neurologische Funktionsstörungen im Zusammenhang mit dem Schaden stehen, den die freien Radikale anrichten? Sie können es sehen. Sie haben dokumentiert, daß die Aktivität der freien Radikale besonders im Gehirn von Menschen zu beobachten ist, die unter degenerativen Gehirnerkrankungen wie ALS, Parkinson-Syndrom und der Alzheimer-Krankheit leiden.

Die Gehirnforscher des Sanders-Brown Center an der University of Kentucky untersuchten den Querschnitt des

Gehirns eines Alzheimer-Patienten und fanden Hinweise auf die Aktivität von freien Radikalen. Bei einer Untersuchung der Gehirne von 13 Alzheimer-Patienten und 10 gesunden Menschen stellten die Forscher in allen Regionen der erkrankten Gehirne hohe Konzentrationen von Substanzen fest, die auf Lipid-Peroxidation hinweisen, welche ein sicheres Anzeichen des zerstörerischen Wirkens freier Radikale darstellt. Die Substanzen fanden sich in sämtlichen Gehirnen der untersuchten Alzheimer-Patienten, mit einer einzigen Ausnahme. Darüber hinaus beobachteten die Wissenschaftler verstärkte Aktivität von Antioxidantien wie der mächtigen, aggressiven Enzyme Katalase und GSH. Es wurde deutlich, daß die Antioxidantien-Streitkräfte in den Bereichen am stärksten vertreten waren, wo die Fett-Peroxidation der Zellen am heftigsten wütete. Das legt die Vermutung nahe, daß das Gehirn alle verfügbaren Truppen in einem verzweifelten Versuch, die enorme Zerstörung abzuwehren, zusammengezogen hatte. Doch das heroische Unternehmen scheiterte kläglich, und der grassierende Zelltod wurde augenfällig.

Retten Sie Ihr Gehirn: Essen Sie Früchte und Gemüse

Woher bekommen Sie die Antioxidantien, die freie Radikale abwehren, welche ansonsten Ihr Gehirn zerstören würden? Die Natur stellt uns ein großes Sortiment von Antioxidantien zur Auswahl. Zum Beispiel Früchte und Gemüse sind voll von Antioxidantien, vor allem Vitaminen und anderen, exotischeren Substanzen, den Carotenoiden und Polyphenolen. Es gibt überwältigende Beweise dafür, daß der Verzehr von solchen Früchten und geeignetem Gemüse beziehungsweise die Einnahme von antioxidierenden Vitaminpräparaten sowohl gegen den Schaden schützen kann, der durch freie

Radikale droht, als auch gegen die durch sie verursachten Krankheiten. Menschen, die sich hauptsächlich von Früchten und Gemüse ernähren, weisen im allgemeinen die niedrigste Rate an Krebs, hohem Blutdruck, Herzkrankheiten, Rheuma, Diabetes und vorzeitigem Tod auf. Es ist längst kein Geheimnis mehr, daß der Verzehr von reichlich Früchten und Gemüse das Risiko verschiedener Krebsarten um die Hälfte sinken läßt. Die meisten Wissenschaftler sind der Meinung, daß Früchte und Gemüse auf eine Weise antioxidierend wirken, welche die krebs- und krankheitsfördernde Aktivität der freien Radikalen hemmt.

Alles in allem kann man sagen, daß Antioxidantien den Alterungsprozeß des gesamten Körpers verlangsamen und insbesondere für das Gehirn notwendig sind.

Erst in den vergangenen zehn Jahren haben die Wissenschaftler Obst und Gemüse genauer analysiert in Hinblick auf Substanzen wie Vitamine und Mineralstoffe, die für die antioxidierende Wirkung dieser Nahrungsmittel verantwortlich sind. Dabei konnte man ein ganze Reihe starker Antioxidantien identifizieren. Unter den sogenannten Carotenoiden gibt es Beta-Carotin, Alpha-Carotin, Lykopin, Lutein und Zeaxanthin. Etwa viertausend verschiedene Antioxidantien, »Flavonoide« genannt, sind in hohen Konzentrationen vor allem in dunkelfarbigen Früchten enthalten. Die herausragendste Eigenschaft dieser Stoffe ist ihre antioxidative Wirkung. Wissenschaftler des United States Department of Agriculture (USDA) in Beltsville, Maryland, haben zahlreiche Lebensmittel untersucht, um spezifische exotische Antioxidantien zu finden und ihr Vorkommen zu quantifizieren. Darunter waren beispielsweise das Lykopen in Tomaten und das Lutein in Blattgemüse, wobei man dann auch genau bestimmen konnte, wieviel dieser hochwirksamen Antioxidantien in den verschiedenen pflanzlichen Lebensmitteln vorhanden sind.

Die Agrarwissenschaftler der Tufts University in Boston sind noch einen Schritt weitergegangen. Sie haben eine Methode herausgefunden, wie man nicht nur die individuellen antioxidativen Komponenten analysieren, sondern sogar die gesamte »antioxidative Kapazität« einzelner Gemüsesorten messen kann. Dazu haben sie drei verschiedene Proben bestimmter handelsüblicher Früchte oder Gemüse, wie etwa Spinat oder Erdbeeren, passiert und die Paste dann durch einen »Hochleistungs-Flüssigkeitschromatographen« geleitet – das ist ein Apparat, mit dem man messen kann, wie gut und wie schnell die Antioxidantien in der Nahrungsmittelprobe freie Radikale unschädlich machen. Der USDA-Wissenschaftler und Entwickler dieses Tests, Guohua (Howard) Cao, sagt, daß er damit alle traditionell bekannten Antioxidantien – Vitamin C, Vitamin E, Beta-Carotin, Glutathion – messen und darüber hinaus die antioxidative Gesamtkapazität »ORAC« (Oxygen Radical Absorbance Capacity) feststellen kann. Jedes Nahrungsmittel bekommt daher einen »ORAC«-Wert. Dieser Wert zeigt an, wie gut es mit der Fähigkeit ausgestattet ist, die zellschädigenden freien Radikale zu neutralisieren. Den höchsten Wert haben Früchte und Gemüse.

Es kommt also nicht mehr allein darauf an, wie hoch der Anteil der einzelnen Antioxidantien Beta-Carotin, Lykopin oder Anthocyanin in einem Nahrungsmittel ist, sondern auch, wie hoch die Gesamtmenge der Antioxidantien ist, die es dem Körper liefern kann.

Ganz oben auf der Liste der »Super-Antioxidantien« stehen nach diesem amerikanischen ORAC-Test Backpflaumen, Rosinen, Blaubeeren, Brombeeren, Knoblauch, Grünkohl, Preiselbeeren, Erdbeeren, Spinat, Tee, Rotwein ebenso wie Himbeeren, wobei generell alle Früchte und Gemüse mit starker Färbung dazu gehören. Dr. Cao erklärt, daß das Pigment selbst ein starkes Antioxidans ist. Experten wissen auch, daß die gesamte antioxidative Kapazität eines Lebensmittels weitaus größer ist als die Summe der einzelnen antioxidativen Komponenten. Früchte und Gemüse enthalten eine komplexe Zusammenstellung zahlloser Antioxidantien, die miteinander reagieren und sich gegenseitig potenzieren und ihre antioxidative Kraft weit über den bloßen Summenwert hinaus erhöhen. Der ORAC-Test zeigt diesen Synergieeffekt auf.

Die besten Obst- und Gemüsesorten fürs Gehirn

Gemäß den Tests, die an der Tufts University durchgeführt wurden, ergibt sich eine Rangordnung der antioxidativen Kapazität (ORAC).

Super-antioxidative Früchte und Gemüsesorten

ORAC-Einheiten pro 100 g		ORAC-Einheiten pro Einheit oder Mahlzeit	
1. Dörrpflaumen	5 770	1 Pflaume (entsteint)	462
2. Rosinen	2 830	1/4 Tasse	1 019
3. Blaubeeren	2 234	1/2 Tasse	1 620
4. Brombeeren	2 036	1/2 Tasse	1 466
5. Knoblauch	1 939	1 Zehe	58
6. Grünkohl	1 770	1/2 Tasse (gekocht)	1 150
7. Preiselbeeren	1 750	1/2 Tasse	831
8. Erdbeeren	1 536	1/2 Tasse	1 144
9. Spinat (roh)	1 210	1 Tasse	678
10. Himbeeren	1 227	1/2 Tasse	755
11. Rosenkohl	1	1 Röschen	206
12. Pflaumen	949	1 Pflaume	626
13. Alfalfasprossen	931	1 Tasse	307

ORAC-Einheiten pro 100 g			ORAC-Einheiten pro Einheit oder Mahlzeit	
14.	Spinat (gedünstet)	909	1/2 Tasse (gekocht)	1 089
15.	Broccoli	888	1/2 Tasse (gekocht)	817
16.	Rote Bete	841	1/2 Tasse (gekocht, in Scheiben)	715
17.	Avocados	782	1/2 Avocado	149
18.	Orangen	750	1 Orange	982
19.	Trauben, rot	739	10 Trauben	177
20.	Paprika, rot	731	1 mittelgroße Schote	540
21.	Kirschen	670	10 Kirschen	455
22.	Kiwis	602	1 Kiwi	458
23.	Baked beans	503	1/2 Tasse	640
24.	Grapefruit, rot	483	1/2 Grapefruit	580
25.	Bohnen, weiße	460	1/2 Tasse (gekocht)	400
26.	Zwiebeln	449	1/2 Tasse (feingeschnitten)	360
27.	Trauben, weiß	446	10 Trauben	107
28.	Mais	402	1/2 Tasse (gekocht)	330
29.	Auberginen	386	1/2 Tasse (gekocht)	185
30.	Blumenkohl	377	1/2 Tasse (gekocht)	234
			1/2 Tasse (roh)	188
31.	Erbsen (gefroren)	364	1/2 Tasse (gekocht)	291
32.	Kartoffeln	313	1/2 Tasse (gekocht)	244
33.	Süßkartoffeln	301	1/2 Tasse (gekocht)	301
34.	Kohl	298	1/2 Tasse (roh)	105
35.	Blattsalat	262	10 Blätter	200
36.	Honigmelonen	252	1/2 Melone	670
37.	Bananen	221	1 Banane	252
38.	Äpfel	218	1 mittelgroßer Apfel	300
39.	Tofu	213	1/2 Tasse	195

ORAC-Einheiten pro 100 g		ORAC-Einheiten pro Einheit oder Mahlzeit	
40. Möhren	207	1/2 Tasse (roh)	115
		1/2 Tasse (gekocht)	160
41. Bohnen, grüne	201	1/2 Tasse (gekocht)	125
42. Tomaten 189	1	mittelgroße Tomate	233
43. Zucchinis	176	1/2 Tasse (roh)	115
44. Aprikosen	146	3 rohe Aprikosen	175
45. Pfirsiche	158	ein mittelgroßer Pfirsich	137
46. Zucchinis, gelbe	150	1/2 Tasse (gekocht)	183
47. Limabohnen	136	1/2 Tasse	115
48. Eisbergsalat	116	5 große Blätter	116
49. Birnen	134	1 mittelgroße Birne	222
50. Wassermelonen	104	1/16 Melone, 35 cm Durchmesser	501
51. Netzmelonen	97	1/10 Melone	125
52. Sellerie	61	1/2 Tasse (gewürfelt)	60
53. Gurken	54	1/2 Tasse (in Scheiben)	28

Kalorien und Antioxidantien

Warum haben Dörrpflaumen und Rosinen so hohe Antioxidantienwerte? Weil der Trocknungsprozeß das Wasser entfernt und die Konzentration der Antioxidantien erhöht. Frische Pflaumen haben nur 16 Prozent des ORAC-Wertes. Dasselbe gilt fur Trauben und Rosinen. Getrocknete Früchte sind also eine viel wirkungsvollere Möglichkeit, den Körper mit Antioxidantien zu versorgen, allerdings enthalten sie auf der anderen Seite mehr Kalorien. Wenn Sie mit einer Tasse Blaubeeren 3240 ORACs zu sich nehmen, verzehren Sie damit 82 Kalorien. Dieselbe Anzahl von ORACs in Form von sieben Dörrpflaumen liefert 140 Kalorien. Doch es gibt auch die Möglichkeit, in Form von Tee eine Menge Antioxidantien ohne viel Kalorien zu sich zu nehmen.

Supersäfte fürs Gehirn

Tests haben gezeigt, daß handelsüblicher Traubensaft oder Tomatensaft eine viele höhere Antioxidantienkapazität besitzt als frische rote Trauben oder frische Tomaten. Orangensaft aus dem Supermarkt hingegen hat weniger Antioxidantien als frische Orangen. Beim Rotwein ist das Verhältnis ausgeglichen: Er enthält ebensoviel Antioxidantien-Power wie roter Traubensaft.

Von fünf Traubensäften, die in dem Labor der Tufts University getestet wurden, war der rote Traubensaft »Welch's 100 % Concord« allen voran. Im Vergleich zu anderen Säften enthielt er viermal soviel Antioxidantien, dafür aber auch sehr viel mehr Zucker. Die Werte von Grapefruit-, Tomaten- und Orangensaft waren in etwa gleich, die von Apfelsaft etwas niedriger.

Machen Sie sich selbst zum Antioxidans

Sie können sich gegen die permanenten Angriffe durch freie Radikale, denen Ihr Körper ausgesetzt ist und die Ihr Gehirn zerstören können, durch eine Art inneren Superman-Anzug in Form von Antioxidantien schützen, der die ständigen chemischen Attacken abwehrt und neutralisiert. In der Wissenschaft mehren sich die Beweise dafür, daß die Angriffe auf Zellen und vor allem auf das empfindliche Gehirngewebe durch eine gute Versorgung mit Antioxidantien abgewehrt werden. Sie können sich sogar selbst zu Ihrem eigenen und besten Antioxidans machen. Eine neue Art von Bluttest kann genaue Werte ermitteln, die angeben, wie stark Ihr antioxidatives Abwehrsystem ist.

Wenn Sie kurz nach dem Verzehr von antioxidantienreichen Früchten und Gemüse Ihr Blut testen würden, könnten Sie zweifelsfrei feststellen, daß die Antioxidantien verdaut und im Blut absorbiert sind. Noch wichtiger ist dabei jedoch, daß wir inzwischen Nachweise dafür haben, daß der Verzehr von antioxidantienreicher Kost eine Art Schutzschild aufbaut, wie man mit Hilfe des ORAC-Tests feststellen kann. Die Wissenschaftler der Tufts University, Dr. Ronald L. Prior und Dr. Guohua Cao, testeten die antioxidative Kapazität des Blutes von sechsunddreißig gesunden Männern und Frauen, die zwischen 20 und 80 Jahren alt waren. In dem Jahr vor Beginn der Studie verzehrten die Versuchsteilnehmer im Durchschnitt etwa fünf Portionen Früchte und Gemüse mit einem ORAC-Wert von 1 670 täglich. Während des 15tägigen Tests verdoppelten sie die tägliche Verzehrmenge auf zehn Portionen mit 3 300 bis 3 500 ORAC-Einheiten. Das überraschende Ergebnis zeigte, daß die antioxidative Kapazität des Blutes sich um 15 bis 25 Prozent erhöhte. Dr. Prior und Dr. Cao stellten darüber hinaus fest, daß die antioxidative Kapazität gelegentlich auch auf einem Niveau verharren kann, was bedeutet, daß der vermehrte Verzehr von Obst und Gemüse nicht immer zu einer weiteren Erhöhung der Werte führt.

Wieviel man braucht, um die Antioxidantienaktivität zu erhöhen, und wie hoch man sie treiben kann, hängt ganz von der individuellen Verfassung ab. Dr. Cao erklärt, daß jeder Mensch ein ihm eigenes antioxidatives Abwehrsystem besitzt. Inwieweit man es durch den vermehrten Verzehr von Obst und Gemüse verbessern kann, hängt von der individuellen Biologie ab. Wenn die Antioxidantienabwehr allgemein niedrig ist, bekommen Sie möglicherweise einen stärkeren Schub, als wenn Sie bereits über eine hohe antioxidative Kapazität verfügen, sagt Dr. Cao. »Wie jeder Körper seine antioxidative Abwehr reguliert, hängt von einer Vielzahl von Faktoren ab, wie zum Beispiel auch von den Genen.«

Wieviel ist genug?

Gemäß den Untersuchungen der Tufts University sollte jeder Mensch mehr als 3 500 ORAC-Einheiten täglich verzehren, um die Antioxidantienabwehr des Körpers signifikant zu verbessern, sagt Dr. Prior. 5 000 bis 6 000 ORACs wäre ein noch besserer Schutz. Die meisten Menschen nehmen jedoch, laut einer Schätzung der USDA, nicht mehr als 1 200 ORACs täglich zu sich. Die Menge, die Sie täglich zu sich nehmen, hängt natürlich davon ab, welche Früchte und welches Gemüse Sie essen. Dr. Prior: »Sie können sieben [Früchte] mit niedrigen Werten essen und nur etwa 1 300 ORAC-Einheiten oder sieben mit hohen Werten essen und 6 000 oder mehr aufnehmen.«

Eine einzige Tasse Blaubeeren liefert Ihnen bereits 3 200 Einheiten. Wenn Sie noch eine halbe Tasse Erdbeeren und eine Orange dazuzählen, sind Sie bereits auf einem Wert von 5 500. Allgemein enthält Obst mehr Antioxidantien als Gemüse.

Aber die Botschaft lautet nicht mehr einfach »Eßt mehr Obst und Gemüse!«, sondern wir wissen mittlerweile genau, welches Obst und welches Gemüse wir wählen sollten, um die volle Kraft der Antioxidantien zu erhalten und unsere Zellen vor dem Zerfall zu schützen.

Summa summarum: Der Verzehr von Früchten und Gemüse ist eine einfache Möglichkeit, eine einschneidende Veränderung zu bewirken und Ihre Gehirnzellen vor der Zerstörung zu bewahren, wobei man noch nicht einmal mehr lange auf erste Erfolge warten muß – ein paar Tage genügen. Vor allem bei jungen Menschen stieg die antioxidative Kapazität innerhalb von fünf bis sechs Tagen extrem an. Untersuchungen an der Tufts University zeigten darüber hinaus, daß es bei Menschen im Alter von über 60 Jahren dagegen zehn bis elf Tage dauerte, bis sie dieselben Werte erreicht hatten.

Der Verzehr von 250 Gramm frischen Spinats erhöhte die Antioxidantienwerte im Blut stärker als die Einnahme von 1 250 Milligramm Vitamin C. 225 Gramm Erdbeeren bewirkten einen stärkeren Anstieg der Blutantioxidantien als 0,3 Liter Rotwein.

Stoppen Sie den Gehirnverfall – mit Spinat und Erdbeeren!

Wenn Sie älter werden, läßt die Funktionstüchtigkeit der Zellen Ihres zentralen Nervensystems nach, selbst wenn Sie nicht unter einer degenerativen Gehirnerkrankung wie der Alzheimer-Krankheit oder dem Parkinson-Syndrom leiden. Ein möglicher Grund dafür ist, daß die Neurotransmitter-Rezeptoren auf den Zellmembranen im Alter ihre Empfindlichkeit verlieren, so daß die Reizweiterleitung beeinträchtigt wird. Die Verringerung der Kommunikationsfähigkeit zwischen den Zellen wird sowohl durch die vermehrten Angriffe der freien Radikale als auch dadurch verursacht, daß weniger schützende Antioxidantien zugeführt wurden. Ein Forschungsteam an der Tufts University unter Leitung von James A. Joseph stellte die Theorie auf, daß dieser normale, altersbedingte Verlust der Gehirnfunktionen möglicherweise aufgehalten werden kann. Für den Beweis fütterte man Labortieren Spinat, Erdbeeren und Vitamin E. Die Ergebnisse waren erstaunlich, und die möglichen Folgerungen geben Anlaß zur Hoffnung.

Ab dem sechsten Lebensmonat, der dem 20. Lebensjahr eines Menschen entspricht, wurden die Tiere acht Monate lang mit vier verschiedenen Futtermischungen ernährt, also entweder mit üblichem Futter der Kontrollgruppe oder mit Spinat oder mit Erdbeeren oder mit Vitamin E. Als die Ratten fünfzehn Monate alt waren, was einem Menschenalter von 45 bis 50 Jahren entspricht und man eine allmähliche, eben altersbedingte Verschlechterung des Gedächtnisses erwarten konnte, wurden sie einer Reihe von Tests unterzogen. Mit einem Test, bei dem die Tiere in einem tiefen Becken herumpaddeln, um eine Unterwasserplattform zum Ausruhen zu finden, wurden Veränderungen im Langzeit- und Kurzzeitgedächtnis meßbar gemacht.

Es gab keinen Zweifel, daß die Tiere, denen während der Hälfte ihres Lebens Spinat gefüttert wurde, ein besseres Langzeitgedächtnis hatten. Sie erinnerten sich viel besser daran, wo sie die verborgene Plattform finden konnten, als die Tiere, welche das andere Futter erhielten. Das heißt, daß diejenigen, welche mit Spinat versorgt worden waren, mehr von ihrer Lernfähigkeit behalten hatten. Die zweitbeste Ernährung zur Verbesserung der Lernfähigkeit waren Erdbeeren.

Um festzustellen, ob sich ein außerordentlich scharfes Gedächtnis in der Biologie der Gehirnzellen niederschlägt, untersuchte Dr. Joseph bestimmte Bereiche des Gehirns der Tiere und dabei vor allem die Region des Neostriatum, das die kognitiven Funktionen kontrolliert. Zellen in diesem Bereich werden unempfindlich oder träge für das Aussenden chemischer Botenstoffe wie Dopamin, wenn die Tiere – oder die Menschen – altern. Tatsächlich verlieren die striatalen Zellen im mittleren Alter etwa 40 Prozent ihrer Reaktionsfähigkeit. Erwartungsgemäß traf das für alle Ratten in der Kontrollgruppe zu, die mit der »Kontrolldiät« gefüttert wurden. Doch erstaunlicherweise verloren die Gehirne der

Tiere, die mit Spinat, Erdbeeren oder Vitamin E gefüttert wurden, diese Fähigkeit nicht. Sie schütteten ebensoviel Dopamin aus wie im jungen Alter. In den Leistungstests ihrer striatalen Gehirnzellen schnitten sie zweimal so gut ab wie die Kontrollgruppe. Am wirksamsten für die Erhaltung der Gehirnzellen erwies sich Spinat, denn die Nager, die Spinat erhalten hatten, waren bei den Tests für die Funktionsfähigkeit der Nervenzellen im Zerebellum am leistungsfähigsten. Das ist der Bereich des Gehirns, der unser Gleichgewicht und die Koordination kontrolliert.

Zum erstenmal konnten die Wissenschaftler beweisen, daß der Verzehr von Spinat und Erdbeeren eine drastische Auswirkung auf die Abwendung der altersbedingten Abnahme der Gehirn- und Gedächtnisfunktionen hat. Dr. Joseph schreibt die Verhinderung des Zellschadens der langfristigen antioxidativen Wirkung dieser Nahrungsmittel zu. Doch er bemerkt ebenfalls, daß auch die Flavonoide in Spinat und Erdbeeren die Geschmeidigkeit der Gehirnzellmembranen erhöhen kann (ebenso wie Fischöl), und legt damit eine weitere Möglichkeit nahe, wie altersbedingte Gehirndefizite aufgehalten werden können.

Die große Frage ist natürlich nun, ob Spinat und Erdbeeren, wenn sie bei kleinen Nagern so große Wunder bewirken, dies auch bei so großen Säugern wie uns Menschen können. Wieviel Spinat oder Erdbeeren wären nötig, um zu verhindern, daß sich die Gehirnfunktionen beim Menschen verschlechtern? Dr. Joseph meint, daß etwa ein halbes Pfund Erdbeeren oder ein großer Spinatsalat täglich ausreichen würden. Er geht davon aus, daß eine »Ernährungsumstellung mit einem großen Anteil von Obst und Gemüse eine wichtige Rolle bei der Verhinderung von Langzeiteffekten des oxidativen, durch freie Radikale verursachten Stresses auf die Gehirnfunktion spielen kann.«

Vitamin E, das als starkes Antioxidans bekannt ist, schützte merkwürdigerweise nur mäßig vor einer Verschlechterung der Gehirnfunktionen der Tiere. Es war weniger wirksam als Spinat oder Erdbeeren. Dr. Joseph vermutet, daß die Nahrungsmittel besser wirken, weil sie multiple Antioxidantien beinhalten, die sich auch gegenseitig beeinflussen und einen synergetischen Effekt erzielen, bei dem die Gesamtwirkung größer ist als die Summe der Einzelwirkungen.

Summa summarum: Um Ihre Gehirnzellen vor dem Verfall zu schützen, müssen Sie sehr viele Beeren, Spinat und andere intensiv farbige Früchte und Gemüse mit hoher antioxidativer Wirkung verzehren.

Verjüngen Sie Ihr Gehirn – essen Sie Blaubeeren!

Die nächste Frage lautet: Kann der Verzehr von hoch antioxidativen Früchten und Gemüse auch normale, altersbedingte Zellschäden, Fehlfunktionen und Gedächtnisverlust rückgängig machen? Dr. Joseph meint, ja.

Wenn Ihr Gehirn eine allmähliche und möglicherweise unerkannte Beeinträchtigung seiner Funktionen erlitten hat, ist es dann noch möglich, Ihr Gehirn wieder zu verjüngen? Können Sie den Zerfallsprozeß wieder rückgängig machen? Können Sie die zerstörten Schaltkreise im Gehirn wieder reparieren und einige der Funktionen wieder aktivieren? Daß Erdbeeren und Spinat den Verfall des Gehirns aufhalten konnte, war selbst für Dr. Joseph keine große Überraschung. Ob jedoch ein altersbedingter Schaden, der bereits eingetreten war, wieder rückgängig gemacht werden konnte, war eine andere Frage. Trotzdem schloß er die Möglichkeit nicht aus und forschte weiter danach.

Dr. Joseph entschloß sich, es einmal mit Blaubeeren zu versuchen – neue USDA-Analysen hatten gezeigt, daß Blaubeeren eine Art antioxidative Superkraft haben, die noch stärker wirkt als Erdbeeren oder Spinat. Die Mäuse, die er für das Experiment ausgesucht hatte, waren bereits in fortgeschrittenem Alter, das dem menschlichen Lebensalter zwischen 65 und 70 Jahren entspricht, und litten unter den typischen Gehirnfunktionsstörungen. Sie wurden mit dem Wasser-Labyrinth-Test auf motorische Leistungen und Gedächtnis-Performance untersucht. Anschließend fütterte man ihnen einige Monate lang den Anteil von einem Prozent ihrer Kalorien in Form von frischen Blaubeeren, die dem Futter als gefriergetrocknetes Pulver beigemischt waren. Dann wurden die Tiere nochmals dem Test unterzogen. Das Unvorstellbare war Wirklichkeit geworden. Die Mäuse, die Blaubeeren erhalten hatten, schnitten besser ab als zu Beginn des Experiments. Das heißt, daß ihre Gehirne wieder so funktionsfähig geworden waren wie früher.

Um wieviel sind sie sozusagen jünger geworden und in welchem Maße konnten die im Alter entstandenen Defizite wieder ausgeglichen werden?

»Einige von ihnen waren so gut wie ›jung‹, andere so wie im ›mittleren Alter‹ oder besser. Es ist das umwerfendste Ergebnis, das ich jemals gesehen habe«, sagt Dr. Joseph.

»In anderen Worten, Sie haben die Maschine im Gehirn repariert?«

»Ja.«

»Wie viele Blaubeeren in menschlichem Maßstab führen zu diesem Ergebnis?«

»Nicht mehr als eine halbe Tasse Blaubeeren täglich.«

»Sie machen Scherze.«

»Nein. Es ist erstaunlich.«

Als Dr. Joseph der Sache weiter auf den Grund ging, fand er noch mehr schlagende Beweise für das »Blaubeeren-Phänomen«. Die Untersuchung der Mäusegehirne zeigte, daß deutliche Zellveränderungen stattgefunden hatten, die mit der geistigen Verjüngung in Zusammenhang stehen. Er wies nach, daß die Empfindlichkeit der Rezeptoren in den Gehirnzellen sowie der Großteil der in Mitleidenschaft gezogenen Gehirnschaltkreise wiederhergestellt worden waren. Das alles hatte die verbesserte geistige Leistung bewirkt.

Dr. Joseph führte einen weiteren Test mit Blaubeeren durch. Zuerst setzte er die Neuronen von Versuchstieren einer sehr toxischen Substanz aus, die dafür bekannt ist, erheblichen, durch freie Radikale bedingten Schaden bei Neuronen anzurichten, wie die gefürchtete Kalziumanhäufung, die die Zerstörung menschlicher Gehirnzellen bis hin zur Demenz verursacht. Die Folgen waren verheerend. Anschließend nahm er die beschädigten Zellen und übergoß sie mit Blaubeerenextrakt. Als er sie nochmals untersuchte, war die demenzauslösende Wirkung der toxischen Substanz vollkommen verschwunden.

»Ich war natürlich überrascht. Ich kenne keinen anderen Wirkstoff, der altersbedingte motorische und kognitive Defekte rückgängig machen kann. Dies ist der einzige Stoff, den ich jemals gefunden habe, der dies vermag – und ich suche seit zweiundzwanzig Jahren danach.«

Andere Gehirnforscher testen nun gemeinsam mit Dr. Joseph die erstaunlichen Wirkungen von Blaubeeren. Sie wollen herausfinden, ob sie auch alzheimerartige Schäden bei Tieren rückgängig machen können.

Die Wirkung von Carotenoiden auf das Gehirn

Es gibt zahlreiche Hinweise darauf, daß die Erkenntnisse, welche die Forscher der Tufts University für Tiere herausgefunden haben, auch für Menschen gültig sind. Unter 1400 älteren Frauen und Männern waren die mit den höchsten Anteilen an bestimmten Frucht- und Gemüse-Antioxidantien im Blut, die man »Carotenoide« nennt, die leistungsfähigeren. Dies ergaben die Untersuchungen am medizinischen Forschungszentrum der französischen Regierung, dem INSERM. Menschen mit dem höchsten Anteil von Carotenoiden im Blut, die aus ihren eigenen Angaben zu schließen auch die meisten Früchte und Gemüse verzehrten, schnitten in Tests ihres logischen Denkens und der visuellen Wahrnehmungsfähigkeit 35 bis 40 Prozent besser ab als die mit den niedrigsten Carotenoidwerten im Blut. Wahrscheinlich bewirkten die hohen Carotenoidwerte eine höhere Leistungsfähigkeit des Gehirns, indem sie die Gehirnzellen vor altersbedingten Schädigungen durch freie Radikale schützten.

Antioxidantien bestimmen das Erinnerungsvermögen

Ebenso fanden Wissenschaftler in der Schweiz heraus, daß hohe Werte der Antioxidantien Vitamin C und Beta-Carotin im Blut für ein besseres Gedächtnis im hohen Alter sorgen. In einer großen, noch immer laufenden Studie über das Altwerden testen Dr. Walter J. Perrig und seine Kollegen an den Universitäten von Bern und Basel die Gedächtnisleistung von 442 gesunden Männern und Frauen im Alter von 65 bis 94 Jahren. Dr. Perrig vergleicht ihre Gedächtnisleistung mit ihren Blutwerten aus Blutproben, die vor kurzer Zeit beziehungsweise vor zweiundzwanzig Jahren genommen worden waren. Dabei wird deutlich, daß die Teilnehmer, welche die höchsten Werte von Vitamin C und Beta-Carotin im Blut haben, damals wie auch heute bei Tests des Erinnerungsvermögens, der Erkennung von Mustern und des Wortschatzes am besten abschnitten. Hohe Werte von Antioxidantien im Blut sind daher ein ziemlich genaues Mittel für die Prognose des Zustandes des Erinnerungsvermögens zwei Jahrzehnte später. Die Gehirnforscher schlossen daraus, daß diese Antioxidantien »eine wichtige Rolle bei der Alterung des

Gehirns [...] und bei der Vorbeugung gegen progressive kognitive Behinderungen« spielen. Wenn Sie also Ihre Gedächtnisleistung im Alter erhalten wollen, sollten Sie darauf achten, daß Sie immer reichlich Antioxidantien, vor allem Vitamin C und Beta-Carotin, zu sich nehmen.

Die Tomaten und das Experiment im Kloster

Es klingt unglaublich, daß die Menge von Tomaten, die Sie während Ihres gesamten Lebens verzehren, beeinflussen könnte, wie vital Ihr Gehirn im hohen Alter ist. Genau das hat die erstaunliche Studie von Dr. David Snowdon vom Sanders-Brown Center on Aging an der University of Kentucky gezeigt. Dr. Snowdon leitet eine aktuelle Studie mit Nonnen, von denen viele bereits über hundert Jahre alt sind. Er hat herausgefunden, daß die Menge von dem hochwirksamen Antioxidans Lykopin im Blut wesentlich zum Erhalt der geistigen Leistungsfähigkeit beiträgt. Lykopin kommt praktisch nur auf eine Weise ins Blut: durch den Verzehr von Tomaten.

In Dr. Snowdons Studie an achtundachtzig Frauen im Alter von 77 bis 98 Jahren waren diejenigen, die wenig Lykopin im Blut hatten, am wenigsten imstande, im hohen Alter für sich selbst zu sorgen – zu laufen, sich zu baden, sich anzuziehen und selbständig zu essen. Solche Frauen mit einem Lykopinmangel unterlagen einer viermal höheren Häufigkeit der Pflegebedürftigkeit als diejenigen mit einem überdurchschnittlichen Lykopingehalt im Blut. Dr. Snowdon vermutet, daß das Antioxidans Lykopin aus Tomaten dabei hilft, die freien Radikale im gesamten Körper zu neutralisieren, vor allem im Gehirn, das dadurch länger unbeschadet bleibt und besser funktioniert. Dabei erwies sich, daß beeinträchtigte kognitive Funktionen, die vermutlich in Zusammenhang mit durch freie Radikale verursachten Gehirnschädigungen stehen, erwarten lassen, daß man die Unabhängigkeit bei alltäglichen Aktivitäten verliert.

Obwohl Wassermelonen und rote Grapefruit Spuren von Lykopin enthalten, ist die weitaus ergiebigste Quelle dieser Substanz die Tomate, vor allem aufbereitete Tomatenprodukte wie Tomatenmark, Tomatensauce und Tomaten in Dosen. Eine jüngst durchgeführte Studie aus Italien zeigte, daß der tägliche Verzehr von Tomatenmark mit 16,5 Milligramm Lykopin über einen Zeitraum von einundzwanzig Tagen die antioxidative Kapazität des Blutes sehr erhöhte. Der genetische Schaden, den freie Radikale an der DNS der Zellen angerichtet hatten, verringerte sich um erstaunliche dreiunddreißig Prozent.

Wo man Lykopin finden kann

1 ounce (ca. 30 g)	pro Portion
Tomatenmark	16 mg
Tomatenketchup	5 mg
Spaghettisauce	5 mg
Tomatensauce	5 mg
Dosentomaten	3 mg
Tomatensuppe	3 mg
Tomatensaft	3 mg
Gemüsesaft	3 mg
Wassermelone	1 mg
rote Grapefruit	1 mg
frische Tomaten	weniger als 1 mg

Tee – das Getränk des denkenden Menschen

Wenn Sie Tee trinken, können Sie Ihr Gehirn praktisch in Antioxidantien baden und möglicherweise den Abbau Ihres

Gehirns verlangsamen. Es gibt Beweise, daß Tee das Risiko eines Schlaganfalls verringert. Eine Studie mit 6 000 japanischen Frauen zeigte, daß diejenigen, welche mindestens fünf Tassen grünen Tees täglich tranken, um die Hälfte weniger Schlaganfälle hatten als die Frauen, die weniger tranken. Holländische Wissenschaftler fanden heraus, daß ältere Teetrinker durch mehrere Tassen täglich ihr Risiko tödlicher Herzkrankheiten um die Hälfte reduzierten. Das bedeutet, daß Tee die Blutgefäße gesund erhält. Andere Forschungen zeigten, daß Tee der gefürchteten »Lipid-Peroxidation« entgegenwirken kann, die eine voranschreitende Gehirnzellzerstörung auslösen kann. Dr. Prior und Dr. Cao von der Tufts University haben die antioxidative Kapazität verschiedener handelsüblicher Teesorten untersucht. Die erste Überraschung war, daß Proben schwarzer Teeblätter durchschnittlich etwa achtzig Prozent mehr antioxidative Kapazität hatten als grüne Teeblätter. Einige grüne Teesorten waren jedoch fast ebenso hoch auf der ORAC-Skala angesiedelt wie die Top-Schwarztees. Sowohl schwarzer als auch grüner Tee wies sehr starke Schwankungen in seiner antioxidativen Kapazität auf. Einige Wissenschaftler halten daher grünen Tee für wirksamer, weil er viermal mehr von einem spezifischen Antioxidans, Epigallocatechingallat, EGCG, beinhaltet als Schwarztee. Analysen an der Tufts University ergaben jedoch, daß insgesamt gesehen der schwarze Tee eine höhere antioxidative Kapazität hat. Diese hängt darüber hinaus davon ab, wie lange man den Tee ziehen läßt. Dazu legten die Wissenschaftler der Tufts University einen schwarzen oder grünen Teebeutel in 0,15 Liter kochendes Wasser und stellten fest, daß innerhalb von fünf Minuten etwa 85 Prozent der antioxidativen Kapazität des Teebeutels freigesetzt waren. Die restlichen 15 Prozent gelangten nach fünf weiteren Minuten in das Teewasser. Das Ergebnis war, daß eine Tasse schwarzer oder grüner Tee im Durchschnitt 1 246 ORAC-Einheiten liefert. Dadurch rangieren beide Teesorten gleich neben Spinat und Erdbeeren auf der Skala der Fähigkeit, den Gehirnverfall aufzuhalten.

Es gibt keinen Zweifel, daß die Antioxidantien aus dem Tee in den Blutkreislauf gelangen. Ein Test, den italienische Forscher durchführten, ergab, daß das Trinken einer einzigen Tasse starken schwarzen oder grünen Tees die antioxidative Aktivität im Blut um 41 bis 48 Prozent anhob. In dieser Studie erreichte der grüne Tee seinen höchsten Wert innerhalb von 30 Minuten, der schwarze innerhalb von 50 Minuten. Die Antioxidantien blieben etwa eineinhalb Stunden erhöht, bevor sie wieder auf normale Werte sanken.

Tee mit »Antioxidantienmangel«

Wenn Sie auf der Suche nach Antioxidantien für Ihr Gehirn sind, sollten Sie Abstand von Tee in Pulver- oder Granulatform, Tee-Mischgetränken, Tee aus Flaschen oder Kräutertees nehmen. Diese haben wenig oder gar keine antioxidative Wirkung, wie es aus Analysen der Tufts University hervorgeht. Auch bietet normaler, koffeinhaltiger Tee mehr antioxidativen Schutz als koffeinfreie Teesorten. Die Tests an der Tufts University zeigten, daß koffeinfreier Tee nur halb soviel Antioxidantien enthielt wie Tee mit Koffein.

Eine kürzlich durchgeführte Studie an der Tufts University mit zweiundzwanzig verschiedenen Kräutertees fand nur einen einzigen Kräutertee mit nennenswerter antioxidativer Wirkung. Aber schon vor ein paar Jahren suchten britische Wissenschaftler in einem Dutzend verschiedener Kräutertees erfolglos nach Antioxidantien. Kräutertees mögen verschiedene medizinische Wirkungen haben, doch man kann sich nicht darauf verlassen, daß sie helfen, Gehirn- oder andere Zellen gegen die Attacken freier Radikale zu bewahren. Wenn Sie Ihr Gehirn schützen wollen, trinken Sie grünen oder schwarzen Tee.

In weiteren Tests der antioxidativen Eigenschaften von Tee fand der Gehirnforscher Dr. Andrew Waterhouse von der University of California in Davis heraus, daß Tee ebenso viele Antioxidantien von der Sorte der Katechine liefert wie Rotwein. Denn in seinem Test ergab sich, daß ein Glas Rotwein 300 Milligramm Katechine, eine Tasse grüner Tee 375 Milligramm und eine Tasse Schwarztee 210 Milligramm beinhaltet. Dr. Waterhouse folgert daraus, daß Tee genausoviel Antioxidantienschutz bietet wie Rotwein.

Auch der oxidative Wert von Eistee kann mit dem von heißem Tee durchaus verglichen werden, vorausgesetzt, er ist von Teeblättern oder Teebeuteln aufgebrüht und erst danach mit Eis aufbereitet. Instant-Eistee-Mixgetränke sind demnach eine reine Verschwendung – sie beinhalten laut den Analysen der Tufts University überhaupt keine Antioxidantien.

Summa summarum: Das Trinken von Tee, der aus Teebeuteln oder Teeblättern zubereitet wurde, ist eine schnelle, leichte und kalorienfreie Möglichkeit, Ihr Gehirn mit Antioxidantien zu versorgen. Instant-Tees in Pulverform, fertig abgefüllte Teegetränke und Kräutertees enthalten keine signifikante antioxidative Wirkung.

Achtung: Ein paar Teelöffel Milch in einer Tasse Tee können helfen, Antioxidantien freizusetzen, sagt der Gehirnforscher Dr. John Weisburger von der American Health Foundation. Doch zuviel Milch ist wieder schädlich, weil sie dann bewirkt, daß die Antioxidantien im Tee neutralisiert werden.

Schokolade als Gehirnnahrung

Es mag zwar seltsam erscheinen, aber sogar Schokolade enthält neben psychoaktiven Substanzen, die gute Laune auslösen, auch Antioxidantien, die helfen, das Gehirn vor Alterserscheinungen und Krankheiten zu bewahren. Nach neuesten Erkenntnissen der Forscher von der Harvard University leben Menschen, die Schokolade essen, im Durchschnitt ein Jahr länger. Als Ursache dafür wird vermutet, daß Schokolade reich an Antioxidantien ist.

In einer kürzlich durchgeführten Analyse von Schokolade fand Dr. Waterhouse von der University of California heraus, daß sie »Polyphenole« enthält – dieselbe Art von Antioxidantien, die sich in Rotwein, Tee, Früchten und Gemüse befinden. Tatsächlich hält Dr. Waterhouse die Phenole in der Schokolade für wirksamer als die im Rotwein, in einigen Fällen bis zu zweimal stärker. Dr. Waterhouse stellte 205 Milligramm Phenole in einer 50-Gramm-Tafel Schokolade fest – etwa genausoviel, wie Sie zu sich nehmen, wenn Sie 15 cl Rotwein trinken. Zwei Teelöffel Kakao, die man normalerweise nimmt, um eine Tasse heißen Kakao anzurühren, enthalten 145 mg Phenole. Zartbitter-Schokolade enthält am meisten, weiße Schokolade überhaupt keine. Der Verzehr von dunkler Schokolade zusammen mit Rotwein erhöht die antioxidative Aktivität sogar über das Maß hinaus, das Sie erreichen, wenn Sie einfach nur die Antioxidantien der beiden zusammengeben würden, sagt Dr. Waterhouse.

Neuere japanische Untersuchungen identifizierten die spezifischen Antioxidantien im Kakao-Liquor, einer der Hauptzutaten der Schokolade. Es sind verschiedene »Katechine«, die seit langem als die aktiven Antioxidantien von grünem und schwarzem Tee bekannt sind. Die japanischen Forscher fanden heraus, daß antioxidative Polyphenole bemerkenswerte 7 bis 13 Prozent des Kakao-Liquors ausmachten, den man aus verschiedenen Ländern bezog. Das heißt, meinten die Wissenschaftler, daß Schokolade möglicherweise einen Schutz vor der gefürchteten »Lipidperoxidation« bietet, welche die Fettmembranen der Gehirnzellen zerstören sowie Blutfette vergiften kann. Weitere Tests zeigten, daß Phenole, die aus der Schokolade gewonnen werden, in menschlichen Blutproben den Schaden, den freie Radikale anrichten, unterdrücken konnten.

Bewußtseinsverändernde Drogen in der Schokolade

Schokolade kann eine stimmungshebende Wirkung auf Ihr Gehirn haben. Sie gilt als eine der stärksten Glück erzeugenden Substanzen, sagt der britische Psychologe Dr. David Benton von der University of Wales-Swansea. Um dies zu beweisen, führte er Studien durch, in denen er Studenten eine traurige Musik vorspielte, um sie in eine depressive Stimmung zu versetzen. Er bot Ihnen anschließend Milchschokolade oder Carob-Schokolade, eine Schokoladenimitation, an. Er fand heraus, daß die echte Schokolade die Stimmung der Studenten anhob. Ebenso stellte er fest, daß die Lust auf Schokolade mit abfallender Stimmung anstieg. Die Ersatz-Schokolade aus Carob zeigte keine Wirkung.

Dr. Benton vertritt die Ansicht, daß Schokolade zusätzlich zu dem serotoninsteigernden Zucker und dem besänftigenden Fett noch einige pharmakologisch aktive Substanzen beinhaltet, die das Zentralnervensystem anregen. Dazu gehört das Phenylethylamin, das ähnliche Eigenschaften hat wie das Amphetamin, ein stimmungshebendes Mittel.

Wissenschaftler des Neurosciences Institute in San Diego stellten kürzlich eine weitere faszinierende Begründung zur Diskussion, warum Schokolade so stark auf das Gehirn wirkt. Schokolade hat möglicherweise die gleiche beruhigende Wirkung wie Marihuana. Die Wissenschaftler entdeckten einige neue Bestandteile in Kakaopulver und Schokolade, die als chemische »Cousins« des Anandamid gelten, das an denselben Rezeptoren andockt wie das Marihuana. Das heißt, daß die Wirkstoffe in der Schokolade möglicherweise Rezeptoren für Marihuana aktivieren und dessen psychoaktive Wirkungen – gesteigerte Wahrnehmung und Euphorie – imitieren. Wenn Sie durch den Verzehr von Schokolade genügend Anandamid-Stoffe im Gehirn haben, dann kann dies ein »vorübergehendes Gefühl des Wohlseins« erzeugen und auch erklären, warum man häufig Lust auf Schokolade hat, schlossen die Wissenschaftler.

Andere Erklärungen, warum Schokolade eines der begehrtesten Lebensmittel ist, insbesondere bei Frauen: Der Zucker in kakaohaltigen Nahrungsmitteln erhöht die stimmungshebenden Anteile des Neurotransmitters Serotonin. Das enthaltene Fett auf der anderen Seite erhöht weitere »Wohlfühl«-Stoffe im Gehirn, die Endorphine.

Schokolade hat möglicherweise einen noch stärkeren Reiz auf Gehirnzellen als Alkohol. In Tests haben einige Versuchstiere die Neigung gezeigt, ihre Alkoholaufnahme zu reduzieren, wenn man ihnen einen Schokoladentrunk als Alternative zur Verfügung stellte.

Rotwein bitte!

Wenn Sie schon Alkohol trinken, besteht in der Wissenschaft die einhellige Überzeugung, daß die beste Wahl in einem täglichen Glas Wein besteht – vorzugsweise Rotwein in Verbindung mit einer Mahlzeit. Im Gegensatz zu Weißwein ist Rotwein voller Antioxidantien, die Ihr Gehirn vor der Beschädigung durch freie Radikale beschützen können, ebenso vor Schlaganfall und altersbedingtem Gedächtnisverlust.

Auf der anderen Seite kann der übermäßige Genuß jeglicher alkoholischer Getränke, wie Rotwein, Gehirnzellen töten, zu Mißbildungen, zu einer Verschlechterung der kognitiven Funktionen und zu Demenz führen. Exzessive Trinkgelage sind ganz besonders schlecht für das Gehirn und können das Risiko eines Gehirnschlags noch erhöhen. In Maßen genossen, wirkt Alkohol jedoch entzündungshemmend und hat die Tendenz, das »gute« HDL-Cholesterin zu erhöhen, was Blutgefäße vor Schaden bewahren kann. Das große Geheimnis des Rotweins scheint seine hohe Konzentration von Antioxidantien zu sein, die anderen alkoholischen Getränken fehlt.

In einer großen Gruppe von 3 700 französischen Männern und Frauen im Alter von über 65 Jahren litten diejenigen, welche regelmäßig in Maßen Wein tranken, nur 18 Prozent im Vergleich zu abstinenten Versuchspersonen im Alter unter altersbedingtem geistigem Verfall (Demenz). Solche Weintrinker entwickelten überdies nur 25 Prozent so häufig die Alzheimer-Krankheit. Die Studie wurde von dem französischen Wissenschaftler Dr. Jean Marc Orgogozo, Direktor der neurologischen Abteilung des Hospital Pellegrin in Bordeaux, durchgeführt. Er hatte im Vorfeld bereits herausgefunden, daß dieselbe Gruppe moderater Weintrinker bei einem Test kognitiver Funktionen besser abschnitt als Menschen, die überhaupt keinen Wein tranken. Der meiste Wein, der in Frankreich getrunken wird, ist rot.[42]

Dänische Wissenschaftler fanden kürzlich heraus, daß bei moderaten Weintrinkern darüber hinaus das Schlaganfallrisiko kleiner war.

---

42 Letenneur L., et al., *Wine consumption in the elderly*, in: »Annals of Internal Medicine«, (118 [4], 1993), S. 317–318.

Fünf Gründe, warum Rotwein in Maßen gut für das Gehirn sein kann

Rotwein liefert Antioxidantien: Rotwein ist außerordentlich reich an antioxidativen Polyphenolen, allen voran die Anthocyaninen. Weißwein und Bier haben ebenfalls einige Antioxidantien, Spirituosen wie Wodka, Gin, Scotch und Whiskey dagegen wenige oder überhaupt keine. Antioxidantien helfen, die Gehirnzellen vor den Angriffen durch freie Radikale sowie vor genetischen Schäden, Fehlfunktionen und Tod zu schützen.

Rotwein schützt die Blutgefäße: Alkohol hebt den »guten« HDL-Cholesterinspiegel und senkt geringfügig den »schlechten« LDL-Cholesterinspiegel. Die antioxidativen Polyphenole im Rotwein wirken als Antikoagulantien, gerinnungslösende Wirkstoffe und Arteriendilatoren. Ein Glas Wein täglich, vor allem zum Essen, kann darüber hinaus die Plaquebildung in den Carotidarterien reduzieren und gerinnungsbedingte Schlaganfälle in den Zerebralgefäßen verhindern.

Rotwein bekämpft Entzündungen: Alkohol selbst hat eine entzündungshemmende Wirkung, die wichtig ist, weil Entzündungen im Gehirn zur Zerstörung von Blutgefäßen und Gehirnzellen und dadurch zur Alzheimer-Krankheit beitragen.

Rotwein erhöht den Östrogenspiegel: Wein erhöht den Östrogenspiegel. Östrogen ist ebenfalls ein Antioxidans, und man nimmt an, daß es vor geistigem Verfall und der Alzheimer-Krankheit schützen kann. Judith S. Gavaler von der Oklahoma Medical Research Foundation hat herausgefunden, daß Pflanzenhormone in alkoholischen Getränken die Östrogenaktivität fordern. Am wirksamsten ist dabei der Rotwein. Sie zeigte, daß ein Glas Rotwein, nachdem man sämtlichen Alkohol beseitigt hatte,

bei 92 Prozent der menopausalen Frauen eine Östrogenausschüttung bewirken konnte. Bei einem Glas Bourbon betrug der Wert 83 Prozent und bei einem Glas Bier oder Weißwein 77 Prozent. Mehr als ein Getränk täglich konnte keine höhere Östrogenreaktion bewirken, was darauf hinwies, daß dies die optimale Dosis ist, sagt Dr. Gavaler.
Rotwein blockiert die Bildung von AGE: Neuere Forschungsergebnisse weisen darauf hin, daß Alkohol die Bildung von schädlichen Eiweiß-Zucker-Reaktionen in Zellen verhindert, die die Zellen schneller altern lassen. Die Alterung der Zellen bewirkt Gedächtnisverlust und verschlechtert die geistigen Funktionen in den Nervenzellen, was zu Gehirnerkrankungen und Demenz führen kann.

Alkohol als Gehirnzerstörer

Studien haben gezeigt, daß andererseits zuviel Alkohol das Gehirn schädigen kann. Eine neue Studie an der Indiana University School of Medicine fand heraus, daß ältere Menschen, die gelegentlich ein alkoholisches Getränk zu sich nehmen (weniger als viermal pro Woche), bei kognitiven Tests etwas besser abschnitten als solche, die überhaupt keinen Alkohol trinken. Diejenigen, die sich mehr als zehn Drinks pro Woche gönnten, schnitten allerdings schlechter ab als die Abstinenzler. Übrigens: Sie brauchen keinen Alkohol, um vom antioxidativen Nutzen von Getränken zu profitieren. Roter Traubensaft und Tee tun es ebenso.

Die Fleischesser-Connection

Ob Sie nun Vegetarier sind oder nicht, kann durchaus einen Einfluß darauf haben, ob Sie im Alter unter Demenz oder

Senilität zu leiden haben oder nicht. Tatsächlich kann der Verzehr von Fleisch die Gefahr, im Alter Demenz zu entwickeln, im Vergleich zu einer strikt vegetarischen Lebensweise mehr als verdoppeln. Dies fanden die Wissenschaftler an der Loma Linda University School of Medicine heraus, als sie 272 Bewohner des Staates Kalifornien im Rahmen einer »Seventh Day Adventist«-Studie untersuchten. Es war deutlich, daß Vegetarier mit erheblicher Verzögerung Demenz entwickelten. Warum? Liegt das etwa daran, daß Fleisch dem Gehirn schadet, oder daran, daß große Mengen von Gemüse dem Gehirn einen speziellen Schutz verleihen, indem sie womöglich als Antioxidantien wirken? Wohl beides.

Fleisch enthält sowohl große Mengen gesättigter Fettsäuren als auch Eisen, wobei beides die Gehirnzellen schädigen kann. Von Eisen ist bekannt, daß es als Katalysator bei der Entwicklung von gehirnschädigenden freien Radikalen wirkt. Darüber hinaus wird die Aufnahme großer Mengen von Eisen durch Fleisch für die Entwicklung weiterer, durch freie Radikale bedingter Krankheiten wie Herzleiden und Krebs verantwortlich gemacht. Denn vermutlich sorgen Eisen und Fleisch dafür, daß das Gehirn von freien Radikalen überschüttet wird, die dann einen Zellschaden und als Folge Demenz verursachen.

Summa summarum: Ein erster Schritt zum Schutz vor einem allmählichen Abbau des Gehirns, der bereits im Alter von zwanzig Jahren beginnen kann, ist die ausreichende Versorgung des Körpers mit Antioxidantien. Es ist offenbar niemals zu früh und auch niemals zu spät, damit anzufangen. Selbst wenn bereits ein geistiger Abbau eingesetzt hat, ist es durchaus sinnvoll, die Ernährung auf eine antioxidantienreiche umzustellen, weil Antioxidantien sogar helfen können, Schädigungen wieder rückgängig zu machen.

Leiden Sie unter Antioxidantien-Mangel?

Ob Ihr Gehirn über zu wenige schützende Antioxidantien verfügt, kann man mit Hilfe eines speziellen Bluttests herausfinden. Ein solcher Test kann den Anteil verschiedener Antioxidantien wie Vitamin E und C, Lykopin und Co-Enzym Q10 im Blut bestimmen und mit den Durchschnittswerten für Ihr Alter und Geschlecht vergleichen. Dadurch erhalten Sie ein Profil in Prozentwerten für die wichtigsten Antioxidantien in Ihrem Blut, das Ihnen anzeigt, ob Sie genügend Früchte und Gemüse beziehungsweise ausreichend Nahrungsergänzungsmittel zu sich nehmen.

Ein von dem Antioxidantienforscher Dr. Lester Packer empfohlenes Institut sind die Pantox Laboratories in San Diego, Kalifornien. Sie können sie über das Internet kontaktieren: http://www.pantox.com.

Es ist natürlich erforderlich, daß Sie sich von einem Arzt oder medizinisch geschultem Personal eine Blutprobe entnehmen lassen. Prinzipiell kann also jeder Hausarzt, auch in Deutschland, Ihren Oxidantien-Spiegel bestimmen. Die Kosten betragen 400 bis 600 DM.

Wie Kalorien Ihrem Gehirn schaden

Wie jeder weiß, kann übermäßiges Essen Ihnen zusätzliche Pfunde bescheren, die Ihr Herz über die Maßen beanspruchen. Doch die Tatsache, daß exzessive Kalorienzufuhr auch eine große Gefahr für Ihr Gehirn darstellt, ist weitgehend unbekannt. Parallel dazu, daß immer mehr Menschen in unserer Gesellschaft an Übergewicht leiden, sagen die Wissenschaftler, nehmen auch altersbedingte Gehirnschädigungen zu, darunter auch die Alzheimer-Krankheit und das Parkinson-Syndrom. Der Neurobiologe Dr. Mark Mattson, ein führender Gehirnforscher am Sanders-Brown Center on Aging der University of Kentucky, meint, daß zwischen der Fettleibigkeit und der vermehrten Gehirndegeneration ein Zusammenhang bestehen könnte. Seiner Ansicht nach können Sie Ihr Gehirn gesund erhalten, indem Sie weniger Kalorien aufnehmen. Es gibt überzeugende Hinweise darauf, sagt er, daß eine Kalorienreduktion den Schaden, der täglich an den Nervenzellen entsteht, eindämmen kann. Dies gilt sowohl für die Schäden, denen gesunde Gehirne über die Jahre ausgesetzt sind, als auch für die Beeinträchtigungen von Gehirnen, die an neurogenerativen Krankheiten leiden.

Kalorien lassen Gehirne altern

Es ist eine unbestreitbare Tatsache des Alterns, die in Tierversuchen unzählige Male unter Beweis gestellt wurde, daß wenig essen das Leben verlängert. Eine Kalorienreduktion kann den Alterungsprozeß im gesamten Körper und vor allem auch im Gehirn verlangsamen. Ein Gehirn, das mit übermäßigen Mengen an Kalorien versorgt wird, altert schneller. Wenn Labortieren kalorienreduziertes Futter verabreicht wird, bei dem 30 bis 40 Prozent ihrer gewöhnlichen Nahrungsaufnahme gekappt werden, dann leben sie ein Drittel bis die Hälfte länger als erwartet. Solche Tiere sind gewöhnlich biologisch nur halb so gealtert wie normal gefütterte Tiere desselben Alters. Alles an ihnen ist jünger, einschließlich ihres Gehirns und ihres Gedächtnisses.

Ein Grund dafür ist schlicht ihre Verwertung der Kalorien. Damit die Kalorien dem Stoffwechsel zugeführt werden können, müssen sie Sauerstoff verbrennen, was freie Radikale erzeugt. Je mehr Kalorien also konsumiert werden, desto mehr freie Radikale werden erzeugt, welche die Zellen

– einschließlich Neuronen – schädigen. Folglich schwinden auch die geistigen Fähigkeiten. Tiere, die ihr Leben lang weniger Kalorien verbrennen, weisen viel weniger durch freie Radikale verursachte Schäden an ihren Zellen auf, stellt man fest, wenn man sie nach ihrem Tod untersucht. Wenig Futter schränkt nicht nur die Produktion von freien Radikalen ein, sondern hebt auch dramatisch die Schutzschwelle der inneren Antioxidantien-Abwehr und liefert mehr gehirnschützende Superoxid-Dismutase und Glutathion, um die freien Radikale zu vernichten, die sonst ihre Neuronen zerstören würden.

Was für die Tiere gilt, hat sich auch bei Menschen als richtig erwiesen: Bewohner der japanischen Insel Okinawa, die jahrelang eine Diät mit 17 bis 30 Prozent weniger Kalorien als andere Japaner einhielten, entwickelten 30 bis 40 Prozent weniger chronische Krankheiten, wozu auch neurogenetische Störungen wie die Alzheimer-Krankheit gehörten.

Weniger Kalorien machen stärkere Gehirne

Zur gleichen Zeit fand Dr. Mattson heraus, daß eine Kalorienreduktion Gehirnzellen auf eine weitere Weise resistent gegen Schädigungen machen kann. Er und seine Kollegen haben spezifische molekulare Veränderungen in Gehirnzellen von solchen Tieren beobachtet, die auf eine kalorienreduzierte Kost gesetzt worden waren. Er fand heraus, daß durch ungezügelte Nahrungsaufnahme Gehirnzellen geschwächt werden und ihre Schädigung eingeleitet wird. Im Gegensatz dazu belebt eine kalorienreduzierte Diät die Nervenzellen, macht sie stärker und für Schädigungen unempfindlicher. Leicht unterernährte Tiere entwickeln mit weitaus geringerer Wahrscheinlichkeit neuronale Schäden, die für degenerative Gehirnerkrankungen wie die Alzheimer-Krankheit, das Parkinson-Syndrom und Morbus Huntington typisch sind.

In kürzlich durchgeführten Studien reduzierte Dr. Mattson die Kalorienaufnahme junger Ratten (Alter: 2 Monate, entspricht fünf Jahren bei Menschen) um 30 Prozent im Gegensatz zu Ratten, denen es gestattet war, so viel zu fressen, wie sie wollten. Alle Ratten wurden dann bestimmten Gehirntoxinen ausgesetzt, die Zerstörungen von Neuronen im Ammonshorn simulieren, wie sie bei der Alzheimer-Krankheit auftreten. Ebenfalls simuliert wurden Zerstörungen im Striatum, einer Gehirnregion, die besonders bei der Parkinsonschen Krankheit betroffen ist. Anschließend lehrte man die Tiere, bestimmte Erinnerungs-, Lern- und motorische Leistungen zu vollbringen. Es gab keinen Zweifel: Die Tiere, die eine kalorienreduzierte Kost bekommen hatten, zeigten weitaus bessere Leistungen bei den Tests ihrer geistigen und motorischen Funktionen. »Die positiven Auswirkungen einer eingeschränkten Nahrungsaufnahme waren erstaunlich«, sagte Dr. Mattson.

So wiesen beispielsweise die Ratten, die so viel fressen durften, wie sie wollten, erhebliche Gedächtnisdefizite auf, während dies bei kurz gehaltenen Ratten nur wenig oder gar nicht der Fall war, trotz der toxischen Anschläge auf ihr Gehirn. Bei Tests der Balance und motorischen Koordination, hielten sich die kurz gehaltenen Tiere drei Minuten lang auf einem langsam rotierenden Rad, während die gut genährten Tierchen schon vor Ablauf einer Minute herunterfielen. Doch der physische Beweis für den Schutz, den eine reduzierte Kost bietet, wurde anschließend erbracht, als die Rattengehirne post mortem untersucht wurden. Nach drei Monaten waren bei den gut gefütterten Ratten nur halb so viele Gehirnzellen übriggeblieben wie bei den kalorienreduzierten Ratten! Die verringerte Kalorienzufuhr hatte ihre Gehirne irgendwie vor der massiven Zerstörung bewahrt.

Die große Frage ist natürlich nun, ob menschliche Gehirne denselben Nutzen aus einer kalorienreduzierten Kost ziehen können. Tatsächlich scheint dies aufgrund neuer Forschungsergebnisse so gut wie sicher zu sein. Vor etwa 10 Jahren begann Dr. Richard Mayeux, Professor am Columbia University College of Surgeons and Physicians, 1500 gesunde Menschen zu beobachten, um festzustellen, welchen Zusammenhang es zwischen ihrer Ernährung und der Entwicklung degenerativer Gehirnerkrankungen gibt. Er hat festgestellt, daß die Kalorienzufuhr in der Tat einen großen Einfluß darauf hat. »Unter Berücksichtigung der Körpergröße unterlagen Menschen, die weniger Kalorien zu sich nahmen, einem erheblich geringeren Risiko, die Alzheimer-Krankheit zu bekommen«, sagt er. Darüber hinaus fand man die am besten geschützten Gehirne in der Gruppe, die nicht nur wenige Kalorien, sondern auch eine fettarme, eiweiß- und kohlenhydratreiche Kost zu sich genommen hatten. »Weniger Kalorien reduzierten auch das Risiko einer Erkrankung am Parkinson-Syndrom«, sagt Dr. Mayeux.

Dr. Mattson stellte fest, daß die leichte »Aushungerung« durch weniger Kalorien die Gehirnzellen einem Streß aussetzt, der bewirkt, daß sie stärker werden. »Es ist ähnlich wie bei den Muskeln«, sagt er, »je mehr Sie sie gebrauchen, desto stärker und desto widerstandsfähiger gegen Verletzungen werden sie. Dies gilt in gleicher Weise für die Neuronen.« Dr. Mattson vertritt die Theorie, daß die Nervenzellen, wenn sie unter Streß stehen, bestimmte Gene »einschalten«, die den Wachstumsfaktor im Gehirn erhöhen und die Zellen resistenter gegen Schädigungen durch freie Radikale machen.

»Es brauchte bei den Ratten ein oder zwei Monate einer reduzierten Diät, bevor die Schutzwirkung einsetzte«, sagt Dr. Mattson. Auf Menschen übertragen, wären dies einige Jahre. Um dieselbe Kalorienreduzierung wie bei den Tieren zu erreichen, müßte man 700 bis 1 000 Kalorien täglich reduzieren, was den Durchschnittsverzehr von 2 500 bis 3 000

Kalorien täglich auf 1 800 bis 2 000 verringern würde. Dr. Mattson, der selbst 1,75 Meter groß ist und 62,5 Kilogramm auf die Waage bringt, sagt, daß er etwa 2 000 bis 2 200 Kalorien täglich verzehrt.

Doch auch Dr. Mattson ist sich im klaren darüber, daß es nicht leicht ist, jemanden dazu zu bringen, seine Kalorienzufuhr drastisch zu reduzieren. Aber er glaubt, daß es der Mühe wert ist, denn schließlich geht es um einen hohen Preis: unser Gehirn. Gemeinsam mit anderen Wissenschaftlern sucht er nach einem einfacheren Weg, wie etwa einem Medikament oder irgendeiner anderen weniger aufwendigen Maßnahme, die möglicherweise dieselbe Wirkung wie eine Kalorienreduktion hat, aber leichter durchzuführen ist. Doch selbst wenn Sie keine drastische Kalorienreduktion zustande bringen, kann bereits eine kleine Verringerung Ihrer Kalorienaufnahme mögliche geistige Schäden abwehren. Jede Kalorie, die Sie nicht verzehren und verbrennen, bedeutet weniger freie Radikale, die Ihre Gehirnzellen attackieren können.

Summa summarum: Das Verbrennen von mehr Kalorien schwächt die Gehirnzellen und beschleunigt die Alterung des Gehirns.

6. Koffein – der Gehirnkick für jedermann?

Es gibt keinen Zweifel: Wir sind eine Gesellschaft der Koffeinsüchtigen. Die psychoaktive Droge Kaffee übt einen gravierenden Einfluß auf unser Gehirn aus. Mindestens 80 Prozent der Erwachsenen in westlichen Ländern nehmen regelmäßig Koffein und in Mengen zu sich, die groß genug sind, um die Gehirnfunktionen zu beeinflussen, sagen die Experten. Und das schließt noch nicht die Millionen von Kindern ein, die süchtig nach koffeinangereicherten Colas und anderen Softdrinks sind.

Die große Frage ist natürlich nun: Ist Koffein gut oder schlecht für das Gehirn? Die Antwort lautet: Es hängt ganz davon ab, wie Ihr Gehirn auf Koffein reagiert. Die meisten Menschen fühlen sich fröhlich und angeregt, haben einen klareren Kopf, können sich besser konzentrieren, sind energetischer und produktiver, wenn sie eine hohe Dosis von Koffein zu sich nehmen, sagen die Experten. Andere werden zittrig, angespannt, bekommen Kopfschmerzen und sogar Panikanfälle. Die Wirkung hängt im wesentlichen von der angeborenen biologischen Konstitution ab. Es ist ebenso wahr, daß die meisten Menschen, die regelmäßig Koffein zu sich nehmen, eine schwache Form von Sucht entwickeln. Das gilt auch für Kinder. Auf eine milde Weise hat Kaffee ähnliche Eigenschaften wie »stimmungshebende« Psychopharmaka, aber eben ohne das hohe Risiko von Nebenwirkungen, sagen einige Fachleute.

»Es gibt keinen Zweifel, daß Koffein ein sanftes psychomotorisches Reizmittel ist, das qualitativ ähnliche Wirkungen erzeugt wie geringe Dosen von Kokain und Amphetaminen. Es liefert die klassische Stimulation: Gefühle von erhöhter Energie, Wohlbefinden, verringerte Müdigkeit, Gesprächigkeit, Geselligkeit und bessere Konzentrationsfähigkeit.« Dr. Roland Griffiths, führender Koffeinforscher, Johns Hopkins University School of Medicine

Warum Koffein Ihrem Gehirn einen Kick gibt

Koffein ist überraschenderweise kein typisches Aufputschmittel. Es regt Gehirnzellen nicht an, plötzlich aktiv zu werden. Koffein geht einen Umweg. Es blockiert die Wirkung des Neurotransmitters Adenosin, das normalerweise dem Gehirn sagt, es soll sich beruhigen und einschlafen. Da die Koffeinmoleküle in ihrer Chemie dem Adenosin ähneln, können sie sich an den Rezeptoren der Gehirnzellen andokken und das Adenosin ersetzen. Das verhindert, daß das Adenosin den Schwung der »aktiven« Neurotransmitter, wie Dopamin, dämpft. Das als Adenosin verkleidete Koffein trickst also die Gehirnzellen aus und führt dazu, daß sie in einem erregten Dauerzustand bleiben. Eine kleine Menge von Koffein kann dabei schon sehr viel bewirken. Experten sagen, daß das Koffein von ein paar Tassen Kaffee die Hälfte der Adenosinrezeptoren im Gehirn ein paar Stunden lang lahmlegen und Ihr Gehirn wachhalten kann.

Wieviel Gehirnkick ist gut?

Bereits geringe Mengen von Koffein erhöhen die Wachsamkeit und Konzentration, lassen die Müdigkeit verschwinden und steigern die Reaktionsschnelligkeit. Dies wurde mittels klassischer klinischer Studien am Massachusetts Institute of Technology in den späten achtziger Jahren von Dr. Marris R. Lieberman und Dr. Richard Wurtman festgestellt. Sie fanden heraus, daß bei einer Gruppe von Männern Koffein in einer Menge zwischen 32 Milligramm (Colagetränk) bis 256 Milligramm (große Tasse Kaffee) die Performance bei Tests erhöhte, die Wachsamkeit, Konzentration und schnelle Reaktion erforderten. Die Schlußfolgerung: Selbst kleine Mengen von Koffein sind psychoaktiv. Die optimale Dosis scheint bei 100 bis 200 Milligramm zu liegen – ein oder zwei 0,15-Liter-Tassen Kaffee –, die morgens getrunken werden, und dann noch einmal am Nachmittag, wenn die Wirkung des Koffeins nachläßt. Höhere Dosen können die Leistungsfähigkeit des Gehirns nicht weiter erhöhen.

Summa summarum: Um die Leistungsfähigkeit des Gehirns zu erhöhen, brauchen Sie nur das Koffein einer Tasse Kaffee am Morgen und dann noch einmal am frühen

Nachmittag. Der Versuch, Ihr Gehirn mit noch mehr Koffein noch stärker anzuregen, ist sinnlos und kontraproduktiv.

Eine Tasse Tee tut's auch

Erstaunlicherweise kann bereits eine Tasse Tee, die etwa 60 Milligramm Koffein enthält – etwa die Hälfte einer Tasse Kaffee –, Ihrem Gehirn einen schnellen Kick geben und die Reaktionszeit und Performance bei geistigen Tests erhöhen. Britische Wissenschaftler ließen vor kurzem Versuchspersonen eine Tasse Tee oder eine Tasse heißes Wasser, das mit 60 Milligramm Koffein präpariert war, trinken. Die Kontrollgruppe erhielt das gleiche, jedoch ohne Koffein. Unmittelbar darauf ließen die Wissenschaftler die Versuchspersonen einen achtzigminütigen Parcours von geistigen Performance-Tests durchlaufen. Zu ihrem großen Erstaunen beschleunigten sich bereits Minuten nach der Einnahme des Koffeins die Reaktionszeiten der Versuchspersonen, wie sich an ihren schnelleren Reaktionen in den Tests zeigte. Auch ihre Antworten wiesen eine höhere Trefferquote auf.

Tatsächlich kann Tee (oder Kaffee) mehrmals täglich Ihnen helfen, wacher zu bleiben und Ihre geistige Leistungsfähigkeit anzuregen, fand eine andere britische Untersuchung heraus. Das Trinken einer Tasse Tee um 9 Uhr vormittags, um 2 Uhr nachmittags und noch einmal um 7 Uhr Nachmittags kann die Wachsamkeit und eine gute kognitive Performance den ganzen Tag über aufrechterhalten, während sie normalerweise abnehmen würde. Wenn die Versuchspersonen den Tag über nur Wasser tranken, fiel ihre Wachsamkeit und kognitive Leistung kontinuierlich ab. Auch die wohltuende Wirkung auf das Gehirn war deutlich – bereits innerhalb von zehn Minuten. Die Forscher vermuten, daß der Gehirn-Kick nicht allein auf das Koffein zurückzuführen war, sondern auf weitere bio-aktive Inhaltsstoffe in Tee oder Kaffee.

Die großen drei Koffeinlieferanten

Filterkaffee: etwa 20 Milligramm pro Tasse
Tee: etwa 5 Milligramm pro Tasse
Cola: etwa 4 Milligramm pro Glas

Kann Kaffee das Gedächtnis verbessern?

Es ist zwar immer noch umstritten, aber es gibt Hinweise darauf, daß Koffein das Gedächtnis schärfen kann. Eine Forschungsgruppe am Londoner National Addiction Center testete 9 003 Kaffee- und Teetrinker. Diejenigen, die das meiste Koffein in Form von Kaffee zu sich nahmen, schnitten bei einer Reihe kognitiver Tests am besten ab, die Teetrinker etwas weniger gut. Die Tests schlossen Reaktionszeit, verbales Gedächtnis und visuell-räumliches Denken ein. Aber sowohl Kaffee- als auch Teetrinker hatten bessere Ergebnisse, als die Teilnehmer, die überhaupt kein Koffein zu sich nahmen. Ältere Menschen bekommen einen größeren Energieschub durch Koffein als junge.

Darüber hinaus fanden holländische Wissenschaftler heraus, daß Koffein das Gedächtnis verbessern kann. Forscher an der Universität von Limburg in Maastricht ließen sechzehn Personen ein Medikament einnehmen, das ihr Kurz- und Langzeitgedächtnis verschlechterte. Die Einnahme von Koffein verringerte drastisch die durch das Medikament verursachte Beeinträchtigung. Teilnehmer, die zwei oder drei kleine Tassen Kaffee (250 Milligramm Koffein) tranken, konnten normalerweise Informationen aus ihrem Langzeitgedächtnis abrufen und sich an Wörter sowohl bei Kurz- als auch bei Langzeitgedächtnistests erinnern. Auch ihre Lesegeschwindigkeit und ihre visuelle Suchgeschwindigkeit verbesserte sich fast auf das Niveau, das sie vor Einnahme des Medikaments hatten. Die Forscher schrieben die Gedächtnisverbesserung einer Anregung der »cholinergischen Aktivität« zu beziehungsweise der Erhöhung der Aktivität des »Gedächtnis«-Neurotransmitters Azetylcholin, die stattfindet, wenn das Koffein das Adenosin blockiert, sagen die Forscher.

Auch italienische Forscher zeigten, daß Koffein die Verbesserung des Gedächtnisses bei Labortieren bewirkt. Deutlich wurde dies durch ihre gesteigerte Fähigkeit, sich an den richtigen Weg aus dem Labyrinth zu erinnern. Die Wissenschaftler schlossen daraus, daß das Koffein eine Verbesserung des Erinnerungsvermögens durch andere Mechanismen als durch die Blockierung des Adenosin bewirkte.

Ein anderer Grund, warum Koffein das Gedächtnis verbessert, ist, daß es einen geringfügigen Anstieg des Adrenalins bewirkt, der trübe Gehirne klären kann. Adrenalin löst darüber hinaus einen Anstieg des Blutzuckers (Glukose) aus, der wiederum zu einer erhöhten Freisetzung des gedächtnisfördernden Neurotransmitters Azetylcholin führt.

Dr. Richard Restak von der George Washington University, ein bekannter Gehirnforscher, empfiehlt den »vernünftigen Gebrauch von Koffein«, um bei älteren Menschen die Verlangsamung der Gehirnfunktionen zu kompensieren.

Manager, vergeßt es!

In bestimmten Dingen versagt jedoch der Kaffee seinen Dienst. Sie können sich beispielsweise nicht darauf verlassen, daß durch große Mengen Kaffee Ihre Fähigkeit, wichtige geschäftliche Entscheidungen zu treffen, in irgendeiner

Weise verbessert wird. Dies zeigen Tests an der Penn State University. Die Wissenschaftler dort untersuchten vierundzwanzig hochdotierte Manager, die gewöhnlich vier oder mehr Tassen Kaffee täglich konsumieren (diese enthalten 400 bis 1 000 Milligramm Koffein). Sie unterzogen die Herren einem sechsstündigen Video-Computertest mit verschiedenen Szenarios, anhand derer sie ihre Fähigkeit, komplexe wirtschaftliche Entscheidungen zu treffen, unter Beweis stellen sollten.

Eine Woche später bat man die Manager, zusätzlich noch 400 Milligramm Koffein täglich in Form von Kapseln zu sich zu nehmen. Obwohl dies eine große Menge von Koffein war (die täglich pro Person etwa acht bis vierzehn Tassen Kaffee entspricht), ist es nicht unüblich für Menschen unter Streß, so viel Kaffee zu konsumieren, sagten die Wissenschaftler. Die Versuchsteilnehmer wurden dann einem weiteren simulierten Video-Computertest ihrer Managerfähigkeiten unterzogen, um festzustellen, ob ihre Leistungsfähigkeit zu- oder abgenommen hatte.

Das interessante Ergebnis war, daß zwanzig Prozent der Manager unter Einfluß des zusätzlichen Koffeins schnellere Entscheidungen trafen. Aber ihre Entscheidungen waren nicht unbedingt auch besser. Tatsächlich verringerte sich die Fähigkeit, spezifische Gelegenheiten zu erkennen und wahrzunehmen – ein wichtiger Indikator für erfolgreiche Manager-Entscheidungsstrategien. Das lag möglicherweise daran, daß die Manager allzu schnell aktiv wurden, ohne sich die Zeit zum Abwägen aller verfügbaren Informationen zu nehmen. Generell hatte das zusätzliche Koffein keinen Einfluß auf die meisten Maßstabe für effizientes Management, schlossen die Wissenschaftler.

Ist Kaffee ein Antidepressivum?

Viele Menschen sagen, daß Kaffee ihre Stimmung verbessern kann. »Koffein verursacht eine gehobene Stimmung, Wohlbefinden, ja sogar bis hin zur Euphorie«, sagt Dr. Griffiths von der Johns Hopkins University. Aktuelle Forschungsergebnisse von Dr. Lieberman, jetzt am US Army Research Institute of Environmental Medicine in Natick, Massachusetts, zeigen, daß mäßige Dosierungen von Koffein (64 bis 256 Milligramm täglich) die Stimmung erheblich verbesserten. Dies wurde in einer Reihe von Stimmungstests bei jüngeren und älteren männlichen und weiblichen Personen festgestellt.

»Es scheint mehr als wahrscheinlich, daß ein Teil der Millionen Menschen, die starke Kaffeetrinker sind, das Koffein – bewußt oder unbewußt – als Mittel benutzen, um Depressionen, die am weitesten verbreiteten psychischen Störungen unserer Zeit, entgegenzuwirken«, so Melvin Konner von der Emory University.

Anmerkung: Wissenschaftler haben beobachtet, daß Koffein bei einigen Personen auch Depressionen verursachen kann und daß der Verzicht auf Kaffee diese Depressionen wieder auflösen kann.

Ohne Kaffee schlechte Laune

Die wissenschaftliche Forschung bestätigt eindeutig, was alle wissen: Wenn wir morgens unseren Kaffee nicht kriegen, sind wir erst einmal ziemlich schlecht gelaunt. In Blindtests hat Dr. Andrew Baum, Professor für medizinische Psychologie an der Uniformed Services University of the Health Sciences in Bethesda, Maryland, morgendlichen Kaffee einmal mit und einmal ohne Koffein verteilt. Auch ohne geheimen Code war es recht einfach festzustellen, wer welchen Kaffee erhalten hatte. Diejenigen, die, ohne es zu wissen, den Kaffee oder Tee ohne Koffein erhalten hatten, waren mürrisch, lethargisch, hatten Kopfschmerzen und schnitten bei mentalen Leistungstests schlechter ab. An den Tagen, an denen sie Kaffee mit Koffein erhielten, hob sich ihre Laune merklich. Sie waren weniger gestreßt und zeigten bessere Ergebnisse bei den mentalen Tests.

Obwohl eine solche Abhängigkeit vom Koffein sicherlich bedrückend ist, stellt Dr. Baum fest, daß man keinesfalls die Koffeinzufuhr ständig erhöhen muß, um die Sucht zu stillen und sich den allmorgendlichen Kick zu geben, wie dies mit den meisten suchterzeugenden Substanzen der Fall ist. Koffein ist einzigartig, sagt er. Schon eine einzige Tasse reicht, um Ihr Gehirn am morgen »durchzustarten« und Tag für Tag die Stimmung zu heben, selbst wenn Sie ein schwerer Koffein-Junkie sind. Das Bedürfnis, die Dosis zu erhöhen, um die Gewohnheit zu befriedigen, tritt bei Kaffee nicht auf.

Das ist die gute Nachricht. Die schlechte ist, daß Wissenschaftler zunehmend zu der Erkenntnis gelangen, daß Kaffee süchtig macht. Sie können regelrecht kaffeeabhängig werden. Wenn Sie dann nicht ihre regelmäßige Dosis bekommen, fühlen Sie sich miserabel. Einige Wissenschaftler sagen sogar, daß dies die eigentliche Ursache für die Popularität des Kaffees ist: Wenn Sie erst einmal »drauf« sind, brauchen Sie ihn immer wieder, um die Entzugserscheinungen, Kopfschmerzen, Depressionen und Müdigkeit, zu überwinden. Einige vertreten sogar die Auffassung, daß es sich bei den vermeintlichen Verbesserungen der mentalen Leistungsfähigkeit in Wirklichkeit bloß um ein »Nachlassen der Entzugserscheinungen« handelt bei Menschen, die bereits koffeinsüchtig sind. Das heißt, Koffein verbessert die Leistungsfähigkeit und die Stimmung nur durch die Befriedigung des Bedürfnisses nach einer Koffeindosis.

Dr. Griffiths von der Johns Hopkins University sagt jedoch, daß die Wirkung des Koffeins über die Linderung der Entzugserscheinungen hinausgeht. Der britische Psychologe David M. Warburton von der University of Reading zum Beispiel fand heraus, daß sich bei Männern zwischen 18 und 30 Jahren, die keinerlei Koffeinmangel- oder Koffeinentzugserscheinungen hatten, die kognitiven Funktionen verbesserten, wenn man ihnen zwischen 75 und 150 Milligramm Koffein – zwischen einer halben und anderthalb Tassen Kaffee – verabreichte. Sie erzielten bessere Ergebnisse bei computerbasierten Tests, ihrer Aufmerksamkeit, Problemlösungsfähigkeit und ihres Erinnerungsvermögens. Das Koffein verbesserte auch ihre Stimmung, wie in standardisierten Tests festgestellt wurde. Sie wurden »klarer im Kopf, glücklicher, gelassener und weniger verspannt«. Dr. Warburton schließt daraus, daß das Koffein tatsächlich eine Wunderwirkung entfaltet, die Leistungsfähigkeit erhöht und seine positive Wirkung nicht nur auf die Linderung von Entzugssymptomen zurückzuführen ist.

Das Suchtphänomen

Es ist leicht, vom Kaffee abhängig zu werden. Dr. Roland Griffiths, Professor der Neurologie an der Johns Hopkins University, fand kürzlich heraus, daß mehr als die Hälfte einer Gruppe von Versuchsteilnehmern Entzugserscheinungen hatten, nachdem sie das Koffein von nur einer einzigen Tasse starken Filterkaffees oder von drei Dosen koffeinierter Soft-Drinks von einem Tag auf den nächsten absetzten. Sie klagten über Kopfschmerzen, Müdigkeit, Lethargie, Stimmungsschwankungen, Muskelschmerzen, Verspannungen, grippeähnliche Symptome, Unwohlsein und das Verlangen nach Koffein. In extremen Fällen waren Versuchsteilnehmer

»bei ihren alltäglichen Verrichtungen funktionsgestört«, stellte Dr. Griffiths fest, »buchstäblich durch die Koffein-Abstinenz behindert.«

Auf der anderen Seite ist es interessant zu erfahren, daß in anderen Untersuchungen festgestellt wurde, daß einige schwere Kaffeetrinker – an zehn oder mehr Tassen täglich gewöhnt – ohne signifikante Entzugserscheinungen mit dem Koffein aufhören konnten.

Was Sie erwartet, wenn Sie aufhören

Typische Koffein-Entzugserscheinungen:

Kopfschmerzen (besonders häufig), Depressionen, Lethargie, Reizbarkeit, Muskelverspannungen, in seltenen Fällen Übelkeit und Erbrechen.

Wie lange dauern die Entzugserscheinungen?

Einige Tage, möglicherweise eine Woche. Kopfschmerzen beginnen gewöhnlich 12 bis 24 Stunden nach dem Absetzen des Koffeins.

Wie können Sie Entzugserscheinungen lindern oder ganz vermeiden?

Hören Sie nicht auf einen Schlag mit dem Koffein auf. Verringern Sie die Dosis allmählich, jeden Tag eine Tasse weniger. Kombinieren Sie koffeinfreien und normalen Kaffee, und setzen Sie den Anteil des koffeinfreien allmählich bis auf 100 % herauf. Bereits 25 Milligramm Koffein täglich – 4,5 cl Filterkaffee – können Entzugskopfschmerzen beseitigen.

Welche Menge Kaffee verursacht Abhängigkeit und Sucht?

Bereits eine Tasse Kaffee oder Tee allmorgendlich, oder drei bis fünf Colagetränke täglich, können Sie süchtig machen und beim Absetzen negative Auswirkungen auf Ihr Gehirn haben.

Auch Kinder werden süchtig

Das Beunruhigendste dabei ist, daß dieselben unangenehmen Entzugserscheinungen auch bei Kindern auftreten, die regelmäßig ihre Koffeindosis bekommen. Wegen der zunehmenden Verbreitung koffeinhaltiger Soft Drinks – sogar Wasser in Flaschen kann mit Koffein angereichert sein – und Schokolade werden Kinder zu höchst gefährdeten Kandidaten für Koffeinentzugserscheinungen. In einer Studie an der University of Minnesota gaben die Wissenschaftler Kindern im Alter von acht bis zwölf Jahren etwa zwei Wochen lang 120 bis 145 Milligramm Koffein täglich (die Menge, die in drei bis fünf koffeinhaltigen Dosengetränken enthalten ist). Als das Koffein plötzlich abgesetzt wurde, zeigten die Kinder eine deutliche Verschlechterung ihrer Gehirnfunktion. Die Symptome hielten einige Wochen an. Innerhalb von 24 Stunden wiesen die Kinder kürzere Reaktionszeiten und eine schlechtere Performance bei einer Aufgabe auf, die ihre fortgesetzte Aufmerksamkeit erforderte.

Vergessen Sie nicht, daß Koffein bei Kindern auch noch schwerwiegendere neurologische Symptome hervorrufen kann. Wenn Ihr Kind beispielsweise blinzelt oder irgendwelche nervösen Zuckungen im Gesicht zeigt, achten Sie besonders auf den Koffeinkonsum. Wissenschaftler am Medical Center der University of Kansas fanden heraus, daß nervöse Zuckungen gelegentlich auftraten, wenn ein Kind Koffein konsumierte. Die Forscher schlossen daraus, daß Koffein möglicherweise nervöse Zuckungen bei Kindern auslöst, die dafür empfänglich sind.

Cola zählt

Daß Colagetränke nicht dieselbe Koffeinwirkung auf das Gehirn haben wie Kaffee, ist ein weitverbreiteter Irrtum. Untersuchungen der psychiatrischen Abteilung der University of Vermont haben dieses Mißverständnis als kompletten Mythos entlarvt. Sie fanden heraus, daß das Koffein, das Sie in Cola oder Kaffee zu sich nehmen, gleichzeitig Spitzenwerte im Speichel – und vermutlich auch im Gehirn – produziert. Dies gilt, obwohl die Koffeindosis in Cola nur ein Drittel bis die Hälfte der Dosis einer normalen Tasse Kaffee enthält. Doch schon das Koffein von 0,1 bis 0,15 Liter Cola hat zu einer Erhöhung der Aufmerksamkeit geführt.

Koffeinalarm! Häufig sind Kopfschmerzen am Wochenende nichts anderes als Entzugssymptome, die darauf zurückzuführen sind, daß die tägliche Werktagsdosis Koffein wegfällt.

Kaffeeangst

Einige Gehirne sind extrem empfindlich gegen Koffein. Koffeinbedingte Angstsymptome sind tatsächlich weitaus häufiger als vermutet. Eine Studie zeigte, daß 30 Prozent aller erwachsenen Koffein-Nutzer über Angstsymptome berichteten. Bereits 250 Milligramm täglich – nur zweieinhalb Tassen Kaffee – können bei durchschnittlichen Menschen Angst auslösen. Schon weitaus geringere Dosen können Angst und Panikattacken bei Personen auslösen, die eine besondere Veranlagung in dieser Richtung haben. Forschungen am National Institute of Mental Health haben sogar gezeigt, daß eine Dosis von 750 Milligramm (sieben bis acht Tassen Kaffee à 0,15 Liter) täglich bei zwei bis acht normalen Versuchsteilnehmern ohne Vorgeschichte hinsichtlich panischer Störungen Panikattacken auslösen konnte. Kürzlich durchgeführte Studien in Großbritannien zeigen, daß Koffein soziale Angst verschlimmern kann.

Bei empfänglichen Personen können außerdem bereits fünf oder sechs Tassen Kaffee täglich eine sogenannte »Kaffeevergiftung« hervorrufen, eine psychiatrische Störung, die durch Nervosität, Tachykardie (unregelmäßigen Puls), Schlaflosigkeit, psychomotorische Hyperaktivität und unzusammenhängende Sprache und Gedanken gekennzeichnet ist. Die Gehirne einiger Menschen vertragen einfach kein Koffein.

»Einige Menschen brauchen vielleicht Medikamente, um ihre Angst zu lindern, aber für eine unbestimmte Menge anderer Menschen kann das Absetzen einer bestimmten Droge – des Koffeins – einen weitaus größeren Nutzen als das Hinzufügen einer weiteren Droge – des psychiatrischen Medikaments – haben«, stellt John F. Greden vom Walter Reed Army Medical Center fest.

Wie Ihr Gehirn auf Kaffee reagiert, kann durchaus erblich bedingt sein. Eine kürzlich durchgeführte Studie läßt vermuten, daß ein Drittel bis die Hälfte Ihrer Toleranz für Koffein erblich bestimmt ist. Von ihrer Koffeintoleranz hängt auch ab, ob Sie unter Koffeinentzugssymptomen leiden oder nicht. Mit neuen, bildgebenden Verfahren erstellte Scans vom lebenden Gehirn haben gezeigt, daß Personen, die kein Koffein vertragen, diesen Stoff anders in ihrem Stoffwechsel verarbeiten. Eine andere Studie verglich die Gehirnabbildungen von Personen, die sehr viel Koffein zu sich nehmen, mit solchen, die kein Koffein vertragen. Die koffein-intoleranten Personen reagierten mit »mäßigen bis deutlichen Angstsymptomen«, wenn man ihnen das Koffein von fünf Tassen Kaffee verabreichte (pro Person mit durchschnittlichem Körpergewicht von 120 Pfund). Bildgebende Verfahren zeigten überdies Störungen bei der Verarbeitung von Koffein im Stoffwechsel. Die Produktion einer bestimmten Substanz im Gehirn erhöhte sich, und der Blutzufluß in bestimmte Regionen des Gehirns nahm ab. Solche biologischen Anzeichen könnten der Schlüssel zum Verständnis von Angst und psychologischen Streßzuständen bei manchen Menschen sein, sagten die Wissenschaftler.

»Koffein, die am weitesten verbreitete, verhaltensändernde Droge der Welt, bewirkt bei verschiedenen Personen sehr unterschiedliche Reaktionen«, konstatiert Larry Christensen von der University of South Alabama.

Koffein und Schlaf

Leider kann das Koffein Ihr Gehirn in höchsten Alarmzustand versetzen und Sie lange wachhalten, selbst wenn Sie längst zu Bett gehen wollen. Es ist kein Märchen, daß Koffein immer wieder mit chronischer Schlaflosigkeit in Verbindung gebracht wird. Wenn Sie ähnlich reagieren wie die meisten Menschen, wird eine Tasse starken Kaffees eine Stunde vor dem Schlafengehen Sie in Ihrem Schlaf erheblich stören. In einer japanischen Studie brauchten die Teilnehmer, die 150 Milligramm Koffein eingenommen hatten, durchschnittlich 126 Minuten, um einzuschlafen, im Vergleich zu 29 Minuten bei denen, die kein Koffein zu sich genommen hatten. Die Koffeinkonsumenten schliefen ingesamt viereinhalb Stunden, während die Abstinenzler siebeneinhalb Stunden schliefen. Elektronische Aufzeichnungen der Gehirnwellen zeigten, daß Koffein normale Schlafmuster und die Qualität des Schlafs störten. Koffeinkonsumenten neigen dazu, sich in der Nacht mehr zu drehen und zu wenden und häufiger aufzuwachen. Da Schlaflosigkeit bekanntermaßen zur Schädigung von Gehirnzellen führt, ist es keine gute Idee, noch spät am Tag Kaffee zu trinken.

Es ist ebenso wahr, daß einige Menschen offenbar Kaffee trinken können und trotzdem niemals ein Schlafproblem haben. Ihre Gehirne reagieren nicht so stark auf das Koffein wie andere. Wenn Sie ein Baby stillen, sollten Sie sich vom Kaffee fernhalten. Das Koffein landet nämlich in der Milch und im Gehirn des Babys, wo es denselben Effekt hat wie bei Ihnen. Es hält in erster Linie das Kind wach und läßt es nicht einschlafen.

Koffein und Blutdruck

Es ist die vorherrschende Meinung, daß Koffein nur kurzzeitig den Blutdruck erhöht und daß der Körper sich allmählich an das Koffein gewöhnt. Daher sei Koffein langfristig für Menschen mit hohem Blutdruck unbedenklich. Einige Experten sind da jedoch anderer Meinung, unter ihnen Dr. James D. Lane vom Duke University Medical Center. Seine Studien zeigen, wie regelmäßiger Koffeingenuß den Blutdruck auf hohem Niveau halten kann. Der Blutdruck wird dabei um etwa zehn Punkte erhöht, genug, um jemanden in die Kategorie »Bluthochdruck« rutschen zu lassen.

Aus anderen Forschungsergebnissen geht hervor, daß die Blutdruckerhöhung bei älteren Menschen mit Hypertonie besonders gravierend zu sein scheint. Eine Studie am West Australian Heart Research Institute in Perth zeigte, daß der systolische Blutdruck bei älteren Kaffeetrinkern (300 Milligramm Koffein pro Tag oder 5 kleine Tassen Kaffee) um beinahe 5 Punkte und der diastolische um 3 Punkte höher war als bei Nicht-Kaffeetrinkern.

Außerdem ist bekannt, daß Koffein eine wirksame gefäßverengende Substanz ist, die den Blutfluß zum Gehirn verringert. Gemäß jüngster Studien in Großbritannien von David Kerr vom Royal Bournemouth Hospital in Südengland, können bereits zwei Tassen Kaffee den Blutfluß zum Gehirn um bis zu fünfzehn oder zwanzig Prozent verringern. PET-Scans zeigen sogar einen dreißigprozentigen

Rückgang des Blutflusses nach dem Genuß von 0,5 Litern Kaffee mit 250 Milligramm Koffein.

Dr. Lane ist sich sicher, daß Koffein ein weithin unterschätzter Faktor für hohen Blutdruck ist. Sein Rat für alle Menschen mit hohem Blutdruck: Geben Sie für ein paar Wochen allmählich das Koffein auf und sehen Sie, ob der Blutdruck abnimmt.

Koffein als Gehirnzerstörer

Sie sollten möglichst keinen Kaffee trinken, wenn Sie unter einem oder mehreren der folgenden Symptome leiden:

- Negative Reaktionen auf Kaffee, wie Verspannungen, Zittern, Angst, Kopfschmerzen, Nervosität, Fahrigkeit, Stimmungsverschlechterungen, Energielosigkeit.
- Angstattacken, Panikattacken – Koffein kann solche psychischen Störungen bei empfindlichen Personen verstärken.
- Leicht erhöhter Blutdruck – Koffein kann Sie in die Kategorie »Bluthochdruck« bringen.
- Außerdem sollten Sie Kaffee meiden, wenn Sie schwanger sind oder ein Kleinkind stillen. Koffein kann dem werdenden oder dem heranwachsenden Kind schaden.

Summa summarum: Als Mittel, um das Gehirn zu beleben und der Müdigkeit entgegenzuwirken, kann Koffein für die meisten Menschen eine nützliche, relativ harmlose psychoaktive Substanz sein. Für andere, die empfindlicher darauf ansprechen, kann es dagegen eine Art Gehirngift sein, das Angst, Depressionen und psychische Störungen verstärkt. Falls Sie unter häufigen Kopfschmerzen oder Unpäßlichkeit leiden, sollten Sie einen Koffeinentzug als Ursache in Betracht ziehen – selbst wenn es sich nur um die »kaffeefreie« nächtliche Ruhepause handelt.

Dennoch birgt der Kaffeekonsum für die meisten Menschen keine größeren gesundheitlichen Risiken, meint Dr. Griffiths. Wenn Sie sich der möglichen Nachteile bewußt sind, gibt es keinen Grund, warum Sie Kaffee nicht als stimmungshebendes und geistig anregendes Getränk benutzen sollten. Es ist eine Entscheidung, die erwachsene Menschen selbst treffen sollten.

Teil 3: Ergänzungsmittel: Wie Sie Ihr Superhirn ernähren können

Multivitamine – Fitneßprogramm für Ihr Gehirn

Ganz gleich, ob Sie jung oder alt sind oder irgendwo dazwischen: Vitamin-Mineralstoff-Präparate können die Funktionen Ihres Gehirns verbessern – in IQ-Tests ist das meßbar –, Ihr allgemeines Wohlbefinden heben, ihr Gedächtnis fithalten und die Gefahr eines Abbaus Ihres Gehirns im Alter abwenden. Die Beweise für den Nutzen von Multivitaminpräparaten sind so überzeugend, daß es völlig unverständlich ist, daß sich nicht jeder Mensch Vitamine und Mineralien zuführt, um das Gehirn ein Leben lang in Topform zu halten.

Dr. Denham Harman, emeritierter Professor der University of Nebraska, und andere zeigten bereits in den fünfziger Jahren in einer Studie mit Tieren und Menschen, daß das Gehirn und die allgemeine Gesundheit bereits in einem frühen Stadium des Lebens vorherbestimmt werden. Diese Faktoren werden lange vor der Geburt geprägt durch die Vitamine und Antioxidantien, die Ihre Mutter während der Schwangerschaft und sogar vor der Empfängnis zu sich genommen hat. Eine ganze Reihe von Studien, viele davon bereits vor vielen Jahren durchgeführt und seither weithin in Vergessenheit geraten, haben ergeben, daß die Gabe von Multivitaminpräparaten und spezifischen Vitaminergänzungen an Schulkinder die IQ-Werte drastisch erhöhen kann. Forschungen an Erwachsenen in sämtlichen Altersgruppen haben darüber hinaus gezeigt, daß bestimmte Vitamin- und Mineralstoffpräparate die Stimmung, die Lernfähigkeit, das

Gedächtnis, die Aufmerksamkeitsspanne, die Augen-Hand-Koordination und Reaktionszeiten verbessern können – selbst bei Personen, bei denen keine Mangelerscheinungen nachgewiesen wurden.

Ganze Berge erstaunlicher Forschungsergebnisse haben sich in den vergangenen Jahren aufgetürmt, die dokumentieren, daß Menschen im mittleren und fortgeschrittenen Alter geistigem Abbau vorbeugen können und sogar mentale Leistungsfähigkeit, die für immer verloren geglaubt war, durch die Einnahme von Vitaminen, insbesondere antioxidativ wirkenden und B-Vitaminen, wiederherstellen können. In einer bemerkenswerten Untersuchung wurde festgestellt, daß Vitamin E bei der Behandlung der am meisten gefürchteten aller Gehirnerkrankungen, der Alzheimer-Krankheit, einem hochwirksamen pharmazeutischen Medikament ebenbürtig ist. Vitamine schützen auch die Gehirne gesunder Menschen. Eine Studie im Randomverfahren an 880 älteren Männern und Frauen, die vor kurzem von einer europäischen Forschungsgruppe durchgeführt wurde, hat gezeigt, daß Personen, die hohe Anteile von Vitaminen und Antioxidantien im Blut hatten, über bessere geistige Fähigkeiten verfügten, weniger unter Depressionen litten und seltener von altersbedingter Demenz betroffen waren.

Warum schlucken dann nicht alle Menschen Vitaminpräparate, um ihre geistigen Funktionen zu erhöhen? Vitamine und Mineralstoffe sind im allgemeinen in den erforderlichen Dosierungen völlig harmlos und relativ preiswert erhältlich, im Vergleich zu den Mitteln, die aufgewendet werden müssen, um den potentiellen Schaden in der Gesellschaft zu finanzieren, der aus den Folgekosten einer mangelnden Vorsorge mit Vitaminen entsteht. Warum sind diese einfachen Vorsorgemaßnahmen nicht viel weiter verbreitet und werden nicht eindringlicher medizinisch empfohlen?

Ein Grund besteht darin, daß die konventionelle Ernährungswissenschaft offenbar noch immer davon ausgeht, daß das Gehirn keinen Schaden nimmt, solange der Körper sich noch nicht in einem Zustand klassischer Unterernährung befindet, der erst nach gravierender und lang anhaltender Fehlernährung eintritt. Eine solche Unterernährung, gekennzeichnet durch offene Anzeichen körperlichen Verfalls und einen Zusammenbruch der Nährstoff-Blutwerte, ist in westlichen Ländern jedoch äußerst selten.

Einige Wissenschaftler vertreten dagegen einen etwas unkonventionelleren, »gewagteren« Ansatz. Sie stehen auf dem Standpunkt, daß das Gehirn bereits durch sehr geringfügige Mangelerscheinungen beeinträchtigt wird. Die Folge ist eine unterschwellige Schädigung, lange bevor irgendwelche körperlichen Anzeichen für Mangelernährung auftreten. Es ist weithin bekannt, daß eine breite Palette von Vitaminen und Mineralstoffen in Verbindung mit psychischen Funktionen steht und daß viele dieser Nährstoffe in einer typischen Ernährung mit vielen Fett und vielen denaturierten Lebensmitteln fehlen. »Was zur Vermeidung körperlicher Anzeichen und Symptome der Unterernährung angebracht ist, muß noch lange nicht zur Vorbeugung gegen Einschränkungen der mentalen Funktionen angemessen sein«, sagt der Gehirnforscher Steven J. Schoenthaler von der California State University.

Viele Anzeichen deuten darauf hin, daß in der modernen westlichen Gesellschaft ein regelrechtes Schreckgespenst umgeht: die weite Verbreitung einer besonders heimtückischen Art der »subklinischen« (symptomfreien) oder »marginalen« Unterernährung, die keine offensichtlichen Spuren in Form von Fehlfunktionen im Gehirn hinterläßt. Das Gehirn bekommt dabei möglicherweise noch immer genügend Vitamine und Mineralien, um »normal« zu funktionieren. Aber funktioniert es auch wirklich optimal? Einige Wissenschaftler gehen davon aus, daß breite Bevölkerungsschichten nicht annähernd die Mengen von Vitaminen und Mineralstoffen zu sich nehmen, die notwendig sind, um die Gehirnfunktionen zu optimieren. Eine Abnahme der mentalen Leistungsfähigkeit, die früher einem »normalen Alterungsprozeß« zugeschrieben wurde, könnte in Wirklichkeit – zumindest teilweise – ihre Ursache in subtilen, unerkannten und korrigierbaren Mangelerscheinungen an bestimmten Vitaminen haben, die das Gehirn braucht, meint Katherine Tucker, Associate Professor für Nutritional Epidemiology an der Tufts University. »Es ist ein neuer Gedanke mit weitreichenden Folgen«, sagt sie, »der durch immer neue Beweise gestützt wird.«

Es liegt auf der Hand, daß die fettreiche, vitaminarme Ernährung vieler Menschen in unserer Gesellschaft, einschließlich der Schulkinder, völlig ungeeignet ist, das Gehirn mit genug Energie für Spitzenleistungen zu versorgen. Unterernährte Gehirne können eine erstaunliche Revitalisierung erfahren, wenn sie ausreichend mit Vitaminen und Mineralstoffen versorgt werden. Unsere Gehirne überleben eine schlechte Ernährung in einem permanenten Zustand relativer Lethargie, den wir als »normal« empfinden, weil wir es uns gar nicht anders vorstellen können. Wir sind uns nicht bewußt, daß wir ein viel höheres Potential in uns tragen, das allein durch richtige Ernährung verfügbar wird.

Summa summarum: Vitamine, so zeigen eindrucksvolle Studien, können ein optimales Funktionieren des Gehirns von der Geburt bis ins hohe Alter sicherstellen.

Heben Sie den IQ Ihres Kindes mit Multivitaminen

Wäre es nicht seltsam, wenn die bloße Einnahme von Vitaminen den IQ eines Kindes erhöhen könnte? Auf den ersten Blick eine abwegige Vorstellung. Das dachte auch Dr. David Benton, ein weltbekannter Psychologe, der am University College im schottischen Swansea in der Forschung tätig ist, bis er sich entschloß, der Sache auf dem Grund zu gehen. Heute ist er davon überzeugt, daß es möglich ist, durch die Verabreichung von Vitamin- und Mineralergänzungsmitteln an Kinder den Intelligenzquotienten signifikant in die Höhe zu treiben. Der erste Beweis dafür kam aus seiner Doppelblindstudie an zwölfjährigen Schulkindern, veröffentlicht in »The Lancet«, einer renommierten britischen medizinischen Fachzeitschrift.

Dr. Benton gab acht Monate lang 30 Kindern ein spezielles Vitamin-Mineral-Ergänzungspräparat und 30 weiteren Placebos. Die Kinder unterzogen sich vorher und nachher standardisierten Intelligenztests. Die Leistungsmessungen im sogenannten »verbalen« Teil des Tests veränderten sich nicht. Bemerkenswert waren jedoch die Veränderungen der Kinder, die Vitamine genommen hatten, in den »nonverbalen« Tests. Diese Kinder machten einen Sprung um neun Punkte – von 111 bis 120 –, während die Placebo-Kinder sich lediglich um einen Punkt verbesserten.

Dr. Benton war erstaunt, doch er sagt, daß diese Ergebnisse plausibel sind. Niemand würde erwarten, daß Vitamine den »verbalen« Intelligenzquotienten erhöhen, weil dieser die Leistungen im kulturellen, schulischen und umweltbezogenen Bereich mißt, wie beispielsweise einen besseren Wortschatz, sagt Dr. Benton. »Und mit Sicherheit werden Vitamine keine Verbesserung des Wortschatzes bewirken.« Doch die Tests der nonverbalen Intelligenz sind ein völlig anderer Bereich. Nonverbale Intelligenz umschließt die grundlegenden biologischen Funktionen, also das Potential des Gehirns. Durch Bildung kann dieser Bereich nicht verbessert werden. Wenn sich zum Beispiel das Gewicht des Gehirns bei Babys und Kleinkindern erhöht, dann erhöhen sich auch ihre Werte bei nonverbalen Intelligenztests, sagt Dr. Benton. Es ist daher logisch, daß Vitamine die nonverbale, biologisch bestimmte Intelligenz beeinflussen, aber nicht den erlernten, verbalen IQ.

Dr. Bentons Bericht entfachte eine große öffentliche und wissenschaftliche Kontroverse in Großbritannien, einschließlich einer positiven BBC-TV-Dokumentation und eines Gerichtsverfahrens, das in einer Strafe für einen Vitaminhersteller resultierte, der die Ergebnisse der Studie hinausposaunt hatte, um Tausende Flaschen mit Vitamintabletten an besorgte Eltern zu verkaufen. Einige Wissenschaftler lehnen die Vorstellung, daß Vitamine den Intelligenzquotienten erhöhen könnten, glattweg ab. Andere widersprachen Dr. Benton bezüglich des Prozentsatzes der Kinder, die daraus einen Nutzen ziehen könnten. Dr. Benton vertrat die Ansicht, daß es angebracht sei, die Ergänzungspräparate zu nehmen, weil es eine realistische Chance gebe, den IQ zu erhöhen. Schließlich kosten Vitaminpräparate nicht viel, und sie seien so etwas wie eine Art »Versicherung« für die Kinder.

Weitere Studien bestätigten Dr. Bentons Erkenntnisse. Eine dieser Untersuchungen wurde von Steven J. Schoenthaler, einem Kriminologen der California State University, durchgeführt, der schon seit langem an einem Zusammenhang zwischen Ernährung und Straffälligkeit interessiert war. Er gab 26 in Haft befindlichen jugendlichen Straftätern im Alter von 13 bis 16 Jahren dreizehn Wochen lang entweder ein Multivitamin-Mineralien-Supplement oder ein Placebo. Vor und nach der Einnahmephase testete er ihre Intelligenz mit Hilfe der »Wechsler Intelligence Scale for Children«. Er untersuchte darüber hinaus ihre Gehirnfunktionen mit einem speziellen computergesteuerten EEG-Geräts und maß den Gehalt von zehn Vitaminen und sieben Mineralien in ihrem Blut, um ihren Ernährungsstatus zu beurteilen.

Nach einer dreizehnwöchigen Einnahmephase der Vitamin-Mineral-Präparate veränderten sich, wie erwartet, die verbalen IQ-Werte der Jugendlichen nicht, wohl aber die nonverbalen IQs derjenigen, die Vitamine erhalten hatten. Sie stiegen um durchschnittlich sechs Punkte. Der IQ eines Jungen schoß um 25 Punkte in die Höhe – von 117 zu erstaunlichen 142. Der eines anderen stieg von 100 auf 123. Fünfundvierzig Prozent aller Kinder verbesserten ihren IQ, was Dr. Schoenthaler zu der Schlußfolgerung bewegte, daß die »zugrundeliegende Mangelernährung eine wahrscheinliche Ursache für schulische Probleme« sein könnte. Ebenso bemerkenswert war die Tatsache, daß die zu Beginn der Untersuchung häufigen EEG-Gehirnwellenanomalien bei den Teilnehmern, die Vitamine erhielten, praktisch verschwanden. Und es gab noch einen möglichen Bonus: Asoziales Verhalten – wie gewalttätige Angriffe auf die Wärter und Mitinsassen der Anstalt – nahm bei den Jugendlichen, deren Ernährung sich verbesserte, ab, stellte Dr. Schoenthaler fest.

Die Theorie bekam noch zusätzliche Unterstützung, als der prominente britische Ernährungswissenschaftler John Yudkin vom Kings College in London sich für Dr. Schoenthalers Arbeit zu interessieren begann und sich an einer Studie mit 615 Schülern im achten und zehnten Schuljahr beteiligte. Die Wissenschaftler kamen zu dem Ergebnis, daß »Nahrungsergänzungsmittel die fließenden Intelligenzbewertungen um mindestens 6 Punkte, durchschnittlich 11 Punkte und höchstens 21 Punkte verbesserten«. Dies ist eine ganz erhebliche Leistungssteigerung, die darauf schließen läßt, daß das Gehirn durch verborgene Vitaminmangelerscheinungen behindert wird, welche leicht durch Vitamineinnahmen behoben werden können.

Eine weitere Studie von Dr. Benton und Richard Cook, die 1991 in Swansea, Wales, durchgeführt wurde, zeigte, daß die Einnahme von Multivitaminpräparaten die Intelligenzwerte von sechsjährigen Kindern im Vergleich zur Placebo-Gruppe um über acht Punkte ansteigen ließ. Die Intelligenzsteigerung wurde der erhöhten Konzentrationsfähigkeit der Kinder zugeschrieben.

1998 sagte Dr. Benton in einem Interview, daß mindestens sieben wissenschaftliche Studien zu dem Ergebnis gekommen sind, daß Vitaminpräparate bei den nonverbalen Intelligenzquotienten von Kindern einen »relativ hohen« Anstieg bewirken können. Tatsächlich stellt Dr. Benton fest, daß aufgrund der Forschungsergebnisse ein Drittel bis die Hälfte aller Kinder durch die Einnahme von Vitaminen ihre IQ-Werte erhöhen könnten. »Kein einziges der bekannten pharmazeutischen Medikamente kann so etwas bewirken«, fügt er hinzu.

Wie läßt sich dieses Phänomen erklären? Eine besonders erstaunliche Erkenntnis dieser Studien ist, daß die Kinder, deren Intelligenzquotienten am höchsten (oder überhaupt) angestiegen waren, auch ihren Ernährungsstatus am meisten verbesserten. Die Nahrungsergänzungsmittel normalisierten die Vitamin- und Mineralienanteile im Blut bei Kindern, die anfangs außerordentlich niedrige Blutwerte hatten. Dies ist die plausibelste Erklärung für diese erstaunlichen Resultate. Er behauptet, daß die Vitamine ihre Wirkung tun, weil sie unterdurchschnittliche geistige Funktionen korrigieren können, die durch geringfügige Mangelernährung verursacht wurden. Zweifellos stören subklinische Mangelerscheinungen an Nährstoff-Mikrosubstanzen die psychischen Funktionen, sagt Dr. Benton. Gehirnzellen, die einen Mangel an bestimmten Nährsubstanzen erleiden, können nicht optimal funktionieren.

Den Beweis lieferten die Blutuntersuchungen. Die meisten Kinder, deren IQ steigt, weisen auch einen Anstieg der Vitaminwerte im Blut auf – ein Hinweis darauf, daß ihr Körper die Vitamine braucht. Wenn Sie wohlgenährt sind, wird der Körper Nährstoffe, die er nicht braucht, auch nicht aufnehmen.

Woran können Sie erkennen, daß Ihrem Kind bestimmte Nährstoffe fehlen und daß es möglicherweise durch die Gabe von Vitaminen eine Verbesserung seiner geistigen Leistungsfähigkeit erfahren könnte? Sie können es nicht. Denn es hängt nicht nur vor der Ernährung allein, sondern auch von der individuellen biochemischen Konstitution Ihres Kindes ab. Jeder Mensch reagiert anders auf die Zufuhr von Vitaminen, sagt Dr. Benton. Er ist der Meinung, daß Vitaminpräparate durchaus nicht bei jedem Kind den IQ verbessern können. Da es jedoch nicht möglich ist, im voraus zu erkennen, wem es nützen wird und wem nicht, und da viele Kinder ohnehin zu wenige Vitamine in ihrem Essen zu sich nehmen, sollte man es ruhig darauf ankommen lassen. Vitamine kosten nicht viel und sind nützlich für den ganzen Körper. Man kann nichts dabei verlieren, sondern nur enorm gewinnen – nicht nur für das einzelne Kind, sondern für die ganze Gesellschaft. Wenn Dr. Benton sagt, »es ist eine gute Versicherung«, dann ist dies wohl eine starke Untertreibung. Wer möchte nicht das Gehirn seines Kindes versichern?

»Unsere Studien zeigen, daß die Gabe von Vitamin- und Mineralstoffpräparaten an Kinder, die keine äußeren Anzeichen irgendwelcher Mangelernährung haben, dennoch eine Erhöhung ihres Intelligenzquotienten bewirken kann«, resümiert John Yudkin, emeritierter Professor der Ernährungswissenschaft am Kings College in London.

Trotz der Erfolge bleibt anzumerken: Selbst wenn Ihr Kind nach der regelmäßigen Einnahme einen erhöhten IQ aufweist, sollten Sie nicht allzuviel erwarten, was die Verbesserung der schulischen Leistungen angeht. Was sich steigert, ist das geistige »Potential« Ihres Kindes, sagt Dr. Benton. Tatsächliche geistige »Leistung« erfordert mehr. Zur Leistung gehören das Bemühen und die geistige Anregung. Beides wird sich nur langsam entwickeln.

Summa summarum: Die Einnahme von Vitaminpräparaten wird ein Kind nicht über seine normale Kapazität hinaus zu Spitzenleistungen antreiben. Ein Mangel an Vitaminen führt dazu, daß ein Kind weniger leistet, als es eigentlich kann. In Dr. Bentons Worten: »Nicht die Vitamine erhöhen die Intelligenz, sondern die mangelhafte Ernährung verursacht Probleme.«

»Ich verdanke alles den Vitaminen« – Dame Barbara

Die britische Liebesroman-Autorin Dame Barbara Cartland schrieb in einem Brief an die Zeitung »Guardian« 1992, daß sie ihr langes, fruchtbares Schaffen als Autorin den Vitaminen zuschreibt. »Ich bin 91«, schrieb sie, »und habe gerade den Weltrekord im Bücherschreiben eingestellt (Guinness Buch der Rekorde). Ich habe mehr Bücher geschrieben als je ein englischer Autor zuvor – 570. Ich halte einen weiteren Weltrekord, weil ich 17 Jahre lang durchschnittlich 23 Bücher pro Jahr geschrieben habe. Ohne Vitamine hätte ich dies niemals geschafft. Alle meine Kinder und Enkel nehmen sie. Mein ältester Enkel hat gerade eine sehr schwierige Buchhaltungsprüfung summa cum laude bestanden. Mein zweiter Enkel hat im Jura-Examen den »Debating Cup« erhalten, und mein dritter hat die Aufnahmeprüfung für Oxford mit so großem Erfolg bestanden, daß man ihm einen Studienplatz am College seiner Wahl angeboten hat. Alle sagen, sie verdanken es den Vitaminen, die ich ihnen gegeben habe.«

Multivitamine geben dem erwachsenen Gehirn einen Schub

Können Multivitamine auch die Funktionen der Gehirne von Erwachsenen anregen, obwohl diese scheinbar gut genährt sind? Es gibt deutliche Hinweise darauf. Auch viele Erwachsene haben geringfügige subklinische Vitaminmangelerscheinungen, die durch die Einnahme von Vitaminen korrigiert werden können. was dann zu einer Verbesserung der Gehirnfunktionen beiträgt. Außerdem kann eine Überdosis Vitamine, welche die sogenannte »empfohlene Tagesdosis« übersteigt, auch einen pharmakologischen Effekt haben – und dem Gehirn Möglichkeiten eröffnen, die es bei normaler Ernährung nicht hätte.

In einer Doppelblindstudie verabreichte Dr. Benton ein ganzes Jahr lang 127 Erwachsenen, Frauen und Männern im Alter von 17 bis 27 Jahren, entweder Placebos oder ein Multivitaminpräparat aus neun Vitaminen. Das Präparat enthielt eine extrem hohe Tagesdosis an Vitamin A, Thiamin, Riboflavin, Vitamin B_6, Vitamin B_{12}, Vitamin C, Vitamin E, Folsäure, Biotin und Nicotinamid. Alle Versuchsteilnehmer wurden vor Beginn der Einnahmeperiode und in dreimonatigen Abständen danach psychometrischen Tests unterzogen, bei denen unter anderem die Reaktionszeit und die Intelligenz gemessen wurden.

Überraschenderweise hatten die Vitamine auf die weiblichen Teilnehmer einen größeren positiven Effekt. Allgemein hatten die Vitaminkonsumentinnen schnellere Reaktionszeiten und verarbeiteten Information mit größerer Geschwindigkeit. In allen Fällen verbesserten sich die kognitiven Funktionen bei Frauen mit dem Vitaminstatus. Derartige Leistungssteigerungen waren am deutlichsten mit der Erhöhung des Anteils von Vitamin B_6 im Blut in Verbindung zu bringen und hatten den geringsten Zusammenhang mit dem Riboflavinanteil. Warum es bei Frauen besser funktionierte als bei Männern ist unklar. Möglicherweise steht es in einem Zusammenhang mit den Wechselwirkungen zwischen den B-Vitaminen und dem Östrogen, vermuteten die Wissenschaftler.

Vitamine, um das Gehirn zu schützen

Je weiter Wissenschaftler die Eigenarten des alternden Gehirns enträtseln, desto unbestreitbarer wird die Tatsache, daß ältere Menschen mit hohen Werten bestimmter Vitamine und Antioxidantien im Blut geistig vitaler sind. Hochinteressante neue Forschungsergebnisse zeigen, daß es möglicherweise keine bessere Methode gibt, Ihr Gehirn vor den Verwüstungen des sogenannten »normalen Alterns« zu schützen, als es durch die entsprechende Ernährung und durch Nahrungsergänzungsmittel reichlich mit Vitaminen zu versorgen, insbesondere mit B-Vitaminen und Antioxidantien. Die Werte dieser Nährstoffe im Blut können ein Indikator dafür sein, wie gut im Alter das Gedächtnis sowie andere geistige Funktionen erhalten bleiben.

Ein Forscherteam an der University of New Mexico unter dem Vorsitz von Dr. James S. Goodwin, machte erstmals 1983 in einer Ausgabe des »Journal of the American Medical Association« die Schulmedizin auf diese Tatsache aufmerksam. Das Team vermutete, daß »subklinische« oder geringfügige unerkannte Vitamindefizite in Verbindung stehen mit leichten kognitiven Beeinträchtigungen bei normalen, gesunden, unabhängig lebenden älteren Amerikanern. Die Forscher untersuchten 260 Männer und Frauen zwischen 60 und 94 Jahren in der Region Albuquerque. Erstaunlicherweise mußte keiner der Versuchsteilnehmer irgendwelche Medikamente nehmen oder litt unter einem ernsthaften diagnostizierten medizinischen Problem, das seine ernährungsphysiologische oder kognitive Verfassung hätte beeinträchtigen können. Alle Versuchsteilnehmer erfreuten sich augenscheinlich bester Gesundheit.

Alle wurden standardisierten Tests des Erinnerungsvermögens, des abstrakten Denkvermögens und des Problemlösungsvermögens unterzogen, um auch minimale Veränderungen ihrer mentalen Verfassung feststellen zu können.

Folgendes stellte sich heraus: Generell sind die mentalen Leistungsdaten um so höher, je mehr Vitamin C und verschiedene andere Vitamine im Blut zu finden sind. Der Unterschied war besonders gravierend zwischen den Teilnehmern mit den niedrigsten und den höchsten Werten von Vitaminen im Blut. So machten die Teilnehmer mit hohen Vitamin-C-Anteilen im Blut etwa 20 Prozent weniger Fehler bei den Denk- und Problemlösungs-Tests und schnitten annähernd 25 Prozent besser in Gedächtnistests ab als andere Teilnehmer. Diejenigen mit weniger Vitamin B_{12} zeigten eine schlechtere Performance sowohl bei den Gedächtnis- als auch bei den Denk-Tests. Die mit wenig Riboflavin oder Folsäure waren schlechter bei abstrakten Kalkulationsaufgaben. Die Forschungsergebnisse legen nahe, daß Sie Ihre Chance auf die Erhaltung guter mentaler Funktionen im Alter erhöhen, wenn Sie auf hohe Anteile von B- und C-Vitaminen im Blut achten.

Als Asenath La Rue und seine Kollegen an der University of New Mexico sechs Jahre später die Gruppe noch einmal untersuchten, erhielten sie grundsätzlich das gleiche Ergebnis: Hohe Blutvitaminwerte verbesserten die Prognose hoher kognitiver Testergebnisse. Sie stellten darüber hinaus fest, daß diejenigen Teilnehmer, die beständig Ergänzungspräparate einnahmen, eine »höhere kognitive Performance« zeigten als die anderen. Insbesondere die Teilnehmer, die B-Vitamine schluckten, schnitten bei den Tests für Gedächtnis und abstraktes Denken besser ab. Sehr interessant dabei war auch, daß viele der Personen zwischen 66 und 90, die Vitamine einnahmen, »bei verbalen Erinnerungstests ebenso gute oder bessere Ergebnisse erzielten als jüngere Erwachsene«, berichteten die Wissenschaftler.

Als eine Forschungsgruppe an der University of Hawaii kürzlich die kognitiven Funktionen von 3 735 japanisch-amerikanischen älteren Männern testete, die an dem langfristigen Honolulu Heart Program teilnehmen, stellte sich heraus, daß diejenigen Personen, welche die besten Ergebnisse erzielt hatten, auch Vitamine einnahmen oder innerhalb der vergangenen vier Jahre eingenommen hatten. Unabhängig vom Alter, von der Bildung und unabhängig davon, ob sie bereits einen Schlaganfall erlitten hatten oder nicht, hatten alle Teilnehmer, die gegenwärtig entweder Multivitaminpräparate oder Vitamin C oder E in Einzelpräparaten einnahmen, die besten geistigen Funktionen. Einen ganz besonders starken Schutzeffekt gab es für diejenigen, die während der vergangenen vier Jahre Vitamin C und Vitamin E eingenommen hatten. Die Wissenschaftler gehen davon aus, daß die antioxidative Aktivität der Vitamine den altersbedingten kognitiven Abbau verlangsamt hat.

Deutsche Gehirnforscher haben herausgefunden, daß ein Mangel an Vitaminen grausame Auswirkungen auf die Funktion der Gehirne älterer Menschen hat, was das Gedächtnis und die Stimmungslage anbelangt. 1986 verglichen Forschungsteams von den Universitäten Göttingen und Gießen die Vitaminwerte im Blut einer Gruppe von 60 älteren Frauen und Männern (Alter 65 bis 91) mit den ermittelten Quotienten in einer Reihe mentaler Tests. Diejenigen, welche unterdurchschnittliche Werte irgendeines Vitamins hatten – insbesondere Thiamin, Riboflavin, Vitamin B_{12} und Vitamin C –, unterlagen einem ganz besonders hohen Risiko, emotional instabil, deprimiert, erregbar, nervös, ängstlich, reizbar, leicht enttäuscht und leicht ermüdet zu sein. Die Teilnehmer mit einem niedrigen Vitaminstatus waren zweieinhalb mal häufiger müde und zornig, und zweimal so häufig erregbar und reizbar. Die Teilnehmer, denen es an Vitaminen mangelte, hatten auch ein schlechteres Kurzzeitgedächtnis und langsamere Reaktionszeiten. Die Forscher schlossen daraus, daß »Verhaltenseinschränkungen, die durch psychometrische Tests nachvollziehbar sind, sehr häufig die frühesten klinischen Anzeichen eines Vitaminmangels zu sein scheinen«.

Fast täglich gibt es aufregende neue Forschungsergebnisse, die zeigen, daß verschiedene Nahrungsergänzungsmittel zu einer optimalen Funktion des Gehirns beitragen können. Die jüngsten Hinweise auf das gehirnverstärkende Potential der B-Vitamine, von Vitamin E, Vitamin C, Coenzym Q 10, Lipoischer Säure, Ginkgo, Phosphatidylserin und einigen anderen vielversprechenden Supplementen für das Gehirn stelle ich im folgenden dar.

Vitamin B, der Schlüssel zu einem besseren Gehirn

Es ist wissenschaftlich unumstritten, daß Ihr Gehirn nicht in Top-Form sein kann, wenn Sie zuwenig Vitamin B, besonders Folsäure, im Körper haben. Ausgiebige Forschungen haben gezeigt, daß ein Mangel an Folsäure eine häufige, aber oft verborgene Ursache für verschiedene milde und schwerere psychische Probleme ist, ebenso wie für Schlaganfälle. Wenn Sie deprimiert sind, fehlt Ihnen vielleicht Folsäure. Wenn Ihre Carotidarterien (im Hals), die Blut und Sauerstoff zum Gehirn transportieren, verstopft sind, kann ein Hauptgrund dafür in einem Mangel an Folsäure liegen. Menschen mit Demenz und Alzheimer-Erkrankungen haben zuwenig Folsäure im Blut, und selbst vollkommen gesunde ältere Menschen, denen es an Folsäure mangelt, erzielen schlechtere Werte bei Tests ihrer kognitiven Funktionen, einschließlich des Gedächtnisses.

Mehr als 25 Studien, die zwischen 1966 und 1990 durchgeführt wurden, zeigen, daß psychiatrische Patienten häufig unter Folsäuremangel leiden. In einer Studie litten volle 100 Prozent einer Gruppe älterer Menschen, bei denen gefäßbedingte Demenz und akute Verwirrungszustände diagnostiziert wurden, unter einem Folsäuremangel. In anderen Studien hatten 50 Prozent der Personen, die wegen Depressionen stationär behandelt werden mußten, und 36 Prozent der Personen mit Schizophrenie einen Mangel an Folsäure im Blut, während in der gesunden Kontrollgruppe nur drei bis acht Prozent einen Folsäuremangel aufwiesen.

Achtung: Bluttests zeigen immer wieder, daß zwischen einem Fünftel bis zur Hälfte aller Menschen mit psychischen Beschwerden niedrige Folsäurewerte haben. Bei älteren Menschen mit psychischen Problemen sind es sogar 80 bis 90 Prozent.

Große Störungen, kleine Störungen

An Folsäure zu sparen rächt sich – auch für die Gehirne von jungen Menschen – und kann in jedem Alter zu kaum wahrnehmbaren Schwankungen in der Stimmung und im Erinnerungsvermögen führen. Solche Schwankungen werden gewöhnlich abgetan, als das »normale Auf und Ab des Lebens«. Deutsche Forscher an der Universität von Gießen haben entdeckt, daß junge Männer, die wenig Folsäure in ihrer Ernährung hatten, unter geringer emotionaler Stabilität litten, sich schlecht konzentrieren konnten, ungewöhnlich introvertiert waren, wenig Selbstbewußtsein hatten und generell schlechter gelaunt waren. Die achtwöchige Einnahme einer mittleren Dosis Folsäure in Form von Multivitamintabletten brachte eine deutliche Veränderung.

In einem berühmt gewordenen Selbstversuch aß ein Wissenschaftler absichtlich drei Monate lang eine Diät, die zuwenig Folsäure enthielt. Er litt unter Schlaflosigkeit, Vergeßlichkeit und Reizbarkeit. Seine Symptome verschwanden wundersamerweise bereits zwei Tage nachdem er begonnen hatte, ein Folsäure-Präparat einzunehmen.

Viele Menschen leiden unter Symptomen, die der kanadische Forscher M.I. Botez von der University of Montreal unter dem Namen »Folsäuremangelsyndrom« zusammenfaßt. Dazu gehören Müdigkeit, schwache oder mittelschwere Depression, geringe neurologische Störungen und Magen-Darm-Störungen. Als Dr. Botez 15 unter Folsäuremangelsyndrom leidenden Personen eine sehr hohe tägliche Dosis von 15 Milligramm Folsäure verabreichte, verbesserte sich deren verbale Performance, und ihr Intelligenzquotient stieg an. 85 Prozent erklärten, daß ihre Stimmung sich verbessert habe und nun »sehr gut« oder »gut« sei.

Bei anderen Studien trat eine Verbesserung bei Schizophrenie-Patienten ein, nachdem sie Folsäure eingenommen hatten. In einer großen Multi-Center-Studie mit älteren Patienten mit Depressionen und geringer bis mittelstarker Demenz erreichten italienische Forscher spektakuläre Ergebnisse mit sehr hohen Dosierungen von Methylfolat (eine Form von Folsäure). Die Substanz erwies sich als ebenso wirksam wie das Antidepressivum Tradozon. Bei stationären psychiatrischen Patienten wurden diejenigen, die Methylfolat bekamen, früher aus dem Krankenhaus entlassen, hatten weniger Depressionen und bessere soziale Funktionen als diejenigen mit einem niedrigen Folsäurespiegel.

Obwohl sich viele Menschen des psychologischen Nutzens der Folsäure nicht bewußt sind, läßt die medizinische Forschungslage keinen Zweifel daran, daß dieses Vitamin ebenso in Zusammenhang mit geringfügigen Störungen wie auch mit ernsthaften Depressionen, Demenz, Erinnerungsverlust, Schizophrenie, Schlaganfall und sogar Autismus und Aufmerksamkeitsstörungen (ADD) bei Kindern steht.

Achtung: Ein Mangel an Folsäure ist möglicherweise unser schwerwiegendster und am weitesten verbreiteter Vitaminmangel. Etwa 60 Prozent aller Männer im mittleren Alter leiden unter einem Mangel an Folsäure. Wenn sie die Fünfzig überschritten haben, nehmen Amerikaner im Durchschnitt weniger als die 400 Mikrogramm Folsäure zu sich, die gebraucht werden, um Homozystein einzudämmen.

Depressiv? Versuchen Sie es mit Folsäure!

Depression ist die häufigste Reaktion des Gehirns auf einen Folsäuremangel. Dutzende von Reports bringen Depressionen in Verbindung mit einem niedrigen Folsäurespiegel – so berichten die Harvard-Professoren Dr. Jonathan E. Alpert und Dr. Maurizio Fava. Sie sagen, daß Depression das häufigste neuropsychiatrische Anzeichen eines Folsäuremangels sei. Zwischen 15 und 38 Prozent aller Erwachsenen, bei denen eine Depression diagnostiziert wurde, befinden sich an der Grenze zu einem akuten Mangel oder leiden unter einem ernsten Mangel an Folsäure im Blut. Folsäuremangel steht in einem deutlicheren Zusammenhang mit Depression wie ein Mangel an Vitamin B_{12}. Gewöhnlich ist die Depression um so schwerer und langwieriger, je größer der Folsäuremangel ist. Eine Studie an 44 Personen ergab, daß auch ein geringer Mangel, mit Werten, die nur wenig unter dem Durchschnitt liegen, gelegentlich bereits auf längere Episoden von Depression hinweisen.

Ein weiteres Problem: Wenn Sie pharmazeutische Antidepressiva einnehmen, wird deren Wirkung abgeschwächt, wenn Sie gleichzeitig unter Folsäuremangel leiden. Das erklärt auch, warum einige Depressionspatienten gegen eine Antidepressiva-Therapie resistent sind. Eine Normalisierung des Folsäurespiegels bringt häufig bereits eine Linderung der Depressionen und läßt die normalen Antidepressiva besser wirken, fanden Dr. Alpert und Dr. Fava heraus.

Bereits die Zufuhr geringster Mengen von Folsäure kann eine bemerkenswerte Wirkung erzielen. In einer Doppelblindstudie an 75 manisch-depressiven Patienten, die mit Lithium behandelt wurden, bewirkte die Gabe von 200 Mikrogramm Folsäure täglich – das ist nicht mehr, als in einer dreiviertel Tasse gedünsteten Spinats enthalten ist – eine deutliche Anhebung der Wirksamkeit des Medikaments. Auftreten und Dauer der Depressionssymptome wurden reduziert. Auch Folsäure allein bringt oft erstaunliche Erfolge. Als Dr. Fava von der Harvard University 20 älteren, depressiven Patienten sechs Wochen lang eine hohe Dosis Folsäure verabreichte – ohne irgendwelche Zusätze anderer Medikamente –, besserte sich das Befinden von erstaunlichen 81 Prozent dieser Patienten.

Es ist noch nicht ganz klar, auf welche Weise die Folsäure Depressionen beheben kann, aber der Experte Dr. Simon Young von der McGoll University in Kanada sagt, es sei bekannt, daß Folsäuremangel die Produktion des Serotonins, des natürlichen Antidepressivums des Gehirns, behindere. Genügend Folsäure hebt erwartungsgemäß den Serotoninspiegel an und führt zu einer Besserung der Depression.

Folsäure macht Gedächtnisverlust rückgängig

Mit zunehmendem Alter wird Folsäure besonders wichtig. Ältere Gehirne sind besonders anfällig für Schäden, die durch Folsäuremangel verursacht werden. 1997 wertete ein Team italienischer Forscher unter der Leitung von M. Fioravanti vom Institut für Psychiatrie und medizinische Psychologie an der Universität in Rom, über vierzig internationale wissenschaftliche Arbeiten über Folsäure und ihre Auswirkung auf die Wahrnehmung und das Altern aus, die in den vergangenen zehn Jahren erschienen waren. Die Forscher kamen zu dem Schluß, daß niedrige Folsäurespiegel ebenso wie niedrige B_{12}-Spiegel bei älteren Menschen mit geistigen Verfallserscheinungen ihre Ursache in einem Verdauungsproblem haben könnten, das die Aufnahme von Folsäure im Organismus behindert. Darüber hinaus bestätigten sie, daß Folsäure-Ergänzungspräparate das Gedächtnis wiederherstellen konnte.

In einer Doppelblindstudie testeten die italienischen Forscher Folsäure bei 30 älteren Patienten mit niedrigem Folsäureanteil im Blut und geringem bis mäßigem Gedächtnisverlust innerhalb der letzten zwei Jahre. Die Hälfte der Gruppe erhielt eine hohe Dosis (15 Milligramm) Folsäure täglich über zwei Monate, die andere Hälfte erhielt Placebos. Diejenigen, die Folsäure erhielten, schnitten deutlich besser bei Gedächtnistests ab, und ihre Aufmerksamkeitsspanne verbesserte sich ebenfalls.

Erstaunlich war, daß die Verbesserung des Gedächtnisses um so deutlicher ausfiel, je schlimmer der anfängliche Folsäuremangel war. Das Gedächtnis verbesserte sich in lediglich sechzig Tagen, was darauf hinweist, daß Folsäure verblüffend schnell zu einer Verbesserung der Gedächtnisleistung führen kann, wenn man bedenkt, daß das Gehirn bereits seit zwei Jahren stark gelitten hatte.

Ebenso wie neue Forschungsergebnisse von der Tufts University weist diese Studie darauf hin, daß zahlreiche ältere Menschen unter einem unerkannten »subklinischen« Folsäuremangel leiden, obwohl sie scheinbar gut ernährt sind.

Dieser Mangel schadet ihrem Gedächtnis und raubt ihnen buchstäblich den Verstand. Folsäuremangel ist natürlich nicht die vollständige Erklärung für altersbedingten Gedächtnisverlust, aber es ist *eine* verborgene Ursache.

Folsäure gegen Schlaganfall

Die große Überraschung ist, daß Folsäure alternde Gehirne vor zerstörerischen Gefäßprozessen schützt. Dazu gehören kleine und größere Schlaganfälle und Prozesse, die man »White Matter Intensities« (in etwa: »Überspannungen in der weißen Masse«) nennt – Gehirnanomalien, die mit geistigem Verfall in Verbindung gebracht werden. Derartige kleinere Korrosionen des Gehirns, die unbemerkt vonstatten gehen, sind »ein viel größeres Problem, als gemeinhin angenommen«, sagt der Tufts-Wissenschaftler Dr. Tucker. Hier kann Folsäure rettend wirken.

Wissenschaftler sagen nun, daß ein Blutfaktor namens »Homozystein«, eine Aminosäure, eine zentrale Rolle bei geistigem Verfall, gefäßbedingter Demenz und Schlaganfällen spielt. Man weiß auch, daß das beste Mittel gegen Homozystein Folsäure ist. Wenn nicht ausreichend Folsäure vorhanden ist, geraten die toxischen Homozysteine völlig außer Kontrolle und sammeln sich in großen Mengen im Blut an. Die mögliche Folge ist eine Verengung und Verstopfung der Carotidarterie und der kleinen zerebralen Gefäße, die Sauerstoff und Glukose zum Gehirn transportieren. Die Vitamine B_6 und B_{12} helfen ebenfalls, das Homozystein in Schranken zu halten, aber Folsäure ist bei weitem das wirksamste Mittel. Daher ist es notwendig, mindestens 400 Mikrogramm Folsäure täglich in Form eines Ergänzungspräparats einzunehmen, um das Homozystein einzuschränken und das Risiko eines Schlaganfalls zu verringern.

Folsäure schützt vor der Alzheimer-Krankheit

Hohe Werte von Folsäure können auch die Zerstörung des Gehirns durch die Alzheimer-Krankheit verhindern. Das haben Studien von Dr. David Snowdon an der University of Kentucky festgestellt. In einer großen, noch laufenden Studie zur Frage der Gehirndegeneration, die an älteren Nonnen durchgeführt wird, hat Dr. Snowdon hohe Werte von Lykopin (in Tomaten) im Blut von Personen festgestellt, die im hohen Alter körperlich und geistig auf der Höhe waren. Jetzt hat Dr. Snowdon entdeckt, daß es einen Zusammenhang zwischen der Alzheimer-Krankheit und dem Anteil von Folsäure im Blut gibt. Wenig Folsäure erhöht offenbar das Risiko einer Alzheimer-Erkrankung, während eine hohe Konzentration im Blut vorbeugen hilft. Wie aber funktioniert das? Es liegt auf der Hand, daß es durch die Kontrolle des Homozysteins geschieht, das ansonsten direkt oder indirekt Nervenzellen schädigt, indem es »Mini-Schlaganfälle« und andere Verletzungen in zerebralen Gefäßen provoziert. Es ist auch möglich, daß Folsäure noch andere gehirnschützende Fähigkeiten hat, die nichts mit dem Homozystein zu tun haben.

Alarmierend ist die Tatsache, daß nur einer von zehn Amerikanern die Menge von Folsäure erhält, die nötig ist, um die Homozysteinwerte unter Kontrolle zu halten, haben Harvard-Wissenschaftler festgestellt.

Wieviel Folsäure einnehmen?

Die meisten Experten sagen, daß 400 Mikrogramm Folsäure täglich ausreichen, um das Homozystein in Schach zu halten. Menschen, die unter Depressionen oder Gedächtnisproblemen leiden, brauchen möglicherweise mehr. Dr. Young vertritt die Ansicht, daß eine Dosis von unter 1 000 Mikrogramm (1 mg) täglich meist ausreicht, um das Gehirn wieder richtig funktionieren zu lassen.

Achtung: Folsäure-Ergänzungspräparate können mit krampflösenden Mitteln in Konflikt kommen, und sie können eine gefährliche Anämie »überdecken«. Nehmen Sie immer B_{12} zusammen mit Folsäure ein.

Summa summarum: Folsäure ist ein bedeutender Nährstoff für das Gehirn. Ein Mangel kann zu einer Vielzahl von Gehirnfunktionsstörungen von geringfügigen Stimmungsschwankungen, Reizbarkeit, bis zu Denkproblemen, Vergeßlichkeit, schwerer Depression und Demenz führen. Eine mittlere Dosis von 400 Mikrogramm bis maximal 1 000 Mikrogramm täglich kann im allgemeinen Bedenken ausräumen. Nehmen Sie keine höheren Dosierungen ohne ärztliche Begleitung.

Vitamin B_6 verbessert das Gedächtnis

Eine mangelhafte Versorgung mit Vitamin B_6 kann zu psychischen Problemen und zu Gehirnfunktionen führen, die weniger als optimal sind. Sie laufen Gefahr, reizbarer zu sein, deprimiert, verärgert, müde, verwirrt, weniger konzentriert, und Ihr Gedächtnis könnte leiden – so zeigen jüngste Forschungsergebnisse. Vitamin B_6 kann einen weitreichenden Einfluß auf neurologische Funktionen haben, denn das Vitamin wird gebraucht, um Neurotransmitter zu bilden, einschließlich Serotonin, Dopamin, Norepinephrin, GABA und Taurin. Die Forschungsergebnisse legen den Schluß nahe, daß ein Mangel an Vitamin B_6 insbesondere zu niedrigeren Serotoninwerten im Gehirn führt. Die Folge sind Stimmungsabfälle, bis hin zu schweren Depressionen. Bei Tieren steht ein solcher in Verbindung mit Schäden am zentralen Nervensystem.

Mittel gegen Gedächtnisverlust

Obwohl das Vitamin B_6 wichtig für gute mentale Funktionen in jedem Alter ist, brauchen Sie es ganz besonders, um Ihr Gedächtnis auch im Alter intakt zu halten. Niederländische Psychologen haben in einer kontrollierten Doppelblindstudie herausgefunden, daß die Gabe von nur 20 Milligramm Vitamin B_6 täglich, drei Monate lang, an gesunde Männer im Alter von 70 bis 79 ihr Langzeitgedächtnis leicht verbessern konnte. Insbesondere waren diejenigen, die das Vitamin einnahmen, besser in der Lage, neu gelernte verbale Information in ihrem Langzeitgedächtnis abzulegen. Außerdem gab es eine direkte Korrelation zwischen einem Anstieg des B_6-Status und verbesserter Gedächtnisfunktion. Die Schlußfolgerung ist, daß die Einnahme von Vitamin B_6 altersbedingten Gedächtnisverlust reduzieren kann. Allerdings bemerkten die Wissenschaftler auch, daß extrem hohe Werte von Vitamin B_6 im Blut das Gedächtnis schädigen können. Die Dosierungen sollten daher moderat sein, niemals exzessiv.

Ein weiterer Beleg für die Wirkung des Vitamin B_6 auf das Gedächtnis sind die Forschungen, die Katherine Tucker von der Tufts University angestellt hat. Darin stellt sie eine Verbindung zwischen einem hohen Anteil im Blut und einer besseren Erinnerungsfähigkeit bei siebzig Männern im mittleren und fortgeschrittenen Alter her. Die Männer mit viel Vitamin B_6 im Blut schnitten erheblich besser ab, als sie eine Sequenz von Zahlen, Wörtern und dazu passenden Gegenständen im Gedächtnis behalten sollten. In einem Test des sogenannten »Arbeitsgedächtnisses« – der gleichzeitigen Speicherung und Verarbeitung neuer Information – waren die Männer mit dem höchsten B6-Anteil im Blut, unabhängig vom Alter, um dreißig Prozent besser, wenn es darum ging, Zahlen rückwärts zu erinnern. Sie konnten auch die meisten Gegenstände im Gedächtnis behalten. In einer größer angelegten Folgestudie fanden die Forscher der Tufts University heraus, daß ältere Männer mit einem hohen B_6-Wert eine bessere »verzögerte Erinnerungsfähigkeit« hatten – das ist die Fähigkeit, sich an Details einer Geschichte zu erinnern, die ihnen vorgelesen wurde.

Interessant war, daß die Forscher der Tufts University feststellten, daß Vitamin B_6 als gedächtnisförderndes Mittel stärker auf Männer im mittleren Alter als auf Männer in fortgeschrittenem Alter wirkte. Bei einem Gedächtnistest hatten mittelalte Männer mit hohen B_6-Werten doppelt so gute Ergebnisse wie jüngere Männer mit niedrigstem B_6-Wert. Je mehr Vitamin B_6 im Blut, desto besser das Gedächtnis des Mannes, unabhängig von anderen Faktoren wie beispielsweise Bildung. Ebenso war die Gedächtnisleistung bei den Versuchsteilnehmern mit den geringsten B_6-Werten nicht abnormal niedrig. Die Männer mit den hohen Werten schnitten lediglich viel besser ab.

Annähernd die Hälfte der Männer in der Studie hatte niedrige Werte von Vitamin B_6 im Blut, was zu der Annahme führte, daß weit verbreitete geringfügige Defizite im Erinnerungsvermögen leicht korrigiert werden könnten.

Auf welche Weise kann das Vitamin B_6 das Gedächtnis verbessern? Einerseits senkt es den Homozysteinanteil im Blut, also des Stoffes, der mit verschiedenen mentalen Störungen in Zusammenhang gebracht wird, bis hin zu geistigem Abbau und Demenz. Andererseits fand Dr. Tucker von der Tufts University heraus, daß Vitamin B_6 das Gedächtnis verbessert, und zwar auch unabhängig von der Kontrollfunktion auf das Homozystein. »Ich glaube nicht, daß wir bereits den genauen Mechanismus kennen, mit dem B_6 zur Regulierung des Gedächtnisses beiträgt«, stellt sie fest. Sie vermutet, daß es etwas mit der Rolle von Vitamin B_6 im Stoffwechsel der Aminosäuren zu tun haben könnte.

Wieviel soll man einnehmen? Vitamin B_6 kann für das Gehirn durchaus etwas heikel werden, da sowohl der Mangel als auch ein Zuviel an der Substanz neurologische Störungen verursachen kann. Experten empfehlen zwischen 10 und 50 Milligramm Vitamin B_6, um den Homozysteinspiegel niedrig zu halten. Bereits 300 bis 500 Milligramm täglich können bei einigen Menschen eine nervenzellschädigende Wirkung entfalten, obwohl die meisten bekannten Fälle durch eine weitaus höhere Dosis verursacht wurden. Als sichere Dosis gilt: nicht mehr als 200 Milligramm täglich.

Vitamin B_{12} verhindert Vergreisung

Was sie nicht über Vitamin B_{12} wissen, kann Sie buchstäblich Ihren Verstand kosten. Es ist leider ein gut gehütetes Geheimnis, daß ein Mangel an Vitamin B_{12}, der alarmierend weit verbreitet ist, zu neurologischen Schädigungen führen kann, bis hin zu Desorientierung, Gedächtnisproblemen und Demenz. Eine kürzlich veröffentlichte Studie kam zu dem Ergebnis, daß sechzig Prozent einer Gruppe älterer Menschen, bei denen ein Mangel an Vitamin B_{12} diagnostiziert wurde, keine Ahnung hatten, daß dies eine verheerende Wirkung auf das Gehirn haben könnte. »Die Unkenntnis über die Folgen eines Mangels an Vitamin B_{12} ist erstaunlich«, sagt Dr. Robert M. Schmidt, Professor für Präventivmedizin am California Pacific Medical Center in San Francisco und Vorstandsmitglied der regionalen American Society on Aging, welche die Studie durchführte.

Die schrecklichen neurologischen Folgen eines Vitamin-B_{12}-Mangels sind üblicherweise schleichend, beginnen im mittleren Alter, werden aber erst zwanzig oder dreißig Jahre später bemerkbar, wenn man bereits sechzig oder siebzig Jahre alt ist. »Ein Vitamin-B_{12}-Mangel entwickelt sich sehr langsam über Jahre und betrifft häufig das gesamte Gehirn und Nervensystem und sonst aber überhaupt nichts«, stellte der mittlerweile verstorbenen Dr. John Lindenbaum, eine Autorität zum Thema Vitamin B_{12} vom Columbia Presbyterial Medical Center in New York, fest. Er bemerkte, daß ein Mangel an Vitamin B_{12} bei konventionellen Blutuntersuchungen häufig nicht festgestellt wird.

Der Grund liegt gewöhnlich nicht in einer falschen Ernährung. Man kann sich nicht darauf verlassen, daß man mit einem hohen Vitamin-B_{12}-Gehalt in Lebensmitteln im Alter den Bedarf an diesem Vitamin decken kann. Wenn Sie älter werden, kann Ihr Körper die Fähigkeit verlieren, Vitamin B_{12} aus der Nahrung zu gewinnen. Diese Störung, die man »atrophische Gastritis« nennt, bedeutet, daß Ihr Magen allmählich immer weniger Salzsäure, Pepsin und einen ganz besonderen Stoff, ein Protein, das Sie brauchen, um B_{12} aus der Nahrung zu absorbieren, produziert.

Atrophische Gastritis ist erstaunlich häufig. Sie wird von Jahr zu Jahr wahrscheinlicher, wenn Sie erst einmal das »mittlere Alter« überschritten haben. Laut einer jüngst durchgeführten Studie ist die Hälfte aller Amerikaner über sechzig davon betroffen. Doch da der Körper sehr lange braucht, um alle seine Vorräte an Vitamin B_{12} zu verbrauchen, werden die Mangelsymptome häufig erst Jahre später erkennbar. Im stillen, völlig ohne äußere besorgniserregende Zeichen, verschwindet alles B_{12} aus ihrem Körper, Sie können kein neues mehr produzieren. Ihr Nervensystem beginnt es allmählich zu merken und reagiert auf die B_{12}-Aushungerung. Nach und nach fangen die äußeren Hüllen der Nervenfasern an zu zerfallen, weil ihnen die B_{12}-Ernährung fehlt. Neurologische Anomalien machen sich breit: Störung des Gleichgewichtssinnes, Muskelschwäche, Inkontinenz, Stimmungsschwankungen, Demenz und Psychosen.

Die Anzeichen eines B_{12}-Mangels werden häufig als »Pseudosenilität« beschrieben, weil sie so stark dem altersbedingten geistigen Abbau ähneln. Bei zahlreichen älteren Menschen mit Erinnerungsverlust und anderen unerklärlichen geistigen Störungen wurden irreparable Fälle von »Senilität« oder die Alzheimer-Krankheit diagnostiziert, obwohl sie in Wirklichkeit unter nichts anderem als einem durchaus reparablen Mangel an Vitamin B_{12} litten. Eine vor kurzem erschienene israelische Studie ergab, daß annähernd 16 Prozent der untersuchten älteren Menschen mit Demenz in Wirklichkeit unter B_{12}-Mangel litten.

Dennoch kann ein Mangel an B_{12} auch zu einer voll entwickelten Alzheimer-Krankheit führen. Eine neue britische Studie von David Smith an der University of Oxford ergab, daß ältere Menschen mit abnormal niedrigen Vitamin-B_{12}-Blutwerten viermal häufiger die Alzheimer-Krankheit entwickelten. Der Grund dafür ist vermutlich die Verbindung mit Homozystein, einem Blutfaktor, von dem man annimmt, daß er Blutgefäße zerstört und direkte toxische Auswirkungen auf Gehirnzellen hat. B-Vitamine, einschließlich Folsäure, B_6 und B_{12}, helfen, Homozysteine zu unterdrükken. In der britischen Studie hatten die Teilnehmer mit einem Mangel an Vitamin B_{12} auch die höchsten Anteile des gefährlichen Homozystein im Blut.

Die Eindämmung von Homozystein hilft auch bei der Verringerung des Risikos eines »Gehirnschlags« oder Schlaganfalls. B-Vitamine können verhindern, daß sich die Carotidarterien, die das Gehirn mit Nährstoffen versorgen, verstopfen.

Alarmierend ist die Tatsache, daß eine durchschnittliche amerikanische Frau über 50 nur 43 bis 48 Prozent der empfohlenen Tagesdosis Vitamin B_{12} über ihre Nahrung aufnimmt. Männer des gleichen Alters bekommen 62 bis 75 Prozent.[43]

---

43 Quelle: U.S. Department of Health and Human Services.

Jeder Mensch über 50 sollte Vitamin B_{12} als Nahrungsergänzungsmittel einnehmen, um neurologische Schädigungen aufgrund von Mangelerscheinungen zu vermeiden, die durch schlechte Absorption oder »Atrophische Gastritis« verursacht werden.[44]

Wichtig dabei ist, daß Ihre Chance einer vollständigen Wiederherstellung um so größer ist, je früher Sie einen B_{12}-Mangel erkennen und korrigieren. Wenn das Gehirn erst einmal für eine längere Periode kein B_{12} erhält, kann der Gehirnschaden dauerhaft sein. Dr. Robert Russell von der Tufts University warnt: »Der Verdacht eines Mangels an Vitamin B_{12} liegt immer nahe, wenn eine ältere Person unerklärliche neuropsychiatrische Probleme entwickelt.«

Besser ist es jedoch, gar nicht erst abzuwarten, bis ein gehirnschädigender B_{12}-Mangel auftritt. Nehmen Sie statt dessen als Maßnahme zur gesundheitlichen »Versicherung« ein Vitamin-B_{12}-Präparat ein. Möglicherweise können Sie einen Mangel nicht vollständig verhindern, aber Sie können Ihr Risiko drastisch verringern. Eine aktuelle Studie an vierhundert älteren Menschen ergab, daß 40 Prozent der Personen, die kein Vitaminsupplement nahmen, zuwenig Vitamin B_{12} im Körper hatten, im Gegensatz zu nur 12 Prozent in der Gruppe, die täglich ein Supplement einnahm, das durchschnittlich lediglich 6 Mikrogramm B_{12} enthielt. Diejenigen, die keine Vitamine einnahmen, hatten also ihr Risiko eines B_{12}-Mangels dadurch verdreifacht.

Das B_{12} in Ergänzungspräparaten ist in »kristalliner« Form, die weitaus besser absorbiert wird als das B_{12}, das in Nahrungsmitteln gebunden ist. Das gilt auch, wenn wenig Magensäure aufgrund atrophischer Gastritis zur Verfügung steht. Sie können in jedem Alter Vitamin B_{12}-Ergänzungspräparate einnehmen. Sie sind völlig unbedenklich. Wenn Sie

---

44 Quelle: National Academy of Sciences.

jedoch die Fünfzig überschritten haben – sobald atrophische Gastritis eintreten könnte –, sollten Sie auf jeden Fall Vitamin B_{12} einnehmen.

Wieviel sollten Sie einnehmen? Dr. Lindenbaum empfahl, daß Menschen, die älter als fünfzig sind, 500 bis 1 000 Mikrogramm B_{12} täglich einnehmen sollten. Dr. Robert Russell von der Tufts University, ebenfalls ein B_{12}-Experte, sagt, daß alle älteren Menschen B_{12}-Präparate einnehmen sollten. Er empfiehlt 1 000 Mikrogramm täglich, sogar 2 000 Mikrogramm, wenn nötig, um schwerwiegende Absorptionsschwächen oder fortgeschrittene atrophische Gastritis zu überwinden. B_{12} wird auch in höheren Dosen für bemerkenswert sicher gehalten. Es gibt keinerlei Berichte über schädliche Auswirkungen von B_{12} in jeglicher Dosierung. Dennoch setzen Experten die kritische Obergrenze bei 3 000 Mikrogramm an.

Thiamin – ein psychiatrisches »Medikament«

Es ist bekannt, daß die Funktion des Gehirns empfindlich gestört wird, wenn es nicht ausreichend Thiamin bekommt. Da der Körper jeweils nur sehr geringe Mengen dieser Substanz speichern kann, sollte deshalb ständig genügend Thiamin über die Nahrung oder über Ergänzungsmittel zugeführt werden, damit das Gehirn keine Probleme bekommt, die unter Umständen schon nach wenigen Wochen der Abstinenz einsetzen können. Schwerer Thiaminmangel hat Gehirnschäden zur Folge, zu denen eine Krankheit namens »Korsakoffsche Psychose« gehört, die die Symptome Verlust des Gedächtnisses, Apathie und Demenz beinhaltet und am häufigsten bei Alkoholikern mit einem sehr vernachlässigten Ernährungszustand zu finden ist.

Gehirnalarm: Der Mangel an Thiamin ist erschreckend weit verbreitet.

- Etwa 40 Prozent aller älteren Amerikaner, die ins Krankenhaus eingeliefert werden, leiden unter Thiaminmangel, besagt eine Studie von 1999. Ein Grund: Viele dieser Menschen nehmen diuretische Medikamente ein, die mit dem Thiaminstoffwechsel in Konflikt geraten.
- Nach einer britischen Studie von 1996 weisen etwa 22 Prozent aller jungen Männer und 20 Prozent der jungen Frauen den untersten Grenzwert oder einen akuten Mangel an Thiamin auf.
- Autopsien, die vor kurzem in Australien durchgeführt wurden, zeigten, daß 2,8 Prozent der Bevölkerung deutliche Anzeichen von Gehirnschädigungen des Typs hatten, der durch Thiaminmangel verursacht wird.

Stimmungskontrolle

Erwiesen ist, daß ein Mangel an Thiamin Ihnen völlig die Stimmung verderben kann. Diese Tatsache wird durch eine ganze Reihe von Studien untermauert, die teilweise bis in die vierziger Jahre zurückreichen. In einer neueren Studie an irischen Frauen fanden sich ganze 65 Prozent, die entweder einen Mangel an Thiamin im Blut hatten oder kurz davor waren, einen Mangel zu entwickeln. Nach einer sechswöchigen Kur, bei der 10 Milligramm Thiamin täglich verabreicht wurden, waren die Frauen deutlich weniger müde und fühlten sich allgemein viel wohler.

Zuwenig Thiamin wirkt sich auch auf die Stimmung junger Menschen aus. Eine kürzlich durchgeführte Untersuchung in Deutschland zeigte, daß von 1 081 jungen Männern 23 Prozent zuwenig Thiamin im Blut hatten. Diese waren eher introvertiert, inaktiv, müde, hatten geringes Selbstvertrauen und waren gedrückter Stimmung. Als sie im Rahmen einer Doppelblindstudie zwei Monate lang 3 Milligramm

Thiamin täglich einnahmen, wurden sie geselliger und glücklicher.

»Die erste Reaktion auf eine thiaminarme Ernährung ist die Unfähigkeit, sich zu konzentrieren, sowie die Verwirrung der Gedanken, die Ungewißheit der Erinnerung, eine Anorexie, Reizbarkeit und Depression.«[45]

Thiamin und dysfunktionale Gehirne

Die schädlichen Auswirkungen von geringfügigem Thiaminmangel im Gehirn sind seit Jahrzehnten bekannt. In den frühen vierziger Jahren erforschte Ruth Harrell, eine Vorreiterin der psychologischen Forschung, damals am Teachers College der Columbia University in New York, sehr ausgiebig die Wirkung von Vitaminen auf Kinder, besonders auf solche, die einen schlechten Ernährungszustand aufwiesen. In einer Doppelblindstudie verabreichte sie elfjährigen Kindern in einem Waisenhaus Vitaminpräparate. Sie bekamen lediglich ein Milligramm Thiamin täglich. Nach einem Jahr zeigten die Kinder, die das Thiamin eingenommen hatten, eine Verbesserung ihrer Reaktionszeit, ihrer Intelligenz, ihrer Sehschärfe und ihres Gedächtnisses.

Später, in den achtziger Jahren, führte Dr. Derrick Lonsdale, damals Forscher an der Cleveland Clinic Foundation, spezialisiert auf pediatrische Medizin und Jugendmedizin, eine Untersuchung der roten Blutkörperchen bei über tausend Patienten – Kindern und Erwachsenen – durch. Die Erhebung bestätigte, daß 28 Prozent unter Thiaminmangel litten, häufig bereits seit langer Zeit. Die Patienten waren wegen verschiedener Verhaltensprobleme in dieser Klinik.

45 Williams, R. D.: »Archives of Internal Medicine«, 1942

Sie litten unter Lernschwierigkeiten, Wutanfällen, unberechenbarem Temperament, gewalttätigen Stimmungswechseln, Depressionen, Angst und Schlaflosigkeit.

Dr. Lonsdale gab ihnen regelmäßig als erstes ein Multivitamin-Mineralstoff-Supplement mit hohen Dosen von B-Vitaminen, in denen Thiamin enthalten war, oder reines Thiamin. Ihr Blutzellen-Thiamin normalisierte sich, meistens innerhalb einiger Monate, in beinahe allen Fällen. Bemerkenswert war, daß ihre Symptome geringer wurden oder ganz verschwanden, wenn ihr Thiaminmangel gedeckt wurde. »Das«, so sagt Dr. Lonsdale, »legt unbedingt die Vermutung nahe, daß die Symptome durch eine gestörte Gehirnchemie verursacht wurden«, und zwar von einer Störung des Typs, wie er seit langem dem Thiaminmangel zugeschrieben wird. Lonsdale vertrat die Ansicht, daß solche Patienten tatsächlich die ersten Anzeichen von Beriberi aufwiesen, einer nervenschädigenden Erkrankung, die auf ernsthaften Thiaminmangel zurückzuführen ist. Außerdem schloß er daraus, daß »das überraschend häufige Vorkommen abnormaler Testergebnisse eine weitverbreitete Ernährungslücke in den Vereinigten Staaten offenbarte«.

Dr. Lonsdale stellte darüber hinaus einen Zusammenhang zwischen Thiaminmangel mit Verhaltensproblemen und einer ständigen Ernährung mit »Junk food« her, zu dem auch Soft Drinks gehören, die aus »leeren« Kalorien bestehen. »Bei Tieren«, sagt er, »erweist sich eine Ernährung mit viel Zucker und einem Mangel an Thiamin als extrem bedrohlich für die Funktion des Gehirns.«

Zweifellos ist ein Mangel an Thiamin unter jungen Menschen sehr verbreitet. Eine britische Studie fand heraus, daß ganze 49 Prozent der heranwachsenden Mädchen und 19 Prozent der Jungen nur ein Milligramm Thiamin täglich zu sich nehmen. Es liegt nahe, daß es daher einen weitverbreiteten Thiaminmangel gibt, der schwerwiegend genug ist, um

»psychische Dysfunktionen zu verursachen«, sagt Dr. David Benton wörtlich.

Dr. Benton demonstrierte vor kurzem, daß ein Kombinationspräparat aus neun Vitaminen in einer Gruppe von 129 gesunden jungen Männern und Frauen die Stimmung erheblich verbessern konnte. Nach einem Jahr sagten sie, sie fühlten sich »wohler« als die anderen, die ein wirkstoffloses Präparat erhielten. Die Frauen berichteten außerdem, daß sie sich mehr »in Form« fühlten und daß ihre geistige Verfassung sich verbessert hatte. Es war keine Überraschung, daß ihre Stimmung und ihr allgemeiner Gesundheitszustand sich parallel zur Erhöhung ihres Vitamingehaltes im Blut verbesserte, was auf einige Mangelerscheinungen vor der Einnahme zusätzlicher Vitaminpräparate schließen ließ.

Von allen Vitaminen in dem Präparat erwies sich das Thiamin besonders bei Frauen als das bemerkenswerteste und stimmungsfördernde Mittel, schloß Dr. Benton. Noch überraschender war seine Erkenntnis, daß eine Extradosis Thiamin die Gehirnleistung steigern und ein besseres Allgemeingefühl vermitteln kann – selbst wenn rein biologisch gesehen kein Thiaminmangel vorliegt. In einer Doppelblindstudie mit 129 Männern im Durchschnittsalter von 20 Jahren zeigten alle Teilnehmer normale Thiamin-Blutwerte. Trotzdem fragte sich Dr. Benton, ob eine besonders hohe Dosis von 50 Milligramm Thiamin täglich eine Auswirkung auf ihre Stimmung haben würde. Tatsächlich war es so. Diejenigen, die Thiamin einnahmen, sagten, sie hätten einen klareren Kopf, fühlten sich besser in Form und energetischer als vorher. Sie hatten auch bessere Reaktionszeiten und trafen schnellere Entscheidungen bei einem spezifischen geistigen Performance-Test. Beim schwierigsten Teil des Tests beschleunigte sich die durchschnittliche Reaktionszeit der Thiamingruppe in Mikrosekunden um etwa 13 Prozent, während die Reaktionszeiten der Placebogruppe in etwa gleich blieb. Die Extraportion Thiamin verbesserte das Gedächtnis bei der Gruppe mit normalen Thiaminwerten jedoch nicht. Andere Forschungen legen den Schluß nahe, daß es bei Personen, die unter Thiaminmangel leiden, das Gedächtnis durchaus verbessern kann.

Das heißt jedoch nicht, daß nun jeder Thiaminin besonders hohen Dosierungen einnehmen sollte, aber es ist ein deutlicher Hinweis darauf, daß die Standarddosierungen Thiamin für eine allgemeine Topform der Gehirnfunktionen nicht ausreichend sein könnten. Die üblichen Mengen, welche offene Mangelsymptome und Gehirnfehlfunktionen verhindern, sind möglicherweise nicht ausreichend, um das Gehirn in eine optimale Höchstform zu bringen, in der es sich am wohlsten fühlt und Spitzenleistungen vollbringen kann.

Summa summarum: Die Einnahme von Thiamin verbessert, so Dr. Philip Langlais, Professor für Psychologie an der University of California San Diego Medical School, die Gehirnfunktionen sogar bei gesunden Frauen, die keinerlei Mangelerscheinungen zeigen.

Wie kann Thiamin eine so mächtige Wirkung auf das Gehirn haben? Dr. Philip Langlais sagt dazu in einem kürzlich erschienenen Interview in »Psychology Today«: »Ein Thiaminmangel behindert die Fähigkeit des Gehirns, Glukose zu verarbeiten, und verringert damit die Energie, die für geistige Aktivität zur Verfügung steht. Außerdem überreizt er die Neuronen, die dann endlos abfeuern, bis sie erschöpft sind und sterben.«

»Wenn Sie auch nur unter einem geringfügigen Mangel an Thiamin leiden«, sagt Dr. Langlais, »setzen Sie damit möglicherweise die Leistungsfähigkeit Ihres Gehirns herab.«

Wieviel brauchen Sie?

Bereits die in normalen Multivitaminpräparaten enthaltene Menge sollte ausreichen, um einen Thiaminmangel zu verhindern. Einige Experten bevorzugen eine Dosis von 25 Milligramm täglich, um sicherzugehen. Selbst in hohen Dosen scheint Thiamin unbedenklich zu sein, doch Experten schätzen, daß eine »sichere Dosis« aus nicht mehr als 50 Milligramm täglich bestehen sollte.

Niacin – die universale Gedächtnispille

Da Niacin (auch bekannt als »Nikotinsäure«, »Niacinamid« und »Nicotinamid«) ein durchaus gebräuchliches Vitamin darstellt, das in nahezu allen Vitaminpräparaten zu finden ist, wissen nur wenige um die enorme Bedeutung dieser Substanz für das Gehirn. Zum einen ist Niacin einer der Hauptenergielieferanten für die winzigen Kraftwerke der Zelle, die Mitochondrien. Wenn die Energie des Gehirns abnimmt, arbeiten die Gehirnzellen nicht mehr so effizient. Dadurch können freie Radikale die Gene der Zelle angreifen und einen Schaden anrichten, der letztendlich zur Funktionslosigkeit und zum Absterben der Zelle führt. So ist es wenig verwunderlich, wenn Studien zeigen, daß Niacin für die Funktion des Gehirns von erheblicher Bedeutung ist.

Niacin kann Ihnen in jedem Alter helfen, Ihr Gedächtnis zu verbessern. Niederländische psychologische Forscher an der Free University in Amsterdam testeten Mega-Dosierungen von zwei verschiedenen Formen der Nikotinsäure an 96 gesunden Erwachsenen. Einige nahmen acht Wochen lang das Vitamin ein, einige erhielten Placebos. Die Forscher testeten das Kurzzeitgedächtnis, das Langzeitgedächtnis und das sensorische Gedächtnis der Probanden bevor und nachdem sie das Präparat eingenommen hatten.

Schlußfolgerung: Niacin erhöhte die Gedächtnisleistung um 10 bis 40 Prozent gegenüber dem Placebo. Es funktionierte bei jungen Gehirnen, bei Gehirnen mittleren Alters sowie bei älteren Gehirnen. Es verbesserte das Kurzzeitgedächtnis, das Langzeitgedächtnis und das sensorische Gedächtnis. Die Forscher vertreten die Theorie, daß Niacin die Übertragung elektrischer Impulse zwischen Neuronen fördert, was die Schaltkreise des Kurzzeitgedächtnisses verbessert. Bei älteren Menschen begünstigte die Substanz auch die langfristige Speicherung der Gedächtnisinhalte, möglicherweise durch eine Anregung der Proteinsynthese, die gebraucht wird, um Gedächtnisinhalte aus dem Kurzzeitgedächtnis in langfristige Speicher zu übertragen.

Wie funktioniert das? Nicotinamid ist einer der Nährstoffe, die bekanntlich die Energieerzeugung in den Zellfabriken, den Mitochondrien, anregen. Es gibt zahlreiche Beweise dafür, daß das Vitamin die freien Radikale bekämpft. Es kann den durch freie Radikale verursachten Schaden an der DNS verhindern und auch reparieren helfen. Darüber hinaus kann es die Neuronen der Substantia Nigra, des Teils des Gehirns, der von dem Parkinson Syndrom betroffen werden kann, vor Schaden durch freie Radikale erzeugende Neurotoxine bewahren.

In einem aufsehenerregenden Experiment gelang es dem Harvard-Wissenschaftler Flint Beal, einen Gehirnzellschaden, wie er bei der Parkinson- und der Alzheimer-Krankheit vorkommt, durch den Gebrauch von Niacin zu verhindern. Er fand heraus, daß Niacin zusammen mit dem Antioxidans Coenzym Q 10 die Gehirnzellzerstörung der Mitochondrien verhindern konnte, während Q 10 allein dies nicht vermochte.

Niacin und Schizophrenie

Einige Kontroversen wurden durch den Gebrauch von B-Vitaminen, insbesondere von Niacin, bei der Behandlung von Schizophrenie hervorgerufen. Der entschiedenste Vertreter dieser Therapieform ist Dr. Dr. Abram Hoffer, Praktiker der »orthomolekularen« Medizin und Präsident der Canadian Schizophrenia Organization, die seit beinahe 50 Jahren bei über 4 000 Patienten Niacin zur Behandlung von Schizophrenie einsetzt. Dr. Dr. Hoffer stellte fest, daß bereits der erste Patient, der 1952 von ihm Niacin erhielt, innerhalb eines Monats eine Besserung erfuhr und innerhalb von zwei Jahren symptomfrei war.

Er ist davon überzeugt, daß nach zwei Jahren einer solchen orthomolekularen Behandlung »über 90 Prozent gesund sein werden, niemand sich schlechter fühlen und niemand tardive Dyskinese haben wird«. (Tardive Dyskinese ist ein Nervenschaden durch pharmakologische Medikamente.) Die typische Dosierung, von der er verrät, daß die meisten Patienten sie ein Leben lang nehmen müssen, beträgt 1 500 bis 6 000 Milligramm Niacin – Niacinamid oder Nicotinamid – täglich, aufgeteilt in drei Dosierungen. Häufig fügt er noch 3 000 Milligramm Vitamin C, 250 bis 500 Milligramm Vitamin B_6 und eine Reihe anderer Mineralien hinzu, wenn nötig. Außerdem rät er seinen Patienten, keine aufbereiteten, gezuckerten Junk-food-Snacks zu verzehren und alle Nahrungsmittel zu meiden, gegen die man allergisch sein könnte. Er rät, auf reichlich essentielle Fettsäuren wie Omega-3-Fettsäuren, Fischöl und Leinsamenöl zu achten.

Summa summarum: Obwohl die Schulmedizin wenig Vertrauen in Niacin als Mittel gegen Schizophrenie hat, könnte es unter angemessener ärztlicher Aufsicht einen Versuch wert sein, sagen einige Experten angesichts der Schwierigkeit, diese Krankheit zu behandeln.

Wieviel sollten Sie einnehmen?

Hohe Dosierungen von Niacin in Form von Nikotinsäure sollte wegen der potentiellen Gefahr von Nebenwirkungen wie unter anderem Leberschädigungen unbedingt unter

Aufsicht eines Arztes eingenommen werden. Die meisten Nebenwirkungen auf Nikotinsäure, die gewöhnlich eingesetzt wird, um Niacinmangel auszugleichen, sind bei einer täglichen Dosierung von 2000 bis 6000 Milligramm aufgetreten. Experten sagen, daß für Nicotinamid, einer anderen Form des Niacins, die Minimaldosis, bei der Nebenwirkungen auftreten, bei einer Tagesdosis von 3000 Milligramm liegt. Eine Dosis von 125 Milligramm täglich sollte jedoch ausreichen, um gesunde Gehirne zu schützen. So sind auch keine Nebenwirkungen zu befürchten.

Vitamin E – das Superantioxidans fürs Gehirn

Es ist alarmierend, aber wahr: Ohne ausreichend Vitamin E unterliegen die fettigen Bestandteile Ihres Gehirns der größeren Gefahr, daß sie peroxidieren, was gewaltige Funktionstörungen der Neuronen zur Folge hätte. Da das Gehirn sogar überwiegend aus Fett besteht, reagiert es extrem empfindlich auf die fett-verwüstenden freien Radikale. Es gibt nur ein einziges Antioxidans, das ausschließlich im fettigen Teil der Zellmembranen aktiv ist und sich daher ständig mit den freien Radikalen auf deren Territorium herumschlagen kann – das Vitamin E. Deshalb sind viele Wissenschaftler der Meinung, daß Vitamin E von allen Vitaminen nachweislich die beste Schutzwirkung für das Gehirn hat, sowohl gegen Zerfall aufgrund normaler »Abnutzung« durch Attacken der freien Radikale als auch gegen die Degeneration, welche durch spezifische Krankheiten wie die Alzheimersche Erkrankung verursacht wird. Die Ergebnisse von Autopsien zeigen, daß ein Mangel an Vitamin E die Axone der Nervenzellen degenerieren läßt und dazu führt, daß das Kleinhirn schrumpft.

Vitamin E hat zahlreiche Fähigkeiten. Doch die wichtigste liegt wahrscheinlich in der starken antioxidativen Kraft, die das Fett in den Zellmembranen vor der »Lipidperoxidation« durch die freien Radikale schützt. Durch die Lipidperoxidation verstopfen und verhärten die Blutgefäße im Gehirn wie auch die Gefäße im Herzen. Vitamin E leistet einzigartiges, indem es die Kettenreaktion stoppt, die von freien Radikalen ausgelöst wird. Diese Reaktionskette beginnt an einem Molekül und breitet sich wie ein Feuersturm über den gesamten Körper und das Gehirn aus. Sie bewirkt, daß das Fett überall peroxidiert und eine Zelle nach der anderen zerstört wird. »Vitamin E ist wie eine Zellfeuerwehr«, sagt einer der Wissenschaftler, »der diese biologischen Brände löscht«. Nirgendwo ist dieser Schutz des Vitamins E so wichtig, wie in den hochfetten Membranen der Gehirnzellen, die für eine schnelle und genaue Weiterleitung der Reize intakt bleiben müssen. Zerstörte oder peroxidierte Membranen schicken fehlerhafte Informationen aus, die sich in Gedächtnisverlust und anderen geistigen Verfallserscheinungen bemerkbar machen. Das erste Anzeichen eines Vitamin-E-Mangels ist in der Tat eine neurologische Störung.

Fakt ist, daß Vitamin E der erste frei erhältliche Wirkstoff ist, der vom National Institute on Aging für eine Breitenuntersuchung an einer großen Zahl von Personen ausgewählt wurde, um festzustellen, ob er den Gedächtnisverlust bei Menschen mittleren Alters verlangsamen und den Beginn der Alzheimer-Krankheit verzögern kann. Die ersten Ergebnisse werden im Jahr 2002 erwartet.

Gehirnforscher nehmen Vitamin E

»Ich nehme 1 000 IU Vitamin E täglich«, sagt D. Allan Butterfield, ein führender Gehirnforscher und Chemieprofessor am Sanders-Brown Center on Aging der University of Kentucky. Er hat die Fähigkeit von Vitamin E, freie Radikale zu neutralisieren, untersucht.

»Ich nehme täglich 800 Milligramm Vitamin E«, meint Carl Cotman, Direktor des Institute of Brain Aging and Demential an der University of California, Irvine.

»Ich nehme 400 IU Vitamin E täglich«, äußert sich Dr. Mark Mattson am Sanders-Brown Center on Aging der University of Kentucky.

»Ich nehme 500 IU natürliches Vitamin E«, sagt Dr. Lester Packer, einer der führenden Wissenschaftler im Bereich Antioxidantien an der University of California in Berkeley.

Vier Arten, wie Vitamin E Ihr Gehirn rettet

- Vitamin E neutralisiert freie Radikale, die zur Zerstörung der äußeren Membranen der Neuronen und ihrer Fähigkeit, Reize weiterzuleiten, beitragen. Ebenso vernichten freie Radikale die Membranen der Energiefabriken innerhalb der Zellen, nämlich der Mitochondrien, die den Schlüssel zu einem gut funktionierenden Gehirn darstellen.
- Vitamin E hilft außerdem, die Weiterleitung der Reize innerhalb der Zellen genauso wie die zwischen den Zellen zu regeln. Dieses erst vor kurzem entdeckte sogenannte sekundäre Botensystem ist unerläßlich für die Leitung und Kontrolle der Aktivität der Neurotransmitter, sobald sie in eine Nervenzelle eingetreten sind.
- Vitamin E wirkt sich günstig auf das Immunsystem aus, indem es die zellzerstörende Entzündung reduziert, die zunehmend als hauptsächlicher Auslöser von Gehirnerkrankungen, wie Schlaganfall und Demenz, gilt.
- Vitamin E reduziert die Verstopfung der Blutgefäße, die für die Gehirnzellen lebenswichtig sind, indem sie

sie mit Sauerstoff versorgen. Eine Hauptursache für Sauerstoffarmut im Gehirn und für Schlaganfall ist eine blockierte Carotidarterie (Halsschlagader). Auch verkalkte kleine Kapillargefäße verursachen eine Sauerstoffverarmung, geplatzte Zerebralgefäße und sogenannte Mini-Schlaganfälle. Vitamin E bekämpft die Bildung von Verkalkungen und fördert die Flexibilität der Gefäße.

Die erstaunliche Studie über die Alzheimersche Krankheit

Die Alzheimer-Krankheit ist außerordentlich schwierig zu behandeln, unter anderem weil pharmazeutische Medikamente fürchterliche Nebenwirkungen haben können. Aber gerade deshalb konnte das altbewährte Vitamin E es in der Wirkung gegen die Alzheimer-Krankheit durchaus mit einer Pharma-Droge aufnehmen und war dabei weitaus ungefährlicher. Das ist das Ergebnis einer Studie, hinter der die Namen von sechs renommierten Universitäten stehen, wozu unter anderem auch Harvard, Columbia und University of California gehören. Die Studie wurde 1997 in der Aprilausgabe einer der bekanntesten schulmedizinischen Zeitschriften veröffentlicht, dem »New England Journal of Medicine«.

Als Folge dieser Studie empfiehlt die American Psychiatric Association nun Vitamin E neben bestimmten verschreibungspflichtigen Medikamenten wie Cognex und Aricept zur Behandlung von Personen, bei denen leichte oder mittelschwere Demenz oder eine Alzheimersche Erkrankung diagnostiziert wurde.

In einer zweijährigen Studie nahmen 341 Patienten mit einer mittelschweren Alzheimerschen Erkrankung nach dem Zufallsprinzip entweder Selegilin (ein Medikament, das gegen das Parkinson-Syndrom verschrieben wird und bei der Alzheimer-Krankheit als ebenfalls wirksam gilt) oder 1 000 IU synthetisches Vitamin E zweimal täglich oder Vitamin E zusammen mit Selegilin oder ein Placebo (»Zuckertablette«).

Das Ergebnis war, daß Vitamine E das Voranschreiten der Alzheimer-Krankheit bei mehr als der Hälfte der Personen, die es einnahmen, verlangsamte, während bei den meisten Personen, die das Placebo einnahmen, die Krankheit sich allmählich verschlimmerte. Vitamin E schlug auch knapp Selegilin und war merkwürdigerweise wirksamer, wenn es allein genommen wurde, also nicht in Kombination mit dem Medikament Selegilin.

Spezifisch verringerte Vitamin E (und das Medikament Selegilin) den funktionalen Verfall bei Patienten mit einer Alzheimerschen Erkrankung – und damit ihre Fähigkeit, die Dinge des Alltags zu bewältigen – um etwa 25 Prozent. Außerdem lebten diejenigen, die Vitamin E einnahmen, länger und konnten die stationäre Behandlung länger vermeiden. Nur 26 Prozent der Personen, die Vitamin E einnahmen, brauchten während der Studie in ein Pflegeheim zu gehen, im Vergleich mit 33 Prozent derjenigen, die mit dem Medikament behandelt wurden, und 39 Prozent der Placebo-Konsumenten. So gestattete Vitamin E den Patienten, sieben Monate länger zu Hause zu bleiben, bevor sie der stationären Pflege bedurften. »Keine andere Behandlungsform bei der Verschiebung der wichtigen Entwicklungsphasen der Alzheimer-Krankheit hat eine ähnliche Wirksamkeit gezeigt«, erklärte das National Institute on Aging.

Die Wissenschaftler vermuten, daß Vitamin E durch Funktionssteigerung und Lebensverlängerung bestimmter Gehirnzellen wirkt, möglicherweise indem es sie vor der zerstörerischen Peroxidation oder der Oxidation schützt. Interessanterweise verwendete die Studie synthetisches Vitamin E anstelle von natürlichem. »Die Ergebnisse wären mit natürlichem Vitamin E wahrscheinlich noch eindrucksvoller ausgefallen«, sagt der Antioxidantien-Experte Dr. Lester Packer.

Summa summarum: Die Einnahme von täglich 2000 IU Alpha-Tocopherol Vitamin E verzögerte das Einsetzen der typischen Symptome einer entstehenden Alzheimer-Krankheit, die im Bereich der Fähigkeit des Patienten liegen, sich selbständig zu baden und anzukleiden, und sich bis zur Abhängigkeit von stationärer Pflege hin entwickeln. Außerdem verlängerte diese Behandlung die Lebensdauer.

Die große Frage ist nun: Wird die Einnahme von Vitamin E die Degeneration des Gehirns und den Beginn der Alzheimer-Krankheit verhindern helfen oder hinauszögern können? Theoretisch sollte dies möglich sein, sagen viele Gehirnforscher, die selbst Vitamin E einnehmen, um ihr Gehirn vor dem Verfall zu schützen. Das National Institute on Aging vertritt ebenfalls den Standpunkt, daß dies eine gute Möglichkeit ist. Sie erproben diese Theorie zur Zeit an einer Gruppe von 720 Patienten im Alter von 55 bis 90 Jahren, bei denen eine »schwache kognitive Beeinträchtigung« (»Mild Cognitive Impairment« oder »MCI«) diagnostiziert wurde. MCI bedeutet, daß diese Menschen bei Tests ihres Erinnerungsvermögens für ihr Alter am unteren Ende des »Normalbereichs« liegen. Laut Dr. Leon Thal, dem Forschungsleiter der neuen Studie und Vorsitzenden der Neurologischen Abteilung an der University of California in San Diego, können etwa 75 Prozent der Personen mit solchen kognitiven Behinderungen erwarten, irgendwann die Alzheimer-Krankheit zu entwickeln. »Die Alzheimer-Krankheit ist kein plötzliches Ereignis wie ein Sturz«, sagt er. »Sie entwickelt sich allmählich, und MCI ist ein frühes Warnsignal.« Laut einer Studie erkrankten zwölf Prozent der

Patienten mit MCI innerhalb eines Jahres an der Alzheimer-Krankheit im Vergleich zu nur ein oder zwei Prozent Alzheimerscher Erkrankungen bei den gesunden Menschen.

Die Forscher hoffen, daß Vitamin E den Verlauf von MCI hin zu voll ausgebildeter Alzheimer-Krankheit besser verzögern kann als das Medikament Aricept. Die Studie wird eine tägliche Dosis von 1000 IU synthetischem Alpha-Tocopherol in den ersten sechs Wochen einsetzen und 2 000 IU täglich in der Folgezeit.

Darüber hinaus gibt es zahlreiche zusätzliche Gründe, Vitamin E einzunehmen, um das Gehirn zu schützen, insbesondere wenn Sie sich dem mittleren Alter nähern.

Bei Menschen, die Vitamin E einnahmen, entwickelte sich keine Alzheimer-Krankheit

Eine erstaunliche, aktuelle Doppelblindstudie zeigte, daß das Risiko, daß eine Alzheimersche Erkrankung entsteht, sich stark verringert, wenn man Vitamin E einnimmt. Ein Forscherteam vom Rush Institute for Healthy Aging in Chicago und von der Harvard Medical School untersuchte 633 gesunde Personen im Alter von 65 Jahren oder älter. Sie wurden einem Gedächtnistest unterzogen, und man untersuchte sorgfältig, welche Art von Vitaminen sie zu sich nahmen, vor allem im Bereich der Vitamine E und C.

Über vier Jahre später überprüfen die Forscher die geistigen Funktionen der Gruppe noch einmal mit Hilfe neurologischer Untersuchungen und Tests. 91 von ihnen erhielten die Diagnose »wahrscheinlich Alzheimer«. Das erstaunliche Ergebnis war jedoch, daß nicht eine einzige Person der Gruppe von 27, die Vitamin-E-Ergänzungspräparate einnahmen, zu denen gehörte, die die Alzheimer-Krankheit entwickelten, obwohl man statistisch vier Fälle oder 15 Prozent hätte erwarten können. Darüber hinaus war unter den 23 Personen, die Vitamin C einnahmen, ebenfalls niemand, der eine Alzheimersche Erkrankung entwickelte, obwohl auch bei denen 15 Prozent zu erwarten waren.

Ihnen wurden zwischen 200 und 800 IU Vitamin E täglich verabreicht. Typische Tagesdosierungen waren 400 IU Vitamin E oder 500 Milligramm Vitamin C, Standardwerte in getrennten Supplementen. Es ist wichtig, festzuhalten, daß Multivitaminpräparate, die jeweils nur geringe Dosen von Vitamin E (gewöhnlich 30 IU) und Vitamin C (60 Milligramm) enthielten, das Risiko einer Alzheimerschen Erkrankung nicht verringerten. Personen, die Multivitamin-Präparate schluckten, unterlagen in der Studie dem gleichen Risiko, zu erkranken, wie solche, die überhaupt keine Vitamine einnahmen. Die Forscher vermuten, daß die Menge der Vitamine, die in solchen Präparaten vorhanden ist, nicht ausreicht, um das Gehirn zu schützen.

Man stelle sich vor: Die Anzahl der Personen, die Vitamin E oder Vitamin C bekamen und eine Alzheimersche Erkrankung entwickelten, war gleich null! »Ein höchst eindeutiges Resultat«, bemerkten die Wissenschaftler. Um es anders zu sagen: Ob Sie Vitamin E oder C einnehmen oder nicht, könnte in der Tat beeinflussen, ob Sie in der Zukunft krank werden oder nicht.

Gehirnalarm: Laut einer offiziellen Statistik der US-Regierung leiden ungefähr 30 Prozent aller Amerikaner unter einem Mangel an Vitamin E.

Beeindruckende Bilder von einem durch Vitamin E geschützten Gehirn

Wie wäre es, wenn Sie einen Blick in das Innere Ihres eigenen Gehirns werfen könnten? Wenn Sie sehen könnten, wie es sich unter den täglichen Angriffen der freien Radikale und anderer biologischer Gefahren standhaft über die Jahre in Form hält? Wie wäre es, wenn Sie mit Ihren eigenen Augen sehen könnten, auf welche Weise das Vitamin E Ihnen helfen kann, Ihr Gehirn vor dem sich allmählich anhäufenden Schaden zu bewahren? Die österreichischen Wissenschaftler Dr. Reinhold Schmidt und seine Kollegen an der Karl Franzens Universität in Graz machen dies nun möglich. Sie haben eine Reihe sehr bemerkenswerter Abbildungen vom Gehirn ermöglicht, die genau zeigen, daß schleichende Schäden am Gehirn in direkter Verbindung mit niedrigen Werten von Vitamin E im Gehirn stehen. Die Forscher verwendeten ein bildgebendes Verfahren namens Magnetresonanztomographie (MRI, Magnetic Resonance Tomography), um die Anzeichen beginnender Gehirnschäden bei 355 gesunden Freiwilligen im Alter von 45 bis 75 Jahren sichtbar zu machen. Das Ergebnis waren aufsehenerregende Abbildungen von Gehirnen, die nach und nach zerstört werden.

Die Wissenschaftler konzentrierten sich bei ihren Abbildungsverfahren hauptsächlich auf eine besondere Art von pathologischer Entwicklung des Gehirns, der Verdichtungen in der weißen Hirnsubstanz, auch Plaques genannt. Dies sind winzige Anomalien oder Schädigungen im Gehirngewebe, die auf eine Krankheit der kleinen Gefäße in der weißen Masse des Haupthirns schließen lassen. Sie kommen sehr häufig bei älteren Menschen vor und sind bei 40 bis 50 Prozent aller älteren Gehirne deutlich sichtbar. Obwohl solche Anomalien »gutartig« sind, insofern sie bei gesunden älteren Menschen keine spürbaren Symptome zeigen, handelt es sich trotzdem um Blutgefäßschädigungen und um eine kognitive Einschränkung, die als Vorboten für eine Verschlechterung gelten können. Mögliche Ursachen sind Gefäßkrankheiten mit hohem Blutdruck oder die ständige

Bombardierung und Oxidation des Gehirns durch freie radikale Substanzen über viele Jahre hinweg.

Wenn Horden von freien Radikalen ursächlich für die oben erwähnten winzigen Anomalien sind, kann man erwarten, daß die antioxidativen Kräfte zur Bekämpfung der freien Radikale um so schwächer sind, je weiter die Schädigung der weißen Materie fortgeschritten ist. Um diese Theorie zu testen, maßen die österreichischen Forscher zehn natürlich auftretende Antioxidantien im Blut der Testteilnehmer. Die Ergebnisse waren verblüffend.

Niedrige Werte bei Lykopin (aus Tomaten) ließen auf eine fortgeschrittene Schädigung des Gehirns schließen. Aber am eindrucksvollsten war die Verbindung mit Vitamin E. Bei Testpersonen mit den niedrigsten Vitamin-E-Werten im Blut wies das Gehirn siebenmal (700 Prozent) früher Schädigungen auf als bei denjenigen mit den höchsten Werten. Obwohl die genauen Mechanismen der Schädigung ungewiß sind, scheint das Vitamin E die freien Radikalen in Schach zu halten und das alternde Gehirn zu schützen. Wenn man die Möglichkeit hat, das drastische Bild des Gehirns mit eigenen Augen zu sehen, das nicht so verletzt und zerstört ist wie andere, nur weil Sie mehr Vitamin E in Ihren Adern haben, dann sollte das ausreichen, jeden davon zu überzeugen, Vitamin E einzunehmen.

Bei einer anderen Studie an 1 769 gesunden Personen im Alter von 50 bis 75 Jahren fand die Gruppe von Dr. Schmidt heraus, daß die Teilnehmer mit den niedrigsten Vitamin-E-Werten im Blut – auch Alpha-Tocopherol-Werte – am schlechtesten auf einer Wertungsskala abschnitten, die Demenz sichtbar macht. (Demenz ist ein anderer Begriff für das Versagen von geistigen Funktionen.) Sie wiesen keinerlei offene Symptome eines geistigen Verfalls auf. Die Verbindung bestand unabhängig vom Geschlecht, vom Bildungsstand, vom Rauchen oder von Blut-Cholesterinwerten.

Vitamin E erspart den Operationstisch

Eine der Hauptursachen des Schlaganfalls ist eine Blockade der Carotidarterie oder Halsschlagader, die direkt zum Gehirn führt. Dabei verkalkt die Arterie und wird enger, bis die Zufuhr von Blut und Sauerstoff zu den Gehirnzellen abgeschnitten ist. Ärzte können das drohende Karotis-Desaster häufig durch Ultraschallabbildungen des Halses feststellen. Die Herausforderung besteht dann darin, die Halsschlagader zu öffnen und die Verstopfung zu beseitigen. Eine Möglichkeit dazu ist ein chirurgischer Eingriff mit einer Technik, die man »Carotid-Endoarterektomie« nennt und die für den Patienten nicht ganz ungefährlich ist.

Doch erstaunliche neue Forschungen haben vor kurzem eine andere, völlig ungefährliche Methode aufgezeigt: Eine spezifische Form von Vitamin E kann helfen, blockierte Arterien wieder zu reinigen. Es scheint unglaublich, aber zu diesem Zwischenergebnis gelangte eine bemerkenswerte, gegenwärtig noch laufende fünfjährige Doppelblindstudie des Kardiologen Marvin Bierenbaum und seiner Kollegen an der Kenneth L. Jordan Heart Research Foundation in Montclair, New Jersey. Vier Jahre lang gaben die Wissenschaftler 50 Patienten zwischen 49 und 83 Jahren mit schwerer Carotidverengung, sogenannter Stenosis, entweder eine Vitamin-E-Kombination aus etwa 100 Milligramm Alpha-Tocopherol plus 650 Milligramm Tocotrienol, einer anderen Form von Vitamin E, oder Placebos. Der Grad der Verengung reichte von 15 bis 79 Prozent. Viele der Patienten hatten bereits einen Schlaganfall ohne Behinderungsfolgen oder eine Transitorische Ischämische Attacke (TIA, Transient Ischemic Attack) erlitten, die als Warnzeichen für einen Schlaganfall gilt. Die meisten setzten die Behandlung mit ihren gewöhnlichen Medikamenten, wie Aspirin, fort.

Ultraschallaufnahmen dokumentierten den Zustand der Carotidarterien nach sechs Monaten, zwölf Monaten und dann jährlich. Innerhalb von sechs Monaten bereits war die Wirkung des Vitamins E zu erkennen. Nach vier Jahren waren die Folgen des mangelnden Vitamins bei der Placebo-Gruppe erschreckend deutlich. Bei 40 Prozent der Patienten in der Gruppe, die Vitamin E einnahm, ging die Verstopfung der Carotidarterien zurück. Auch der Blutfluß durch die Arterie verbesserte sich. Nur bei zwölf Prozent verschlechterte er sich; bei dem Rest gab es keine Veränderung. Im Gegensatz dazu erlitten 60 Prozent – fünfmal soviel wie bei Vitamin E – eine fortschreitende Verengung und Verstopfung der Carotidarterien. Bei einigen war die Verschlechterung sehr »markant«. Interessanterweise öffnete im ersten Abschnitt der Studie das aus Palmöl gewonnene Vitamin E die Carotidarterien, ohne gleichzeitig das Cholesterin zu verringern. Offenbar war die Substanz imstande, das Wunder der Beseitigung der Verkalkungen hauptsächlich durch die Erhöhung der antioxidativen Wirkung und die Veränderung des Blutgerinnungsfaktors zu bewirken, meinen die Wissenschaftler. In einer späteren Phase der Studie fand man heraus, daß Kleieöl, reich an Tocotrienol, den Gehalt an »schlechtem« LDL Cholesterin um 21 Prozent senken konnte.

»Auf jeden Fall hat die Studie deutlich gezeigt, daß Vitamin E, hauptsächlich als Tocotrienol, die Arterienwände irgendwie sauberschrubben und die Verkalkungen fortspülen konnte«, meint Dr. Bierenbaum. Er nennt es eine »bahnbrechende Studie«, die beweist, »daß es eine Alternative zur Chirurgie« gibt. Er bemerkt außerdem, daß die Einnahme von Vitamin E eine Verstopfung der Carotidarterien sogar verhindern kann.

Es ist wichtig, festzustellen, daß Dr. Bierenbaum zwar auch gewöhnliches Vitamin E – also Alpha-Tocopherol –

verwendet, aber in erster Linie andere Arten von Vitamin E einsetzt, nämlich vor allem die Tocotrienole, die aus Palmöl oder Reiskleieöl gewonnen werden. Er macht hauptsächlich die Tocotrienolen für den Abbau der Verkalkungen in den Carotidarterien verantwortlich.

Vitamin E als Mittel gegen Schlaganfall

Wenn man bedenkt, daß Vitamin E in der Lage ist, die Carotidarterien teilweise wiederherzustellen, kann man sich leicht vorstellen, daß es möglicherweise auch dazu beitragen kann, Schlaganfällen vorzubeugen. Eine kürzlich durchgeführte Studie zeigt, daß eine große Gruppe älterer Menschen mit einem Durchschnittsalter von 69 Jahren, die hauptsächlich in Supplementen das meiste Vitamin E eingenommen hatten, ihr Risiko eines ischämischen, durch Blutgerinnsel verursachten Hirninfarkts, der häufigsten Art des Schlaganfalls, um erstaunliche 53 Prozent verringerten. Überraschenderweise ist die zum Schutz ausreichende Dosis Vitamin E sehr gering – täglich 42 bis 72 Milligramm. Dies zum Vergleich mit den Schlaganfall-Opfern, die durchschnittlich nur 27 Milligramm täglich eingenommen hatten. Die meisten Multivitaminpräparate enthalten etwa 30 Milligramm, obwohl die meisten Experten empfehlen, 400 Milligramm täglich einzunehmen. Die winzigen Mengen von Vitamin E in Nahrungsmitteln waren nicht ausreichend, um Schlaganfälle abzuwehren, schlossen die Wissenschaftler. Die Studie wurde im Rahmen der Northern Manhattan Stroke Study unter dem Vorsitz von Dr. Ralph L. Sacco an der Columbia University durchgeführt.

Vitamin E schützt vor Morbus Parkinson

Da Beschädigungen des Gehirns durch freie Radikale als Auslöser der Parkinsonschen Krankheit gelten, leuchtet es ein, daß die Zufuhr von reichlich Antioxidantien helfen kann, der Krankheit vorzubeugen. Niederländische Forscher von der Erasmus University Medical School in Rotterdam haben Beweise für diese Annahme gefunden. Sie untersuchten 5 324 Personen im Alter von 55 bis 95 Jahren. Diejenigen, welche das meiste Vitamin E zu sich nahmen, ware dem geringsten Risiko ausgesetzt, Parkinson zu entwickeln. Viel Vitamin C und Beta-Carotin in Lebensmitteln boten zwar auch einen gewissen Schutz, aber nicht annähernd soviel wie Vitamin E.

Trotzdem hatte das Verabreichen von hohen Dosierungen Vitamin E bei der Behandlung der Parkinsonschen Krankheit nur einen geringen Erfolg. Die Experten interpretieren diese Tatsache so, daß ihrer Meinung nach Vitamin E und möglicherweise andere Antioxidantien helfen können, Gehirnschädigungen vorzubeugen und vielleicht sogar die Ausbreitung im Frühstadium zu unterbinden, daß sie aber bei der Krankheit im fortgeschrittenen Stadium weniger wirksam sind. »Vorbeugung ist effektiver als Behandlung«, sagt der Vitamin-E-Experte Dr. Andreas Papas von Eastman Kodak, einer Herstellerfirma von Rohmaterialien für Vitamin-Ergänzungspräparate.[46]

Welcher Typ Vitamin E ist geeignet?

Vitamin E gibt es in acht verschiedenen chemischen Formen – vier Tocopherole und vier Tocotrienole, als »Alpha«,

46 Papas, Dr. Andreas: »The Vitamin E Factor«, Harper Collins, 1999.

»Beta«, »Gamma« und »Delta« bezeichnet, wie sie in natürlicher Form in Nahrungsmitteln zu finden sind. Die gebräuchlichste Variante, die den meisten Vitaminpräparaten beigefügt wird, ist das Alpha-Tocopherol, entweder in synthetischer oder in natürlicher Form. Viele Experten bevorzugen das »natürliche« Vitamin E. Auf dem Etikett wird dies als »d-Alpha-Tocopherol« bezeichnet. Doch auch andere Arten von Vitamin E, besonders das Gamma-Tocopherol und das Gamma-Tocotrienol versprechen eine gehirnschützende Wirkung. Gamma ist darüber hinaus ein wirksamer Antioxidantien-Schutz für die Zellmembranen und hat möglicherweise spezielle Wirkungen gegen degenerative Gehirnerkrankungen. Ein Grund ist, daß Gamma-Vitamin-E besonders stark bei der Neutralisierung einer Sorte von freien Radikalen ist, den stickstofffreien Radikalen, die besonders für Nervenzellen tödlich sind. Hauptsächlich diese Stickstoff-Radikale sind Verursacher von Gehirnkrankheiten, zu denen auch die Alzheimer-Krankheit gehört. Viele führende Antioxidantienforscher sagen nun, daß man das ganze Spektrum des Vitamins E braucht, sowohl Alpha- als auch Gamma-Arten von Vitamin E und Tocotrienole, um dem Gehirn vollständigen Schutz zu geben.

Bei der Auswahl von Vitamin E zum Schutz des Gehirns empfiehlt Dr. Packer, nach »gemischten« Tocopherolen Ausschau zu halten, die sowohl Gamma als auch Alpha enthalten. Sie können Tocotrienole in Einzelpräparaten kaufen oder in Kombination mit Tocopherolen – ein neues Vitamin-E-Supplement enthält beispielsweise 400 IU Tocopherole und 400 Milligramm Tocotrienole.

Wieviel sollten Sie einnehmen?

200 – 300 IU, das entspricht 200 – 300 Milligramm, natürliches Vitamin E täglich liefert üblicherweise einen angemessenen Antioxidantien-Schutz. Nehmen Sie täglich kei-

nesfalls mehr als 1 000 IU Vitamin E zu sich, außer auf Anraten Ihres Arztes, weil die Gefahr besteht, daß Ihr Blut zu dünn wird, vor allem in Verbindung mit Antikoagulantien, also gerinnungshemmenden Mitteln. Es gibt Berichte, daß Vitamin E in einer täglichen Dosis von 800 IU Blutungen fördert, wenn es zusammen mit einem Blutverdünner, wie Coumadin, verabreicht wird.

Neues vom Gehirn aus dem Laboratorium

Seit Jahrzehnten weiß man in der Wissenschaft aufgrund von Tierversuchen, daß ein Mangel an Vitamin E das Nervensystem stark schädigen kann. Ratten, denen es an Vitamin E mangelt, sowie deren Nachkömmlinge leiden häufig unter Lähmungen und »ernährungsbedingtem Muskelschwund«. Rhesusäffchen, ebenso wie Hühner und Ratten, denen man Vitamin-E-armes Futter gibt, entwickeln Ataxie, also Gleichgewichtsstörungen, Schwäche und andere neurologische Störungen. Die hohe Dosierung von Vitamin E an Tieren hat den Schaden an den Zellen im Ammonshorn nach einem Schlaganfall begrenzt. Außerdem beschleunigt die vorbeugende Behandlung von Tieren mit Vitamin E die Wiederherstellung der motorischen Funktionen nach der Verletzung des Rückenmarks.

Nicht mehr als die doppelte Dosis von Vitamin E im Futter über einen gewissen Zeitraum hinweg reduziert signifikant das Ausmaß der Gehirnschädigung nach einer Gehirnblutung oder einem Schlaganfall. Einige Experten vermuten daher, daß bereits geringe Dosen von Vitamin E in Ergänzungspräparaten – 100 bis 400 IU täglich – auch den Menschen vor einem neurologischen Schaden nach einem Schlaganfall schützen können.

Vitamin C – der Schutzschild Ihres Gehirns

Es ist klug, Vitamin C einzunehmen, und es könnte Sie sogar noch klüger machen, denn auch Vitamin C ist ein sehr starkes Antioxidans. Wissenschaftler haben erst vor kurzem entdeckt, daß es problemlos die Blut-Gehirn-Barriere durchläuft, im Gehirngewebe in hohem Maß konzentriert ist, zur Bildung von Neurotransmittern wie Dopamin beiträgt und die Zellen vor Beschädigungen durch freie Radikale schützt.

Das ist der Grund, warum zahlreiche Studien zeigen, daß ein hoher Anteil von Vitamin C im Blut die kognitive Performance in jedem Alter erhöht und gegen altersbedingte degenerative Gehirnerkrankungen wie die Alzheimer-Krankheit und den Schlaganfall schützt.

Junge Gehirne werden aktiv

Obwohl zahlreiche Vitamine das Potential des Gehirns erhöhen, nimmt Vitamin C eine Sonderrolle ein. Britische Forscher fanden beispielsweise heraus, daß heranwachsende Jungen im Alter von 13 bis 14 Jahren mit den höchsten Vitamin-C-Werten im Blut am besten bei nonverbalen IQ-Tests abschnitten. Vitamin C ist außerdem bekannt dafür, daß es die Blutwerte von Glutathion steigert, einem weiteren Antioxidans, das ursächlich mit einem Anstieg des IQ in Verbindung gebracht wird.

Vitamin C in Orangensaft erhöht den Intelligenzquotienten

In einer faszinierenden älteren Studie zeigten zwei Psychologinnen von der Texas Woman's University in Denton,

Texas, bereits 1960, daß Orangensaft den IQ bei Schulkindern ansteigen läßt. Die Wissenschaftlerinnen vertraten die Ansicht, daß ein Grund, warum Kinder aus niedrigeren sozioökonomischen Verhältnissen bei IQ-Tests schlechter abschnitten, in unerkannten ernährungsphysiologischen Mängeln bestehen könnte, die das geistige Wachstum und die Leistungsfähigkeit behindern. Sie waren der Meinung, daß dies keine unverrückbare Tatsache ist, sondern ein Trend, den man umkehren kann.

Sie entwickelten IQ-Tests, die den Altersstufen vom Kindergartenalter bis zum neunten Schuljahr und dem Studentenalter angemessen sind. 236 Kinder sowie 115 Studenten wurden damit getestet. Außerdem ermittelten sie ihre Vitamin-C-Blutwerte und stuften die Testpersonen als »hoch« oder »niedrig« ein. Ihrer Theorie entsprechend entdeckten sie, daß die Kinder mit dem höchsten Vitamin C im Blut generell um fünf bis zehn Punkte höhere IQ-Werte hatten. Daraus ergibt sich die Frage, ob man die IQ-Werte der Kinder mit »niedrigem« Vitamin C erhöhen kann, indem man ihnen sechs Monate lang Vitamin-C-reichen Orangensaft verabreicht. Auch diese Vermutung bestätigte sich. Als die Kinder noch einmal getestet wurden, nachdem sie sechs Monate lang Orangensaft mit unspezifisch hohem Vitamin-C-Gehalt getrunken hatten, zeigten die Kinder und Studenten, die vor vornherein einen »hohen« Vitamin-C-Gehalt im Blut hatten, nur geringfügige Verbesserungen des IQ. Doch bei den Kindern mit »niedrigem« Vitamin C erhöhte sich der durchschnittliche IQ etwa um vier Punkte. Die IQ-Werte erhöhten sich allgemein parallel zur Konzentration von Vitamin C im Blut.

Die Forscherinnen vermuteten, daß der zusätzliche Orangensaft beziehungsweise das Vitamin C die »Wachheit« oder »Lebendigkeit« bei denen erhöhte, die es brauchten, was die Theorie bestätigen würde, daß die Kinder mit hohem Vitamin C bereits mit einem Optimum ihrer Gehirnkapazität ausgestattet waren, während die »niedrige« Gruppe ihr Potential noch nicht ausgeschöpft hatte.

Vitamin C gegen geistigen Abbau

Vitamin C ist besonders wichtig für die Erhaltung alternder Gehirne. Jüngste Forschungsergebnisse zeigen einen direkten Zusammenhang zwischen der Vitalität der geistigen Funktionen im Alter und der Menge von Vitamin C in der Ernährung. Je mehr Vitamin C Sie zu sich nehmen, desto weniger wahrscheinlich ist es, daß Sie ihre geistige Kapazität verlieren. Besonders eindrucksvolle Beweise für diesen Zusammenhang kommen von australischen Wissenschaftlern an der University of Sydney. In einer Studie mit 117 älteren Menschen fanden sie heraus, daß unter denjenigen, die Vitamin-C-Ergänzungspräparate eingenommen haben, im Vergleich zu denjenigen, die kein Vitamin C verabreicht bekommen haben, nur 40 Prozent dazu neigen, eine schwere kognitive Behinderung zu entwickeln. Dies ging aus den Ergebnissen der besonders aussagekräftigen »Mini-Mental State«-Untersuchung hervor. Die Ergebnisse waren unabhängig vom Bildungsstand der Teilnehmer aussagekräftig. Wenn die Teilnehmer sich zusätzlich zur Einnahme der Präparate auch noch Vitamin-C-reich ernährten, sank der Anteil der kognitiven Behinderung im Vergleich sogar auf 32 Prozent.

Eine neuere Studie in der Schweiz an älteren Menschen zwischen 65 und 94 Jahren zeigte, daß die Personen mit den höchsten Vitamin-C-Blutwerten bei Tests verschiedener Performancewerte des Gedächtnisses ebenfalls am besten abschnitten.

Vitamin C beugt Schlaganfall vor

Vitamin C verhindert den geistigen Verfall, indem es Blutgefäßerkrankungen des Gehirns, vor allem den Schlaganfall, bekämpft. Britische Wissenschaftler von der University of Southamptom untersuchten vor kurzem 921 Männer und Frauen im Alter von 65 Jahren und älter. Sie fanden heraus, daß diejenigen, die das meiste Vitamin C durch ihre Ernährung in ihrem Blut hatten, auch über die besten kognitiven Funktionen verfügten und bei denen das Risiko eines tödlichen Schlaganfalls am niedrigsten war. Personen, die mehr als 45 Milligramm Vitamin C täglich verabreicht bekamen, wiesen nur halb so viele kognitive Beeinträchtigungen auf wie diejenigen, die weniger als 28 Milligramm täglich zu sich nahmen. Außerdem starben diejenigen, die bei Tests ihrer geistigen Funktionen am schlechtesten abschnitten, auch dreimal so häufig an einem Schlaganfall als diejenigen, die keine Anzeichen kognitiver Beeinträchtigungen hatten. Die Forschungsergebnisse weisen entschieden darauf hin, daß Vitamin C das Bindeglied zwischen kognitiver Funktion und Schlaganfallrisiko ist. Personen, die am wenigsten Vitamin C im Blut und in der Ernährung hatten, starben dreimal häufiger als die mit dem höchsten Vitamin-C-Anteil im Blut. Tatsächlich war ein niedriger Vitamin-C-Wert ein ebenso großer Risikofaktor für tödliche Schlaganfälle wie ein hoher diastolischer Blutdruck.

Die unvermeidliche Schlußfolgerung lautet: »Ein subklinischer Mangel an Vitamin C erhöht die Wahrscheinlichkeit einer beeinträchtigten kognitiven Funktion bei älteren Menschen. Eine hohe Zufuhr von Vitamin C schützt sowohl vor kognitiver Beeinträchtigung als auch vor Gefäßkrankheiten des Gehirns. Ein Großteil des geistigen Verfalls im Alter hat seine Ursache in Gefäßkrankheiten.«

Auf ähnliche Weise machte die Breitenstudie in der

Schweiz an annähernd 3 000 Menschen mittleren Alters deutlich, daß Personen mit niedrigem Vitamin-C- und Beta-Carotin-Gehalt im Blut einem viermal höheren Risiko ausgesetzt waren, einen tödlichen Schlaganfall zu erleiden.

Auf welche Weise verhindert Vitamin C Schlaganfälle? Eine Möglichkeit ist, daß es vor Anomalien in der Halsschlagader und bei der Blutgerinnung schützt, welche die Ursachen für geistigen Verfall und Schlaganfall sind. Der Forscher Stephen Krichenevsky von der University of Tennessee fand kürzlich heraus, daß die Wandverdickungen in den Halsschlagadern einiger Frauen im Alter von über 55 Jahre abgenommen hatten, nachdem ihnen Vitamin-C-Ergänzungspräparate verabreicht worden waren. Damit konnten Blut und Sauerstoff wieder ungehindert durch die geweiteten Öffnungen zum Gehirn fließen. Neuere Forschungen ergaben nämlich, daß ungefähr ab dem 65. Lebensjahr verdickte Halsschlagaderwände auch erste Vorboten für beginnenden Verfall der geistigen Fähigkeiten und des Gedächtnisses sind.

Vitamin C reguliert auch die Funktion der Blutgefäße – also die Erweiterung und Kontraktion der Arterien und des Blutflusses – auf eine Weise, die wandernde Blutgerinnsel davon abhält, Blutgefäße im Haupthirn zu verstopfen. Vitamin C macht beispielsweise die Plaques »stabiler«, so daß das Abbrechen von Teilen und die Bildung von Verklumpungen seltener vorkommen.

Die Dynamik des Schlaganfalls und Vitamin C

Wenn Sie einen Schlaganfall erlitten haben, können Sie größeren Schaden vermeiden, wenn Sie einen hohen Anteil von Vitamin C im Blut haben. Dies ist ein Trick, den die Wissenschaftler Tieren im Winterschlaf abgeguckt haben. Während eines Schlaganfalls verursacht die Unterbrechung der Versorgung des Gehirns mit Sauerstoff und Glukose ein massives Zellsterben. Wenn dann plötzlich der Blutfluß wieder einsetzt, gibt es dann eine zweite Woge der Verwüstung von Zellen, die sich gerade von der Attacke erholen wollen. Diese Zerstörung, der »Reperfusionsschaden«, kann ebenso erschreckende Ausmaße annehmen wie der vorangegangene Schlaganfall. Die Ursache ist eine plötzlich wieder einsetzende Zufuhr von Blut, Sauerstoff und hauptsächlich freien Radikalen zum Gehirn.

Die Wissenschaftler haben entdeckt, daß genau das auch bei Tieren im Winterschlaf passiert, wenn sie nach ihrer langen Hibernationsphase wieder aufwachen. Doch warum erleiden die nicht auch einen solchen schweren Gehirnschaden, wenn sie aus ihrer Erstarrung erwachen? Margaret E. Rice vom New York University Medical Center hat möglicherweise eine Teilantwort. Während des Winterschlafs von Eichhörnchen wird die Blutzufuhr zum Gehirn auf ein paar Tröpfchen reduziert, also um 90 Prozent oder mehr, so die Wissenschaftlerin. Gleichzeitig erhöht sich jedoch das Vitamin C im Blut um 400 Prozent, das Vitamin C in der Rükkenmarksflüssigkeit des Zentralnervensystems verdoppelt sich und bleibt auch während des langen Winterschlafs so hoch. Dr. Rice glaubt, daß dieser Aufbau von Vitamin C die Art ist, wie sich die Gehirne von Tieren vor dem Ansturm der freien Radikale schützen, der einsetzt, wenn der Blutfluß sich wieder normalisiert und die Gehirnzellen wieder anfangen, Sauerstoff zu verbrennen. Das Vitamin C fungiert also als starkes Antioxidans, um den Angriff der freien Radikale zu neutralisieren, die ansonsten Gehirngewebe zerstören würden.

Daraus folgt logisch, daß hohe Vitamin-C-Werte im Blut des Menschen, dessen Gehirn dem Angriff von freien Radikalen während eines Schlaganfalls ausgesetzt ist, ebenfalls den Schaden an den Gehirnzellen verringern und die Schwere des Anfalls mindern könnten.

Was macht das Vitamin C mit dem Gehirn? Über vierhundert medizinische Artikel sind veröffentlicht worden, um diese Frage zu beantworten. Am augenfälligsten wird die Wirkung des Vitamins C als Antioxidans. Einer der führenden Wissenschaftler auf dem Gebiet, Lester Packer, meint, daß Vitamin C eines der fünf wirksamsten »Netzwerk«-Antioxidantien ist – zusammen mit Vitamin E, Coenzym Q10, Lipoischer Säure und Glutathion. Als Antioxidans schützt es die Gehirnzellen weitgehend vor Schaden durch die Angriffe der freien Radikale. So haben beispielsweise Studien gezeigt, daß Patienten mit Morbus Alzheimer viel niedrigere Vitamin-C-Werte in der Rückenmarksflüssigkeit haben als junge Menschen. In einer kürzlich veröffentlichten Studie hat nicht eine einzige der Personen, die Vitamin-C-Präparate eingenommen hatten, eine Alzheimer Krankheit entwickelt.

Es ist bewiesen, daß das Gehirn Vitamin C braucht, um optimal zu funktionieren, sagen die Experten, und es ist notwendig, daß sich sehr viel davon in den Gehirnzellen befindet. Tierversuche zeigen, daß Vitamin C schnell und leicht im Gehirn aufgenommen wird. Nachdem Labortieren Vitamin C injiziert wird, können die Wissenschaftler binnen Minuten das Vitamin C im Gehirn feststellen.

Doch Vitamin C ist mehr als ein Antioxidans. Es erleichtert auch die Weiterleitung von Reizen im Gehirn, indem es die elektrischen Impulse ebenso beeinflußt, wie die Synthese und die Freisetzung von Neurotransmittern – das Gehirn braucht Vitamin C, um Dopamin und Adrenalin herzustellen – sowie deren Reise durch die Synapsen der Zellen. Vitamin C ist also der Hauptdarsteller auf der Bühne der überaus wichtigen Verbindungsfelder des Gehirns, auf denen die

Qualität und Quantität der Informationsübermittlungen festgesetzt wird.

Wieviel sollten Sie einnehmen?

Eine mittlere Dosis von 500 bis 1 000 Milligramm Vitamin C täglich wird von verschiedenen Wissenschaftlern für ausreichend gehalten, um das Gehirn zu schützen. Einige Experten meinen, daß bereits 200 Milligramm genug seien.

Aber Vitamin C scheint selbst in sehr hohen Dosierungen völlig unbedenklich zu sein. Zum Beispiel konnte bei einer Dosierung von 20 000 Milligramm täglich – der Dosis, die Dr. Linus Pauling täglich einnahm – keine toxische Wirkung festgestellt werden. Möglicherweise tritt ein flotter Stuhlgang auf, der sich jedoch normalisiert, sobald Sie die Dosis wieder senken. Die langfristige Einnahme solch extrem hoher Dosen Vitamin C kann nicht empfohlen werden.

Selen – Power-Mineral für das Gehirn

Das Spurenelement Selenium hat eine enorme Wirkung auf die Funktion des Gehirns. Nervenzellen brauchen Selen, um Glutathion zu produzieren, womit es eines der wichtigsten Antioxidantien für das Gehirn ist. So produzieren die Gehirne von Tieren, denen man selenarmes Futter verabreicht hat, weniger Glutathion. Gehirne, denen man das Selen vorenthält, weisen außerdem Störungen in der Aktivität der wichtigen Neurotransmitter Serotonin, Dopamin und Adrenalin auf. Nach dem aktuellen Stand der Gehirnforschung bedeutet dies potentielle Beschädigungen und Funktionsstörungen des Gehirns. Außerdem sinken die Selenwerte im Blut automatisch, wenn Sie älter werden – laut einer Studie um 7 Prozent nach 60 Jahren und um 24 Prozent nach 75 Jahren.

Schlechte Selenwerte – schlechte Stimmung

Wer mit Selen geizt, läuft Gefahr, seine Stimmung erheblich zu verschlechtern, möglicherweise durch eine Störung der Aktivität der Neurotransmitter. Wissenschaftler des U.S. Department of Agriculture verschrieben einer Gruppe junger Männer über einen Zeitraum von dreieinhalb Monaten entweder eine Diät mit hohem Selenanteil oder mit geringem Selenanteil. Die selenreiche Ernährung hob die Stimmung der Männer beträchtlich. Sie sagten, sie würden sich klarer, mehr in Hochstimmung, entspannt, konzentriert, zuversichtlich und energetischer fühlen. Je mehr Selen sie im Blut hatten, desto besser war ihre Befindlichkeit. James G. Penland, ein forschender Psychologe des U.S. Department of Agriculture, der die Studie durchführte, stellte fest, daß das zusätzliche Selenium die Stimmung der Männer anhob, obwohl sie nicht unter einem Selenmangel litten. Das heißt, daß man nicht genügend Selen für optimales Wohlbefinden zu sich nimmt, sich aber des Problems nicht bewußt ist. Unerkannte, »subklinische Versorgungsmängel« sind möglicherweise für unsere schlechten Stimmungen verantwortlich. Die selenreiche Kost, die im Rahmen der Studie verabreicht wurde, enthielt 220 Mikrogramm täglich, die selenarme Kost 33 Mikrogramm. Während einer durchschnittlichen amerikanischen Diät werden täglich zwischen 40 bis 60 Mikrogramm Selen verabreicht.

Selenreiche Nahrungsmittel sind zum Beispiel Getreide, Knoblauch, Fleisch, Fisch – insbesondere Thunfisch, Schwertfisch und Austern – sowie Paranüsse. Wenn Sie eine Paranuß essen, ist es, als würden Sie eine Selenpille schlukken, sagen die Experten. Eine geschälte Paranuß enthält im Durchschnitt 12 bis 25 Mikrogramm Selen. Wenn Sie die Nüsse in der Schale kaufen und sie erst dann herauslösen, enthält die Nuß etwa 100 Mikrogramm.

Ist Selen der Grund für die stimmungshebende Wirkung des Knoblauchs?

Verschiedentlich haben Wissenschaftler festgestellt, daß Knoblauch die Stimmung verbessern kann. Der hohe Gehalt an Selenium ist eine mögliche Erklärung. Indische Forscher, die den Nutzen des Knoblauchs für Herzinfarktpatienten getestet haben, stellten bessere Stimmung und mehr Energie als nützliche Nebenwirkungen fest. Der französische Gehirnforscher Dr. Gilles Fillion vom Institute Pasteur fand heraus, daß Knoblauch die Ausschüttung des Wohlfühlstoffes Serotonin anregt. »Ich vermute, daß Knoblauch streßlindernd und antidepressiv wirkt. Er ruft eine ähnliche Reaktion wie beispielsweise das Antidepressivum Fluoxetin hervor, wenngleich sie weitaus milder ausfällt«, sagt er. »Wenn Sie Knoblauch essen, fühlen Sie sich sofort besser.« Japanische Forscher erklärten, daß Knoblauchextrakt bei Mäusen etwa 60 Prozent der Wirkung von Valium gegen Streß hat.

Nehmen Sie Selen, und Sie fühlen sich besser

Der britische Psychologe David Benton beobachtete eine »deutliche Stimmungsverbesserung« bei 50 Personen, die fünf Wochen lang täglich eine Tablette mit 100 Mikrogramm Selen eingenommen hatten, obgleich sie keinerlei sichtbare Anzeichen eines Selenmangels aufgewiesen hatten. Einige erhielten ein Placebo, die anderen die »echten« Tabletten. Diejenigen, die das Selen verabreicht bekamen, fühlten sich, wie in einem standardisierten »Mood Inventory Test«, einem Stimmungstest, festgestellt wurde, erstaunlich klarer, gesammelter, energetischer, in gehobener Stimmung, zuversichtlich und zufrieden – oder, umgekehrt, weniger verwirrt, ängstlich, müde, deprimiert, unsicher und feindselig. Der größte Nutzen des Selens war die Linderung der Angst.

Die Forscher stellten ebenfalls fest, daß Personen, die in der Regel am wenigsten Selen zu sich genommen hatten, am meisten von dem Ergänzungspräparat profitierten. Sogar diejenigen, die bereits viel Selen über die Nahrung aufgenommen hatten, erlebten eine deutliche Verbesserung – ihre Stimmungswerte stiegen um 25 Prozent. Die Erklärung ist, daß ein »subklinischer«, unvermuteter Selenmangel, der sich in Form schlechter Stimmung ausdrückte, durch die Ergänzungspräparate behoben wurde.

Es ist nicht das erste Mal, daß nachgewiesen wurde, wie Selenpräparate die geistigen Funktionen verbessern. In einer niederländischen Studie hatten geriatrische Patienten, denen Selen- und Vitamin-E-Tabletten verabreicht wurden, weniger Angst sowie Depressionen und waren geistig aufgeweckter. Andere Forschungen zeigten, daß eine Mischung aus Selen, Zink und Nachtkerzenöl die Stimmung und einige Aspekte geistiger Funktionen bei einer Gruppe älterer Menschen mit Gedächtnisverlust verbessern konnte.

Wieviel sollten Sie einnehmen?

Experten raten, täglich 200 Mikrogramm Selen einzunehmen, um das Gehirn zu schützen und gleichzeitig Herzerkrankungen und Krebs vorzubeugen. Aber nehmen Sie sich in acht vor zu hohen Dosierungen! Selen ist eine der wenigen Nahrungsergänzungsmittel, das extrem toxisch wirken kann. Obwohl die Toxizität erst bei etwa 2 500 Mikrogramm eintritt, gibt es keinen Grund, mehr als 200 Mikrogramm Selen täglich insgesamt einzunehmen.

Summa summarum: Geringfügiger, weit verbreiteter Selenmangel schadet dem Gehirn, dies äußert sich vor allem durch Stimmungverschlechterung und erhöhte Angst. Damit Ihr Gehirn optimal funktioniert, brauchen Sie ausreichend Selen. Dazu sollten Sie täglich maximal 200 Mikrogramm Selen in Form eines Ergänzungspräparats einnehmen.

Thioctsäure – das Antioxidans Nummer eins

Eines der mächtigsten Schutzmittel für Ihr Gehirn ist ein Antioxidans, von dem Sie vielleicht noch nie etwas gehört haben. Dr. Lester Packer, Professor für molekulare und Zellbiologie an der University of California in Berkeley, einer der führenden Antioxidantienforscher der Welt, nennt Alpha-Liponsäure oder Thioctsäure das »Superantioxidans«, das seiner Vorstellung von einem »idealen« Antioxidans, wenn er es selbst herstellen könnte, am nächsten kommt. Tatsächlich stellt er die Thioctsäure in der Hierarchie der sogenannten Netzwerk-Antioxidantien – die als die mächtigsten unter Hunderten von Antioxidantien gelten – an die erste Stelle. Thioctsäure ist die »vielseitigste und mächtigste« aller derartigen Substanzen, erklärt Dr. Packer. Ihre Wirkung auf das Gehirn ist beispiellos; sie ist das Antioxidans der Antioxidantien.

Folgende Eigenschaften machen diesen Stoff so einzigartig und universell. Da ihre Moleküle so klein sind, ist die Thioctsäure eine der wenigen Substanzen, welche die Blut-Gehirn-Barriere durchdringen und schnell vom Gehirngewebe aufgenommen werden können. Dort nimmt sie sofort ihre hilfreiche Tätigkeit auf und rettet die Zellen, die im Gehirn unter Beschuß geraten sind. »Thioctsäure ist das einzige Antioxidans, das leicht ins Gehirn gelangt«, sagt Dr. Packer.

Im Gegensatz zu allen anderen Antioxidantien ist die Thioctsäure sowohl fett- als auch wasserlöslich. Das liegt an ihrer besonderen chemischen Zusammensetzung, die es möglich macht, daß diese Substanz sowohl in den wäßrigen als auch in den fettigen Bereichen des Gehirns wirksam werden kann, je nachdem, wo sie am meisten gebraucht wird. Kein anderes Antioxidans ist dazu in der Lage. Darüber hinaus ist Thioctsäure das einzige Antioxidans, das sich selbst sowie die vier weiteren wichtigen Antioxidantien Vitamin E und C, Glutathion und Coenzym Q10 regenerieren kann. Das bedeutet, daß die Thioctsäure immer dort, wo ein Antioxidans wie Vitamin E oder C verbraucht ist, die erschöpfte Substanz in ihrer vollen antioxidativen Kraft wiederherstellt. Außerdem ist diese Säure das einzige Antioxidans, das sich völlig regenerieren kann, nachdem es bei der Abwehr freier Radikale verbraucht worden war.

Weiterhin neutralisiert die Thioctsäure ausgerechnet den Typ freie Radikale, der den Gehirnzellen am gefährlichsten ist, nämlich die Stickstoff-Radikale sowie das Stickoxid. In der Vergangenheit konzentrierte man sich überwiegend auf das Unschädlichmachen der sogenannten gewöhnlichen Sauerstoffradikale. Doch in jüngster Zeit haben die Wissenschaftler begonnen, sich auf einen anderen Typ zu konzentrieren, und zwar auf die stickstofffreien Radikale, die ganz besonders gefährlich für die Gehirnzellen sind.

Von ähnlich wichtiger Bedeutung ist die Funktion der Thioctsäure, weil sie die Effizienz der Energiefabriken in den Zellen, also der Mitochondrien, steigert. Im Alter nimmt die Energieproduktion in den Mitochondrien ab, was heißt, daß sie den Sauerstoff sowie die Glukose weniger effizient einsetzen und freie Radikale dadurch einen größeren Schaden verursachen können. Dr. Bruce Ames und seine Kollegen an der University of California, Berkeley, fanden heraus, daß Thioctsäure die Energie bei alten Ratten wiederherstellen konnte – tatsächlich war das Antioxidans in der Lage, die Verringerung der Zellenergie bei alten Ratten um 50 Prozent rückgängig zu machen. Die physische Vitalität der Ratten verbesserte sich, und sie waren fast genauso aktiv wie junge Ratten.

Ein weiteres wichtiges Talent der Lipoischen Säure ist die Kontrolle des Blutzuckers und des Insulins im Blut sowie ihr Beitrag bei der Blockierung der zuckergeschädigten Eiweiße, der »AGEs« (Advanced Glycacion End Products), die das Altern beschleunigen und in großen Mengen bei Diabetikern vorkommen.

Sie sollten deshalb Thioctsäure als Nahrungsergänzungsmittel zu sich nehmen, weil Sie über die Nahrung nur sehr wenig aufnehmen können. Sie müßten zum Beispiel 7,5 Kilogramm Spinat essen, um zwei Milligramm Thioctsäure zu gewinnen.

Thioctsäure ist, technisch gesehen, gar kein Vitamin, sondern wird vom Körper selbst hergestellt. Doch die Produktion nimmt mit zunehmendem Alter ab und reicht im mittleren Alter nicht mehr aus, um Ihnen den vollen Schutz zu gewährleisten.

Gedächtnis-Kur

Machen Sie sich Sorgen um Ihr Gedächtnis im Alter? Thioctsäure kann Ihnen ein jugendliches Erinnerungsvermögen erhalten. In aufsehenerregenden Experimenten haben deutsche Forscher am Clinical Institute for Mental Health in Mannheim dem Trinkwasser von älteren, aber gesunden Mäusen Thioctsäure beigemischt. Ebenso wie Menschen zeigen Tiere Anzeichen von altersbedingtem Erinnerungsverlust. Der Grund ist wahrscheinlich bei beiden gleich, nämlich lebenslange Attacken der freien Radikale auf das Gehirngewebe. Nach zwei Wochen wurden die Mäuse, die das angereicherte Wasser getrunken hatten, mit denen, die normales Trinkwasser erhalten hatten, verglichen, um zu sehen, wie gut sie sich in einem Versuchslabyrinth zurechtfinden würden. Ihr Erfolg wurde daran gemessen, wie gut sie sich erinnerten.

Natürlich schnitten die Mäuse, die Thioctsäure im Trinkwasser hatten, weitaus besser ab und zeigten, daß sie sich viel besser erinnern konnten. Tatsächlich brachten einige Leistungen zustande, die eher Mäusen entsprach, die nur halb so alt waren, oder diese noch übertraf. Das legte die Vermutung nahe, daß die antioxidative Wirkung der Thioctsäure den Abbau des Gehirns drastisch verringert hat, möglicherweise durch die Verhinderung des Verlusts von Neuronen beziehungsweise die Wiederherstellung fehlerhafter Nervenleitungssysteme.

Ebenso bemerkenswert ist der Zeitraum, in dem die Thioctsäure ihre gedächtnisverbessernde Wunderwirkung vollzog, denn er betrug nur zwei Wochen. Auf den Menschen übertragen, wären dies etwa eineinhalb Jahre für einen Fünfundsiebzigjährigen. Ist es möglich, daß Thioctsäure in solch kurzer Zeit auch auf das menschliche Gehirn wirken könnte – eineinhalb Jahre? »Es ist möglich, doch es ist bislang noch nicht erwiesen«, sagt Dr. Packer. Er betont auch, daß Thioctsäure nicht etwa das Wachstum neuer Gehirnzellen anregt. Man nimmt an, daß die Substanz das Gedächtnis verbessert, indem sie die Funktionen spezifischer Rezeptoren an den Membranen der Nervenzellen auffrischt, die für die Kontrolle der Reizweiterleitung im gesamten Gehirn zuständig sind. Interessant war, zu beobachten, daß Thioctsäure nicht imstande war, das Gedächtnis bei jungen Tieren zu verbessern. Das legt die Vermutung nahe, daß das Antioxidans verbrauchte Schaltkreise in gealterten Gehirnzellen repariert und revitalisiert, aber keine außerordentliche Leistungssteigerung bei jungen, gesunden Neuronen bewirken kann.

»Thioctsäure ist das mächtigste Antioxidans, das der Mensch kennt«, sagt Lester Packer, Professor für molekulare und Zellbiologie, University of California in Berkeley.

Vorbeugung vor Schäden durch Schlaganfall

Thioctsäure kann Ihnen helfen, keinen Schlaganfall zu bekommen. Falls Sie dennoch einen haben, kann Ihnen die Substanz helfen, den Schaden zu begrenzen und Ihre Gesundung zu beschleunigen. Das zeigen eindrucksvolle Untersuchungen an Tieren. Dr. Packer meint, daß Versuchstiere, denen man Thioctsäure verabreicht, sich schnell von Schlaganfällen erholen. Er führte bei Ratten durch Blockieren der Halsschlagader, die das Gehirn mit Blut und Sauerstoff versorgt, künstlich einen Schlaganfall herbei. Dabei wird der Blutfluß kurz unterbrochen, der anschließend, sobald die Blockierung weg ist, plötzlich wieder einsetzt. Diese Phase – die sogenannte Reperfusion – ist die eigentlich gefährliche bei so einem Schlaganfall, weil auf einmal viel Sauerstoff wieder ins Gehirn zurückrauscht. Diese Sauerstoffüberflutung löst die Entstehung von einer so großen Menge von freien Radikalen im Gehirn in kurzer Zeit aus, daß die gewöhnliche Antioxidantienabwehr sehr schnell völlig verbraucht ist und mit diesem Ansturm nicht mehr fertig wird. Das Ergebnis ist ein wehrloses Gehirn, dessen Zellen durch die Reperfusion verletzt und abgetötet werden. Das Gehirn erleidet temporären oder dauerhaften Schaden und im schlimmsten Fall den Tod. Das ist der gefährlichste Teil des Schlaganfalls. In Dr. Packers Untersuchung starben 80 Prozent der Ratten innerhalb eines Tages nach der Wiederaufnahme der Sauerstoffzufuhr zum Gehirn.

Doch was passiert mit solchen Ratten, wenn man ihnen Thioctsäure spritzt, kurz bevor Blut und Sauerstoff wieder zurück zu ihrem Gehirn zu fließen beginnen? »Es ist erstaunlich, einfach unglaublich«, sagt Dr. Packer. In einem solchen Experiment starben nur 25 Prozent der Tiere, denen man Thioctsäure verabreicht hatte, an dem Schlaganfall, und alle überlebenden Ratten erholten sich vollständig und ohne

Anzeichen irgendwelcher zurückbleibender Schädigungen. »Es gibt kein anderes Antioxidans und kein Medikament, das auf solch eindrucksvolle Weise die Folgeschäden eines Schlaganfalls verhindern könnte«, sagt Dr. Packer.

Dr. Packers Forschungen zeigen darüber hinaus, daß Thioctsäure ihre wundersamen Wirkungen vollbringt, indem sie den Schaden abwendet, den die freien Radikale in den verletzlichen Bereichen des Gehirns anrichten können. Eine Untersuchung der Rattengehirne zeigte, daß alle Tiere, denen man keine Thioctsäure gegeben hatte, schwere, durch freie Radikale verursachte Schädigungen erlitten hatten. All jene, die Thioctsäure erhielten, hatten gesunde Gehirne, die keine Schäden aufwiesen, die man normalerweise nach einem Schlaganfall beobachten kann. Andere Wissenschaftler haben fast identische Steigerungsraten bei den überlebenden Tieren bei Schlaganfall aufgrund der Behandlung mit Thioctsäure gefunden wie Dr. Packer.

Was kann man nun mit diesen Ergebnissen anfangen? Dr. Packer und andere Wissenschaftler vertreten die Ansicht, daß Thioctsäure von Ärzten eingesetzt werden kann, um Schlaganfallpatienten zu behandeln und die Reperfusionsschädigungen am Gehirn niedrig zu halten. Darüber hinaus besteht die Wahrscheinlichkeit, daß Sie Ihr Gehirn vor Schaden im Falle eines Schlaganfalls schützen können, wenn Sie Ihre Gehirnzellen ständig mit reichlich Lipoischer Säure versorgen, denn die Antioxidantienabwehr wird dadurch weitaus stärker.

Thioctsäure schützt die Nervenzellen von Diabetikern

Hohe Blutzucker- und Insulinwerte im Blut sind nicht gut für die Nervenzellen. Diese beiden Missetäter können bei

Diabetikern Nervenzellen regelrecht attackieren und zerstören. Solche Störungen peripherer Nervenzellen, die sogenannte diabetische Neuropathie, ist eine wichtige und schmerzliche Begleiterscheinung vieler Diabetiker. Thioctsäure wird seit fünfundzwanzig Jahren erfolgreich in Europa zur Behandlung der diabetischen Neuropathie eingesetzt. Hohe Dosierungen von Thioctsäure – 200 bis 600 Milligramm täglich – reduzieren die Symptome merklich innerhalb von zwei bis drei Wochen, berichten deutsche Wissenschaftler. Tatsächlich kann Thioctsäure sogar eine Regeneration von Nervenfasern bei Menschen mit diabetischer Neuropathie anregen.

Außerdem verbessert Thioctsäure die Insulinfunktion oder »Empfindlichkeit« und senkt den Blutzucker bei Typ-II-Diabetikern, das heißt, wenn die Krankheit im Erwachsenenalter ausbricht. Dies zeigen mehrere wissenschaftliche Studien in Deutschland. Es wird eine Dosis von 600 Milligramm empfohlen, die vier Wochen lang zweimal täglich eingenommen wird. Prominente Ärzte planen nun auch in Amerika Studien von Thioctsäure bei der Behandlung der Diabetes. Dr. Packer ist der Ansicht, daß die Einnahme von Thioctsäure den Ausbruch von Typ-II-Diabetes wahrscheinlich verhindern kann, indem sie die Blutzucker- und Insulinwerte stabilisieren hilft.

Das Glutathion-Wunder

Es gibt eine weitere Wirkung der Thioctsäure, mit der sie indirekt Ihr Gehirn schützt. Thioctsäure steht in starker Verbindung mit einem weiteren Antioxidans, dem Glutathion. Dieses Antioxidans wird vom Körper hergestellt, aber es ist extrem schwierig, die Glutathionwerte im Gehirn oder auch im Blut zu erhöhen. Es ist nicht möglich, Glutathion oral einzunehmen, weil es von den Enzymen im Verdauungstrakt zerstört wird, bevor es absorbiert und an die Zellen weitergegeben werden kann. Selbst wenn Sie Glutathion in die Blutbahn injizieren, gelangt es nicht zum Gehirn.

Es gibt jedoch einen zuverlässigen Weg, um die Werte von Glutathion in Blut und Gehirn zu erhöhen: die Einnahme von Thioctsäure. In Studien wurde beobachtet, daß Thioctsäure im Blut die Glutathionwerte im Gehirn in die Höhe schnellen läßt. Das Thioctsäuremolekül ist klein genug, um durch die Blut-Gehirn-Barriere zu schlüpfen, und wenn es erst einmal im Gehirn ist, regeneriert es auf mysteriöse Weise das Glutathion. Kein anderes Antioxidans ist dazu in der Lage.

In Experimenten hat Dr. Packer herausgefunden, daß die Zufuhr von Thioctsäure in verschiedene Arten tierischer und menschlicher Zellen in der Retorte die Glutathionproduktion um erstaunliche 30 bis 70 Prozent steigerte. Auch das Füttern von Versuchstieren mit Thioctsäure hob die Glutathionwerte in ihren Organen und im Blut schnell und signifikant.

Es ist nicht möglich, herauszufinden, wie wichtig das Glutathion beim Schutz der Zellen vor freien Radikalen ist. Einige bezeichnen diese Substanz als »Schlüssel-Antioxidans«. Im wesentlichen übt das Glutathion eine entgiftende Wirkung auf den Körper aus. Studien haben gezeigt, daß Menschen mit hohem Glutathion in jeder Hinsicht länger jung bleiben. Niedrige Glutathionwerte hingegen sind Anzeichen für chronische Krankheiten und degenerative Gehirnschädigungen sowie einen frühen Tod.

Summa Summarum: Die beste Möglichkeit, um sicherzustellen, daß das Glutathion, das eine herausragende Schutzwirkung für Ihr Gehirn hat, in Ihren Gehirnzellen vorhanden ist, ist die Einnahme von Thioctsäure.

Verlassen Sie sich nicht auf Ihre Ernährung!

Über Ihr Essen bekommen Sie nur geringe Mengen von Thioctsäure. Von 16 Nahrungsmitteln, die von Dr. Packer analysiert wurden, enthielt Spinat weitaus am meisten. Danach folgten: Rindernierchen und Rinderherz, Broccoli, Rinderleber, Tomaten, Zuckererbsen, Rosenkohl und Reiskleie. Bananen, Orangenschalen, Sojabohnen und Meerrettich enthielten keine Thioctsäure. »Dennoch«, meint Dr. Packer, »müßten Sie mehr als 7,5 Kilogramm Spinat essen, um zwei Milligramm Thioctsäure zu gewinnen.«

Wieviel soll man einnehmen?

Viele Experten empfehlen gesunden Menschen eine Dosis von 10 bis 50 Milligramm Thioctsäure. Dr. Lester Packer selbst ist 70 Jahren alt und nimmt täglich 100 Milligramm davon ein, eine Hälfte davon am Morgen und die andere Hälfte nachmittags oder abends. Wenn Sie Diabetiker sind, brauchen Sie eventuell mehr – 200 bis 600 Milligramm täglich. Informieren Sie sich bei Ihrem Arzt. Thioctsäure ist rezeptfrei erhältlich in Apotheken und Drogerien.

Schädliche oder toxische Nebenwirkungen sind selbst in hohen Dosierungen nicht bekannt. Dosierungen über 100 Milligramm könnten jedoch den Blutzucker merklich senken, und zwar so viel, daß es für Nicht-Diabetiker zuviel sein könnte.

Coenzym Q10 – starke Energie fürs Gehirn

Coenzym Q10 ist eine echte Gehirn-Powernahrung, eine Art Verjüngungskur. Es hilft Ihnen, Ihr Gehirn vor »normalen« Alterserscheinungen sowie vor den schweren Krankheitsbildern, die im Alter auf viele Menschen zukommen, zu schützen.

Wenn Ihre Gehirnzellen zuwenig Q10 – auch als »CoQ10« bekannt – haben, verlangsamt sich die Energieproduktion in den winzigen Kraftwerken Ihrer Neuronen, den Mitochondrien. Eine Energiekrise mit allgemeinen Funktionsstörungen ist die Folge. Dazu kommen noch vermehrte Attacken durch herumziehende freie Radikale, die es darauf abgesehen haben, das Fett Ihrer Zellmembranen zu peroxidieren. Schließlich wird die Reizweiterleitung so gestört, daß das Überleben der gesamten Zelle auf dem Spiel steht. Damit ist der drohenden Katastrophe der Weg geebnet, wenngleich es vielleicht noch Jahre dauert, bis sie eintritt. Inzwischen wird die Integrität des Gehirns durchlöchert, die geistigen Fähigkeiten nehmen ab, das Gedächtnis wird schwach, die Motorik gestört, und die ganze Palette der degenerativen Gehirnerkrankungen wie die Alzheimer-Krankheit, das Parkinson-Syndrom und ALS droht sich zu entwickeln.

Das Mitochondrien-Wunder

Jede Zelle hat Tausende von Mitochondrien, in denen sich die komplizierten chemischen Prozesse abspielen, die Ihnen Ihre (Lebens-)Energie liefern. Solange die Mitochondrien normal funktionieren, ist alles in Ordnung. Doch über die Jahre werden diese winzigen Gebilde von freien Radikalen ständig bombardiert, ihre DNS wird zerstört und viele gehen kaputt.

»Wie gut eine Zelle weiterhin Energie erzeugen kann, hängt von dem Mengenverhältnis von intakten zu defekten Mitochondrien ab«, sagt Dr. Douglas Wallace, Professor für Biochemie an der Emory University. »Im Alter fortschreitender Schaden an der DNS kann die Anzahl der gesunden Mitochondrien soweit reduzieren, daß die Zelle nicht mehr funktioniert«, sagt Dr. Wallace. So hört die defekte Mitochondrie beispielsweise auf, Glutathion zu produzieren, ein mächtiges Antioxidans in den Gehirnzellen. Am anfälligsten sind die Zellen, die die meiste Energie brauchen – und die befinden sich im Gehirn und im Herzen. Coenzym Q10 bewirkt nun folgendes: Es erleichtert den Prozeß der Energieerzeugung – also den Transport der Elektronen – und wehrt die freien Radikale ab, die die Mitochondrien zerstören.

Die Mitochondrien der Neuronen brauchen einen besonderen Antioxidantien-Schutz, weil Gehirnzellen sehr viel Energie verbrauchen und voller Fett sind, das entgiftet werden muß, wenn sie normal funktionieren sollen.

Motorschaden

Stellen Sie sich vor, Sie wollen Ihr Auto starten, aber der Motor dreht sich nicht, und Sie stellen fest, daß die Zündkerzen verrußt sind. Aber ohne Zündung funktioniert der Motor nicht. Dasselbe passiert mit Ihrem Gehirn, wenn ihm das Coenzym Q10 fehlt. Dieses besondere Antioxidans ist eine Art »Zündkerze für die Zelle«, sagt Dr. Lester Packer, welche den Zündfunken für die winzigen Energiezentren, die Mitochondrien, in den Nervenzellen und anderen Zellen liefern, damit diese die lebensnotwendige Substanz ATP (Adenosin-Triphosphat) hervorbringen können. Diese Substanz ist der Grundbrennstoff des gesamten Lebens. Ohne Coenzym Q10 gibt es keinen Zündfunken, der die Energieproduktion der Zelle in Gang setzt. Man kann sich leicht vorstellen, wie träge die Gehirnzellen ohne Q10 werden. Ihre Energiemaschinen erleiden laufend Fehlzündungen oder zünden überhaupt nicht mehr. Dr. Peucker bezeichnet dies als »Motorschaden« beziehungsweise als Fahren mit minderwertigem Brennstoff.

Die Q10-Moleküle sind so etwas wie die Schwerstarbeiter in den mikroskopischen Kraftwerken der Zelle, den Mitochondrien. Sie schaufeln Protonen und Elektronen in einem ständigen Kreislauf von einem Bio-Energie-Enzym zum nächsten, tausende Male pro Sekunde. Ohne genügend Q10-Moleküle bricht die Energieproduktion der Zelle zusammen. Ein Gehirn mit einem Mangel an Q10 ist außerstande, in Hochform zu operieren, und degeneriert möglicherweise sogar schneller im Laufe der Jahre.

Das Elite-Antioxidans

CoQ10 muß zwei Aufgaben gleichzeitig bewältigen; einerseits ist es die Zündung für die Zellenergie, und andererseits fungiert es als Hochleistungs-Antioxidans. Die Substanz gehört zu den Elitetruppen der fünf Spitzen-Antioxidantien, denen Dr. Packer den höchsten Stellenwert für den Schutz der Zelle einräumt. CoQ10 arbeitet zusammen mit Vitamin E in den fetthaltigen Teilen der Zellen, wo das Zerstörungspotential am schlimmsten ist. Einer der Hauptgründe, warum eine Zelle sich auflöst, schlecht funktioniert und letztlich völlig zerstört wird, ist der gewaltige Sturm auf ihre fettigen Membrane, der den gefürchtetsten Schaden, die Lipid-Peroxidation, nach sich zieht. Dieser Oxidationsprozeß ist die erste Stufe des Anfangs vom Ende der Gehirnzelle. Wenn man diese toxische Umwandlung vermeiden könnte, hätten die Gehirnzellen eine weitaus höhere Überlebenschance und könnten weiterhin ihre Energie erzeugen. Noch ein Pluspunkt, der CoQ10 so wichtig für die Gehirnzelle macht, ist, daß es nicht nur die Lipid-Peroxidation bekämpft, sondern sogar das Vitamin E wiederbelebt, das einen der Hauptfaktoren bei der Abwehr der Peroxidation der Gehirnfette darstellt.

Erst das Herz, jetzt das Gehirn

Jahrelang haben sich die Wissenschaftler auf die Gefahren niedriger Werte für Coenzym Q10 in den Zellen des Herzens konzentriert. Sie haben herausgefunden, daß das Herz ohne genügend CoQ10 in solchem Maße an Energie verliert, daß die Folge Herzversagen sein kann. Erst die Wiederherstellung hoher CoQ10-Werte kann das Herz wieder mit Energie versehen. Erst vor kurzem haben die Wissenschaftler ihre Aufmerksamkeit auf die Fehlfunktionen der Gehirnzellen bei Mangel an CoQ10 gerichtet. Wie zu erwarten, sind die potentiellen Folgen einer Unterbrechung der Energieproduktion in den Gehirnzellen aufgrund CoQ10-Mangels ebenso schwerwiegend wie für die Herzzellen. Da ein Gehirn ohne ausreichend CoQ10 nicht mit voller Kraft arbeiten kann, nehmen Gedächtnis und Lernfähigkeit ab, und das Gehirn wird offenbar anfälliger für altersbedingte neurodegenerative Krankheiten wie die Alzheimersche Erkrankung, das Parkinson-Syndrom, Morbus Huntington und ALS.

Leider reduziert sich im Alter das CoQ10 im Gehirn. Je älter man wird, desto weniger stellt der Körper von dieser wichtigen Substanz her, was altersbedingten Gehirnstörungen Vorschub leistet. Gleichzeitig erhöht sich die Virulenz der freien Radikale, was zu einer doppelten Bedrohung der Nervenzellen führt. Ihre einst so mächtigen Mitochondrien, jung und kräftig, werden dann im Alter müde und energielos. Ein Weg, sie zu verjüngen, ist: Nehmen Sie CoQ10 ein.

CoQ10 macht Gehirnzellen wieder jung

CoQ10 wird unter Neurologen hoch gehandelt, hauptsächlich aufgrund einer Reihe eindrucksvoller Studien des früheren Harvard-Neurologen Dr. M. Flint Beal, nun Direktor der neurologischen Abteilung der Cornell University/New York Hospital. Da bekannt ist, daß die CoQ10-Werte im Alter sinken, mußten die Forscher herausfinden, ob ein CoQ10-Ergänzungspräparat den Weg zu den Gehirnzellen finden würde, um dort den Vorrat wieder aufzufüllen. Dr. Beal fütterte daher Versuchstieren im mittleren Alter große Mengen von CoQ10. Die Untersuchung von autopsiertem Gehirngewebe ergab, daß die Werte im Vorderhirn der Tiere sich deutlich erhöht hatten. Außerdem fanden sich die höchsten Konzentrationen genau dort, wo sie am meisten gebraucht werden, nämlich in den Mitochondrien des Gehirns. Je länger die Tiere CoQ10 einnahmen, desto höher stiegen die Werte an. Die Gehirnwerte von CoQ10 erhöhten sich nach einer Woche um 8 Prozent, nach einem Monat um 16 Prozent und nach zwei Monaten um immerhin 30 Prozent. Die CoQ10-Werte waren damit wieder auf dem Niveau von jungen Tieren. Die Einnahme von CoQ10 konnte die Gehirnzellen also deutlich verjüngen. Man kann davon ausgehen, daß die Wirkung auf menschliche Gehirnzellen ähnlich ist.

CoQ10 blockiert ALS

In weiteren aufsehenerregenden Experimenten fand das Team von Dr. Beal heraus, daß CoQ10 die Überlebenszeit von Mäusen erhöhen konnte, die genetisch so gezüchtet wurden, daß sie ALS entwickeln. Das Coenzym konnte deutlich das Voranschreiten der für die Krankheit charakteristischen Gehirnschädigungen eindämmen. Das Gehirn von Menschen mit ALS bildet normalerweise mehr freie Radikale und hat ungewöhnlich niedrige Antioxidantien-Werte sowie lethargische Mitochondrien. »Es ist dasselbe Bild, das man bei Gehirnen findet, die ungewöhnlich schnell altern«, sagt Dr. Packer.

Dr. Beals Absicht ist, herauszufinden, ob CoQ10 Gehirnzellen vor der Zerstörung durch ALS retten kann. Wenn man ein spezifisches Gift, Malonat, in das Gehirn eines Tieres injiziert, werden die Mitochondrien normalerweise zerstört, was erhebliche Schädigungen und den Tod zur Folge hat. Dr. Beal stellte fest, daß die gleichzeitige Gabe von CoQ10 zusammen mit dem Gift das Ausmaß des Gehirnschadens verringerte und das Leben der Tiere verlängerte. Er fand das gleiche für die Gehirne von Tieren heraus, die eine genetische Veranlagung für eine spezifische Gehirnschädigung hatten, die man bei Morbus Huntington vorfindet. CoQ10 löschte praktisch das gesamte Vorkommen solcher Gehirnschädigungen aus. »Es scheint«, sagt Dr. Beal, »als ob CoQ10 ein wirksames Mittel zur Bekämpfung verschiedener degenerativer Gehirnerkrankungen ist, vor allem von ALS und Morbus Huntington, der Alzheimer-Krankheit sowie des Parkinson-Syndroms.«

Interessant dabei ist, daß die Einnahme von CoQ10 die Gehirnwerte zwar bei erwachsenen Tieren in die Höhe trieb, doch nicht bei jungen. Jüngere Tiere haben vermutlich bereits besser mit CoQ10 ausgestattete Gehirne. Im Alter sinken die Werte jedoch, weil der Körper weniger CoQ10 produziert und die Rate der Lipid-Peroxidation steigt, wobei noch mehr CoQ10 verbraucht wird, um die freien Radikale abzuwehren. Um also ein alterndes Gehirn vor Schaden zu bewahren, empfiehlt es sich, die CoQ10-Werte wieder auf ein Niveau zu bringen, wie sie es in der Jugend hatten. Sie können mit CoQ10 Ihr Gehirn verjüngen!

Neue Hoffnung für die Behandlung von Morbus Parkinson

CoQ10 weckt viele Hoffnungen für die Vorbeugung und Behandlung von Morbus Parkinson, einer degenerativen Gehirnerkrankung. Wissenschaftler haben herausgefunden, daß Parkinson mit zwei Defekten verbunden ist, die das Coenzym Q10 ausgezeichnet reparieren kann. Der eine ist eine Funktionsstörung in der Energieproduktion der Mitochondrien, der andere ist der Schaden durch freie Radikale, der an den Nervenzellen angerichtet wird, die den Neurotransmitter Dopamin herstellen. Diese befinden sich in dem Teil des Gehirns, den man »Substantia Nigra«, die schwarze Masse, nennt. Die Wissenschaftler haben ebenso festgestellt, daß der Coenzym-Q10-Wert bei Menschen, die unter dem Parkinson-Syndrom leiden, besonders niedrig ist. Diese Erkenntnis brachte Dr. Beal und Cliff Shults, Professor der Neurologie an der University of California, San Diego, dazu, einen Monat lang dem Futter von Tieren CoQ10 beizumischen, bevor man ihnen, ebenso wie den Tieren in der Kontrollgruppe, ein Toxin verabreichte, das die Gehirnzellen zerstört, die Dopamin produzieren. Es war erschütternd, zu sehen, daß die Tiere, denen man das Coenzym gefüttert hatte, weitaus weniger Gehirnschädigungen und in geringerem Maß Dopamin verloren, als die anderen Tiere, denen man kein CoQ10 gegeben hatte. Das legt die Vermutung nahe, daß CoQ10 Morbus Parkinson verhindern beziehungsweise seine Entwicklung verlangsamen kann. Hohe Gehirnwerte von Coenzym Q10 könnten die Dämonen abwehren, die die Dopaminproduktion lahmlegen.

Es war an der Zeit, die Theorie am Menschen zu belegen. Eine erste Studie legte nahe, daß hohe Dosierungen von Coenzym Q10 – 200 bis 800 Milligramm täglich – die Aktivität in den Nervenzellen anregte, die den Dopaminvorrat schützen. Die Studie war so erfolgreich, daß die National Institutes of Health eine vollständige Doppelblindstudie an zwölf führenden medizinischen Zentren startete, um zu sehen, ob Coenzym Q10 das Voranschreiten des Parkinson-Syndroms verlangsamen kann. Patienten, die keiner medikamentösen Therapie bedurften, wie sie beispielsweise mit Levodopa durchgeführt wird, nehmen täglich Dosierungen von 600 oder 1 200 Milligramm ein.

Die National Institutes of Health haben ebenfalls einen großen Versuch mit CoQ10 in der Behandlung von Morbus Huntington begonnen, einer degenerativen Gehirnerkrankung, die bis zu 30 000 Amerikaner betrifft. Die tägliche Testdosis beträgt ebenfalls 600 oder 1 200 Milligramm. Für beide Studien werden im Jahr 2001 Ergebnisse erwartet.

Wieviel sollte man einnehmen?

Es gibt keine festgelegte Dosierung von CoQ10 für das Gehirn. Da noch keine der Studien abgeschlossen wurde, muß man vorsichtig mit CoQ10 umgehen. Dr. Packer bevorzugt 30 Milligramm täglich, ebenso wie der führende Experte Dr. Denham Harman von der University of Nebraska. Andere Ärzte haben eine tägliche Dosis gegen das Altern von 5 bis 10 Milligramm empfohlen. Vielleicht brauchen Sie mehr – 100 bis 200 Milligramm –, wenn Sie rauchen, eine Herzkrankheit haben oder bei Ihnen ein hohes Risiko vorhanden ist, eine degenerative Gehirnerkrankung zu entwikkeln. Jedes Ergänzungspräparat wird weitaus mehr liefern, als Sie durch die Ernährung jemals aufnehmen können. Die übliche Dosis bei einer gesunden Ernährung würde bei täglich 1 Milligramm CoQ10 liegen, so haben Forschungen gezeigt. Leider ist CoQ10 ziemlich kostspielig, weil japanische Firmen ein Monopol auf die Produktion dieser Substanz haben.

Auch gibt es in bezug auf die Resorption von CoQ10 erhebliche Unterschiede zwischen den einzelnen Menschen.

Da das Coenzym fettlöslich ist, nehmen Sie es am besten nach dem Essen ein oder zusammen mit etwas Fett wie Olivenöl oder Erdnußbutter. Die einzige Möglichkeit, festzustellen, ob Sie viel oder wenig CoQ10 im Blut haben, ist ein Bluttest.

Welche Art sollte man nehmen? CoQ10 wird unter vielen verschiedenen Markennamen verbreitet. Einige Experten warnen vor der Einnahme von wasserlöslichen »Soft-Gels«, die Propylenglykol enthalten, ein Lösungsmittel, das für Nervenzellen toxisch sein kann, insbesondere nach langer Einnahmedauer. Meiden Sie CoQ10, wenn bei den Inhaltsstoffen »Propylenglykol« aufgelistet ist. Eine verläßliche Marke von CoQ10, die auch in den Tests von Dr. Beal und für die klinischen Studien des Parkinson-Syndroms im National Institute of Health verwendet wurde, wird von der Vitaline Corporation in Ashland, Oregon, hergestellt.[47]

Medikamente treiben CoQ10 in den Keller

Wenn Sie Medikamente zur Senkung des Cholesterinspiegels einnehmen, senken Sie damit nicht nur Ihr Blutcholesterin, sondern verbrauchen gewöhnlich auch Ihre Reserven an CoQ10. Möglicherweise haben Sie dann zwar saubere Arterien, aber Ihr Gehirn funktioniert nicht mehr so richtig. Daher sollten Sie, falls Sie cholesterinsenkende Mittel, sogenannte Statine wie etwa Mevacor und Zocor, einnehmen, ganz besonders darauf achten, daß Sie zusätzlich CoQ10-Supplemente schlucken, um Ihr Gehirn ebenso wie Ihr Herz zu schützen.

47 Monopräparate Q10 sind in der Bundesrepublik Deutschland von verschiedenen Herstellern erhältlich. Erkundigen Sie sich in Ihrer Apotheke. Ein gängiges Produkt ist das Kombinationspräparat Vivivit Q10, das jedoch zusätzlich Vitamin E und Selen enthält.

Summa summarum: Wenn Ihre Gehirnzellen träge sind, dann sind Sie möglicherweise selbst dafür verantwortlich, weil Sie versäumt haben, Ihnen genügend CoQ10 zu geben. Das Coenzym kann Ihnen helfen, Ihrem Gehirn einen Schutz vor »normalen« Alterserscheinungen zu geben und, falls Ihr Gehirn bereits unter einer neurodegenerativen Erkrankung leidet, es bis zu einem gewissen Grad wieder zu verjüngen.

A-Carnitin als Gehirn-Leistungsschub

Ein weiteres Supplement, das eine energiefördernde Wirkung auf Gehirnzellen hat, ist Azetyl-L-Carnitin, und einige Studien vertreten die Auffassung, daß Sie Ihrem Gehirn einen zusätzlichen Schub geben können, wenn Sie zusammen mit CoQ10 auch noch A-Carnitin einnehmen. Diese Substanz bringt gleichzeitig die Energieproduktion in den Mitochondrien auf Touren. Außerdem trägt Azetyl-L-Carnitin dazu bei, den Verlust von Rezeptoren zu verlangsamen und die Reizweiterleitung voranzutreiben.

In Tests hat A-Carnitin die geistigen Funktionen einiger Patienten, die unter der Alzheimer-Krankheit leiden, verbessert. Doch es hat sich nicht als so effektiv erwiesen, wie man ursprünglich gehofft hatte. Eine Nebenwirkung ist eine lebhafte Traumaktivität. Nehmen Sie kein A-Carnitin, wenn Sie an Epilepsie oder manischen Depressionen leiden. Menschen mit einer Alzheimerschen Erkrankung sollten diese Substanz nur unter ärztlicher Aufsicht einnehmen.

Ginkgo – ein Leistungsschub für alternde Gehirne

Viele Gehirnforscher sind der Meinung, daß dies das vielversprechendste, am besten erprobte und dazu noch rezeptfrei erhältliche Mittel gegen das Altern ist, das Sie gleichzeitig geistig fit macht und Ihre kognitiven Funktionen verbessert. Ginkgo Biloba ist in Deutschland seit über zehn Jahren als Arzneimittel gegen Gedächtnisschwund zugelassen. Ginkgo hat in der Wissenschaft ein vehementes Echo gefunden. Zahllose renommierte amerikanische Wissenschaftler und Ärzte, viele davon im mittleren Alter, nehmen es selbst in der Hoffnung, den gefürchteten Gedächtnisverlust im Alter abzuwehren. Dr. Jerry Cott, 52 Jahre alt und Direktor der Pharma-Forschungsabteilung des National Institute of Mental Health (NIMH), nimmt täglich 240 Milligramm Ginkgo ein, um einen Verfall des Erinnerungsvermögens zu verhindern. Er ist der Ansicht, daß dies eine vernünftige und preiswerte Vorsorgemaßnahme darstellt, die durch zahlreiche aktuelle Forschungsergebnisse belegt ist. Außerdem glaubt er, daß Ginkgo die geistige Funktion und das Wohlbefinden seiner Mutter verbessert hat, die sich bereits in einem fortgeschrittenen Alter befindet und unter der Alzheimer-Krankheit leidet.

Dr. Norman Rosenthal, ein forschender Psychiater am NIMH, selbst Ende 40, nimmt täglich 120 Milligramm Ginkgo zu sich. Dr. Lester Packer, siebzig Jahre alt, Professor für Zellbiologie und Chemie an der University of California in Berkeley, schluckt täglich 30 Milligramm Ginkgo als gehirnschützendes Antioxidans. Dr. Turin Itil, weltbekannter Neuropsychiater und Initiator bahnbrechender Untersuchungen über Ginkgo im Zusammenhang mit der Alzheimer-Krankheit, nimmt seit vier Jahren Ginkgo Biloba zu sich. Er selbst hat das Alter von 70 Jahren überschritten und sagt, daß es ihm außerordentlich geholfen hätte. »Bevor ich Ginkgo eingenommen habe, konnte ich mir niemals Telefonnummern merken. Jetzt staunt meine Sekretärin nur noch, wie gut ich sie mir merken kann. Praktisch alle meine Freunde und Mitglieder meiner Familie, die das Alter von 65 Jahren überschritten haben, nehmen Ginkgo – auf meinen Rat hin«, fügt er hinzu. Dr. Itil ist Professor der Psychiatrie am New York University Medical Center und Direktor des WHO International Advisory Committee on the Diagnosis, Prevention, and Treatment of Alzheimer's Disease.

Was wissen diese prominenten Forscher, was Sie ebenfalls wissen sollten? Warum nehmen sie und tausende weiterer führender Gehirnforscher und Ärzte in der ganzen Welt Ginkgo Biloba ein?

In medizinischen Fachjournalen aus aller Welt finden sich unzählige schlagende Beweise für die Wirksamkeit dieser Substanz. Etwa 250 Studien der Pharmakologie von Ginkgo Biloba und seiner Wirkung sind in den vergangenen fünfzehn Jahren erschienen. Mehr als fünfzig klinische Versuche, die meisten davon in Europa, verkünden Ginkgo Biloba als erfolgreiche Behandlungsmöglichkeit gegen altersbedingten Erinnerungs- und Konzentrationsverlust, gegen verstärkte geistige Abwesenheitserscheinungen, Verwirrungszustände, Schwindel, Tinnitus (Hörsturz) und die Alzheimer-Krankheit. Ginkgo ist von den deutschen Gesundheitsbehörden ausdrücklich für die Behandlung dieser Symptome zugelassen.

Hochwirksamer vielseitiger Schutz

Ginkgo Biloba, ein Extrakt der Blätter des Ginkgobaumes, hat so viele gehirnfreundliche Wirkungen, daß es schwierig ist, zu sagen, welche davon die wichtigste ist. Dr. Packer preist die starke antioxidative Kraft des Präparats. Er hat gezeigt, daß Ginkgo zwei der aktivsten freien Radikale – Superoxid und das Hydroxyl-Radikal – ausschaltet, welche die Gehirnzellen mühelos zerstören können. Dr. Packer bemerkt darüber hinaus, daß Ginkgo das freie radikale Stickoxid neutralisiert, das Entzündungen und als Folge Blutgefäß- und Gehirnzellschaden verursacht. Ginkgo wirkt also auch entzündungshemmend.

Studien zeigen, daß Ginkgo die Blut- und Sauerstoffzirkulation zu den Kapillaren im Gehirn erhöht, möglicherweise durch eine Reduktion der Viskosität des Blutes. Viele Experten sind der Auffassung, daß dies allein Ginkgo schon zu einem beachtlichen Tonikum für das Gehirn macht. Dr. Itil stellt weiterhin fest, daß Ginkgo den Glukose-, also Blutzuckerstoffwechsel im Gehirn erhöht, was ebenfalls eine verjüngende Wirkung auf das Gedächtnis hat. Französische Forscher fanden heraus, daß Ginkgo unmittelbar eine stark anregende Wirkung auf die Aktivität der Neurotransmitter hat, möglicherweise, indem es die Integrität der Nervenzellmembranen wiederherstellt beziehungsweise erhält. Elektroenzephalogramme (EEG) zeigen, daß Ginkgo eine deutliche pharmakologische Wirkung im Gehirn auslöst. Dr. Itil fand heraus, daß sowohl bei jungen Männern mit einem Durchschnittsalter von 32 Jahren als auch bei älteren Menschen mit Gedächtnisproblemen ein standardisiertes Ginkgopräparat, das »Ginkgold«, als eine Art »kognitive Starthilfe« funktionierte, das die Alpha-Gehirnwellenaktivität in allen Bereichen des Gehirns erhöhte. Die verstärkte Gehirnwellenaktivität war innerhalb von ein bis drei Stunden nach der Einnahme von Gingko zu beobachten. Darüber hinaus kann Ginkgo möglicherweise auch die Alterung des Gehirns rückgängig machen, indem es das Nachwachsen von Nervenzell-Rezeptoren anregt, die im Alterungsprozeß verlorengegehen und sich in dem Prozeß der »Exzitotoxizität« verschleißen, der Gehirnzellen schwächt und zerstört.

Ginkgo hat die Alzheimer-Krankheit aufgehalten

Der große Augenblick für Ginkgo kam 1997 in einer Doppelblindstudie, die im »Journal of the American Medical Association« veröffentlicht wurde. Dr. Itil und Kollegen, darunter Dr. Pierre Le Bars, testeten Ginkgo in den Präparatsvarianten »Schwabe Egb761« und »Ginkgold« in einer täglichen Dosierung von 120 Milligramm an Patienten mit Demenz, verursacht durch Schlaganfall oder eine Alzheimersche Erkrankung. Nach einem Jahr zeigten 30 Prozent der Testteilnehmer mit Demenz bei Erinnerungs- und Denkaufgaben bessere Leistungen und wurden von ihrem Betreuungspersonal bezüglich sozialem Verhalten und der Stimmung als ausgeglichener eingeschätzt als diejenigen, die Placebos eingenommen hatten.

Summa summarum: Teilnehmer, denen Ginkgo verabreicht worden war, ließen keine Anzeichen einer Verschlechterung ihrer geistigen Fähigkeiten erkennen im Gegensatz zu denen, die mit Placebos versorgt worden waren. Sie wiesen sogar eine leichte Verbesserung ihrer sozialen Funktionen auf. Die Forscher vermuten, daß eine höhere Dosierung – täglich 240 Milligramm – effizienter sein könnte, solange der Verfall des Gehirns noch nicht so weit fortgeschritten ist.

Viele Gehirnforscher beginnen Ginkgo Biloba selbst zu nehmen, wenn sie das mittlere Alter erreicht haben. Ihre Überlegung ist folgende: Wenn Ginkgo ein so schreckliches Leiden wie die Alzheimersche Erkrankung verlangsamen kann, dann ist zu vermuten, daß es bei rechtzeitiger Anwendung den Symptomen dieser Krankheit von Anfang an vorbeugen kann. Nach Meinung der Forscher kommt die Alzheimer-Krankheit schließlich nicht plötzlich über Nacht, sondern sie ist der Höhepunkt einer jahrelangen Entwicklung der allmählichen Verschlechterung der Gehirnfunktionen. Geringfügige kognitive Beeinträchtigungen (Mild Cognitive Impairment, MCI) und die frühen Warnsignale eines sich verschlechternden Gedächtnisses werden heute als Vorläufer der Alzheimerschen Erkrankung gesehen. Wenn Sie daher solche frühen abträglichen Entwicklungen Ihres Gehirns verzögern oder verhindern können, werden Sie möglicherweise niemals jene gravierenden demenzartigen Gehirnschädigungen erleben müssen.

Ginkgo auf dem Prüfstand

Die National Institutes of Health sind so von dem gehirnrettenden Potential des Ginkgo überzeugt, daß sie eine absolut neuartige 15-Millionen-Dollar-Studie ins Leben gerufen haben, um zu sehen, ob das Kraut tatsächlich dem Erinnerungsverlust und dem Beginn der Alzheimer-Krankheit Einhalt gebieten kann. In einer Doppelblindstudie, die man im Rahmen des NIH Center of Complementary and Alternative Medicine durchführt, werden einer großen Gruppe gesunder Männer und Frauen im Alter von über 75 Jahren drei oder vier Jahre lang verschiedene Dosierungen von Ginkgo oder Placebos verabreicht. Die Teilnehmer werden sich verschiedenen Tests ihres Gedächtnisses und ihrer allgemeinen geistigen Funktionen unterziehen. Wenn diejenigen, die Ginkgo einnehmen, weniger Gedächtnisverlust aufweisen, dann werden die Forscher neue Beweise für die Fähigkeit von Ginkgo haben, Gehirnverfall abzuwehren oder aufzuhalten.

Die perfekte Pille für normales Altern

Weitaus wichtiger für die meisten Menschen ist jedoch die normale Erosion der geistigen Funktionen und des Gedächtnisses, die im fortgeschrittenen Alter um sich greift – insbesondere die Verlangsamung in der Verarbeitung von Informationen und die Verschlechterung des Kurzzeitgedächtnisses, das man beispielsweise braucht, um sich Telefonnummern, Namen und Gesichter zu merken. Ginkgo scheint ideal dafür geeignet zu sein, mit solchem altersbedingtem Gedächtnisverlust umzugehen. Dr. Pierre Le Bars, führender Ginkgo-Experte und klinischer Assistenzprofessor an der New York University, sagt dazu: »Die Forschungsergebnisse zeigen Gingko nicht als allgemein gedächtnisverbesserndes Mittel, das beispielsweise das Langzeitgedächtnis und die Fähigkeit, sich an Fakten zu erinnern, verbessert.« Die Studien zeigen vielmehr, so meint er, daß Ginkgo in erster Linie die Reaktionszeiten beschleunigt und die Trefferrate des Kurzzeitgedächtnisses sowie des sogenannten Arbeitsgedächtnisses erhöht, und dies besonders bei Menschen mit altersbedingten leichten Verfallserscheinungen.

In Studien an Menschen, die 60 bis 65 Jahre alt waren und mit geringfügigen kognitiven Problemen kämpften, hat Ginkgo das Kurzzeitgedächtnis und das Arbeitsgedächtnis verbessert. Die Versuchsteilnehmer konnten sich besser auf kürzlich gelernte Informationen – wie etwa eine Liste von Wörtern – konzentrieren, sie abspeichern und schneller wieder hervorholen, nachdem sie Ginkgo eingenommen hatten. Daher sagen einige, daß Ginkgo genau die Lücke füllen kann, die geringfügige altersbedingte Erinnerungsdefizite hinterlassen.

In welchem Alter beginnt sich normalerweise das Gedächtnis zu verschlechtern? »Bei einigen Menschen kann das Erinnerungsvermögen im Alter von 30 Jahren abnehmen, bei anderen aber nicht vor 40, 50, 60 Jahren oder sogar später«, sagt Dr. Itil. Bei manchen Menschen setzt so ein fortschreitender Erinnerungsverlust sogar niemals ein. Andere dagegen werden sehr schnell davon überrascht. Dr. Itil empfiehlt, am besten sofort zu handeln, sobald die ersten Anzeichen einer Verschlechterung des Gedächtnisses bemerkt werden. Auf keinen Fall sollte man abwarten, bis sich der Zustand so verschlechtert hat, daß sich möglicherweise schon Demenz oder die Alzheimer-Krankheit abzeichnen. Die Tatsache, daß man einen Großteil des Gehirnzellschadens nun dem Schaden durch freie Radikale sowie einem niedrigen Antioxidantienschutz zuschreibt, läßt das Antioxidans Ginkgo in einem noch besseren Licht als Mittel erscheinen, das das Gehirn gesund erhält.

Ginkgo gegen Schlaganfall

Faszinierende Forschungsergebnisse des National Institute on Aging legen die Vermutung nahe, daß die Einnahme von Ginkgo die Schwere des Gehirnschadens nach einem Schlaganfall reduzieren kann. In Experimenten gaben die Wissenschaftler Rennmäusen Ginkgo und schnitten dann die Blutzufuhr zum Gehirn ab, wodurch ein Schlaganfall induziert wurde. In solchen Situationen wird das Gehirn von hohen Konzentrationen der toxischen Arachidonfettsäure getroffen, die auf verschiedenste Weise erheblichen Schaden anrichten kann, insbesondere durch die Freisetzung von freien Radikalen und die Förderung von Entzündungen. Je länger sich die Arachidonfettsäure hält, desto mehr Zellen kann sie schädigen. Das Gehirn versucht also, sie so schnell wie möglich zu abzubauen. Ginkgo bewirkte in diesem Fall eine Beschleunigung der Aufnahme oder Beseitigung der Arachidonfettsäure. In einer ähnlichen Studie mit Rennmäusen blockierte Ginkgo auch das Zellsterben im Ammonshorn.

Würde man die Ergebnisse auf Menschen anwenden, liegt die Vermutung nahe, daß die frühzeitige Versorgung von

Gehirnzellen mit Ginkgo sie im Falle eines Schlaganfalls vor Schädigung und Tod retten kann.

Ist weniger mehr?

Die meisten frühen Studien in Europa verwendeten eine Standarddosis von täglich 120 Milligramm Ginkgo. Einige Forscher empfehlen mittlerweile höhere Dosierungen – 240 Milligramm täglich. Selbst mit Dosierungen bis zu 600 Milligramm ist experimentiert worden, wobei jedoch die niedrige Dosis von 210 Milligramm möglicherweise für die meisten älteren Menschen mit Anfängen von Gedächtnisproblemen optimal ist. Eine interessante dänische Studie von 1998 zeigt, daß 120 Milligramm Ginkgo (GB-8) täglich die geistigen Funktionen sowohl bei Frauen als auch bei Männern mit geringen bis mittelschweren kognitiven Beeinträchtigungen und einem Durchschnittsalter von 74 Jahren signifikant erhöhte. Eine doppelte Dosierung von 240 Milligramm bewirkte dies überraschenderweise nicht.

Die Teilnehmer, die eine niedrige Dosis von 120 Milligramm Ginkgo-Extrakt einnahmen, erzielten nach drei Monaten höhere Werte beim Testen der Aufmerksamkeit, Konzentration und des verbalen Kurzzeitgedächtnisses. Auch ihr diastolischer Blutdruck sank. Die anderen Teilnehmer, die 240 Milligramm erhielten, erfuhren keine Verbesserung ihrer Testwerte. Auch ihr diastolischer Blutdruck war nicht niedriger geworden. Außerdem berichteten die hochdosierten Teilnehmer über Nebenwirkungen in Form von Schlafstörungen, Schwindelgefühlen und Dyspepsie.

Es ist gut möglich, daß es eine Art »Idealdosierung« bei Ginkgo gibt, deren Über- oder Unterschreitung den Effekt der Substanz zerstört. Dr. LeBars empfiehlt, es zuerst mit 120 Milligramm zu versuchen und nach drei bis sechs Monaten die Dosierung zu erhöhen, falls sich keine Änderung einstellt. »Die Forschung zeigt, daß man nach etwa einem Monat eine Wirkung feststellen sollte«, sagt er. »Falls Sie sich nicht nach vier oder sechs Wochen der Einnahme von 120 Milligramm besser fühlen, können Sie es mit 240 Milligramm versuchen. Wenn jedoch nach ein paar Monaten noch keine Anzeichen einer Besserung sichtbar werden, sollten Sie von einer weiteren Behandlung Abstand nehmen«, rät Dr. Le Bars. »Dann gehören Sie zu der Hälfte der Gesamtbevölkerung, die nicht auf Ginkgo anspricht.«

Dr. LeBars meint, daß nicht jeder Mensch sich von Ginkgo einen geistigen Schub versprechen kann. Höchstens 50 Prozent derjenigen, die Ginkgo einnehmen, können eine Verbesserung feststellen, so zeigt die Forschung. Bei denen, die unter schwerem Erinnerungsverlust oder der Alzheimer-Krankheit leiden, ist die Rate noch niedriger – 30 bis 40 Prozent. Jegliche positive Wirkung von Ginkgo macht aus einem unbekannten Grund vor 50 Prozent der Bevölkerung halt – selbst bei einer höheren Dosierung von täglich 240 Milligramm, schließt Dr. LeBars. Er ist außerdem der Meinung, daß Ginkgo eher geeignet ist, frühe Anzeichen eines Erinnerungsverlustes zu bekämpfen, als fortgeschrittene Funktionsstörungen wie bei der Alzheimerschen Erkrankung zu verlangsamen oder umzukehren.

Wie sicher ist Ginkgo?

Ginkgo geht der Ruf voraus, völlig unbedenklich zu sein, bis auf einige kleinere Nebenwirkungen wie Schwindelgefühle. Kürzlich wurde jedoch über einige schwere Blutungen berichtet, die nach der Einnahme von Ginkgo aufgetreten sind. Ob Ginkgo der ausschlaggebende Faktor dabei war, ist unbekannt. Dennoch raten einige Experten nun, alle Personen, die ein bekanntes Problem mit Blutungen haben, wie zum Beispiel beim hämorrhagischen Schlaganfall oder bei der regelmäßigen Einnahme von gerinnungshemmenden Mitteln (Antikoagulantien) wie Coumadin oder Aspirin gegen Herzprobleme, sollten einen Arzt konsultieren, bevor sie Ginkgo einnehmen. »Es ist möglich, daß Ginkgo zu Komplikationen mit Blutungen beitragen kann«, sagt Dr. LeBars, »obwohl die Wahrscheinlichkeit sehr gering ist.« Dennoch kann man die Gefahr vermeiden, indem man den Gerinnungsfaktor des Blutes von einem Arzt bestimmen läßt. »Wenn Sie keine üblichen Blutverdünner wie etwa Aspirin einnehmen, sollte cigentlich keine Gefahr bestehen«, sagt Dr. LeBars.

Welches Präparat sollten Sie wählen? Nicht alle Ginkgopräparate auf dem Markt sind gleich. Tests haben herausgefunden, daß nicht alle Markenprodukte, selbst standardisierte und renommierte, die gleiche positive Wirkung auf das Gehirn haben. In einem Test mit drei kommerziellen Ginkgopräparaten stellte Dr. Itil fest, daß nur Egb 761 als »kognitiver Verstärker« funktionierte.

Summa summarum: Die Einnahme von Ginkgo kann Gehirnschädigungen, die mit geistigem Abbau verbunden sind wie Morbus Alzheimer, verlangsamen. Es kann einige Gedächtnislücken und kognitive Beeinträchtigungen aufgrund des normalen Alterungsprozesses korrigieren. Es gibt jedoch keine Hinweise darauf, daß Ginkgo eine »Smart Drug« sein könnte, die das Gedächtnis schärfen und die mentalen Funktionen über das normale Maß hinaus verbessert. Es ist keine Pille, die man als junger Mensch einnehmen könne, um beispielsweise eine Prüfung besser zu bestehen. Ein wesentlicher Effekt von Ginkgo scheint in der Verlangsamung der allmählichen Verschlechterung der geistigen Fähigkeiten, insbesondere bei alternden Gehirnen, zu liegen. Der Grund dafür sind verschiedene pharmakologische

Eigenschaften, zu denen auch eine starke antioxidative Wirkung gehört.

Phosphatidylserin (PS) verjüngt das Gedächtnis

Eines der vielversprechendsten gedächtnisfördernden Mittel aus wissenschaftlicher Sicht ist eine Substanz mit dem Zungenbrechernamen: »Phosphatidylserin«. Die meisten Experten nennen sie einfach »PS«. PS ist ein fetter Nährstoff, der in allen Zellmembranen und in einem besonderen Maße im Gehirn vorkommt und völlig problemlos die Blut-Gehirn-Barriere durchdringen kann. Nach der Aufnahme in den Körper gelangt es innerhalb von Minuten ins Gehirn. Das ist eine gute Neuigkeit für alle, deren Gehirn mehr PS benötigt. Und dazu zählen so gut wie alle Menschen über vierzig.

»Ich habe die Auswirkungen von annähernd hundert Substanzen auf das menschliche Gedächtnis getestet, und von allen ist Phosphatidyserin (PS) bislang das eindrucksvollste«, sagt Thomas Crook, früherer Direktor des Geriatric Psychopharmacology Program am National Institute of Mental Health.[48]

PS ist eines der wenigen rezeptfrei erhältlichen gedächtnisverbessernden Mittel, die dem strengen Blick der skeptischsten Gehirnforscher standhalten. Zahlreiche Studien, die meisten davon aus den neunziger Jahren, zeigen, daß die Substanz das Gedächtnis tatsächlich verjüngen kann. Mehr als fünfundzwanzig Studien, die Hälfte davon Doppelblindstudien – dem »goldenen« Standard für statistische Untersuchungen – haben herausgefunden, daß Phosphatidylserin ein

48 Thomas Crook: »The Memory Cure« (Die Gedächtnisheilung).

wirksames Mittel zur Verbesserung eines versagenden Gedächtnisses ist.

Der glaubwürdigste Vertreter von PS ist eine Autorität der Gedächtnisforschung, Dr. Thomas H. Crook III, der vierzehn Jahre lang forschender Psychologe am renommierten National Institute of Mental Health war. Als Präsident von Psychologix, Inc., einer Forschungsgruppe in Scottsdale, Arizona, führt er mittlerweile private Forschungen für Pharmafirmen durch. Es war eine von Dr. Crooks Studien aus dem Jahr 1991, die Phosphatidylserin ins Rampenlicht der Wissenschaft gerückt hat. PS war zu jener Zeit noch ein verschreibungspflichtiges Medikament. Erst später wurde es als rezeptfreies Ergänzungsmittel eingestuft. In Zusammenarbeit mit den Forschern der Vanderbilt University School of Medicine und der Stanford University untersuchte Dr. Crook die Wirkungen von PS auf das Gedächtnis von 149 Personen im Alter von 50 bis 75 Jahren. Alle litten unter typischen altersbedingten Gedächtnisproblemen. Anfangs waren die Forscher »überaus skeptisch«, weil sie keine Substanz kannten, die altersbedingte Erinnerungsverluste hätte aufhalten, geschweige denn rückgängig machen können. Schnell mußten sie jedoch einsehen, daß PS in der Tat eine einzigartige Substanz ist.

Beseitigt Gedächtnisverfall

Zwölf Wochen lang nahm die Hälfte der Versuchsteilnehmer dreimal täglich zu den Mahlzeiten 100 Milligramm PS ein. Den anderen wurde eine wirkstofffreie, ähnlich aussehende »Zuckerpille« oder ein Placebo verabreicht. Alle Teilnehmer unterzogen sich einer Reihe neuropsychologischer Tests zu Beginn der Studie und in dreiwöchigen Intervallen. Am Ende der Studie wurde deutlich, daß die Personen, die PS eingenommen hatten, bei Lern- und Gedächtnistests um etwa 30 Prozent besser abschnitten. Die PS-Personen mit den größten Gedächtnisdefiziten hatten den größten Nutzen. Sie konnten Namen, Gesichter, Telefonnummern und Inhalte besser im Gedächtnis behalten und ihre Konzentrationsfähigkeit stieg deutlich an. Die Forscher schlossen daraus, daß PS bei spezifischen Aspekten der Gedächtnisleistung etwa zwölf Jahre der allmählichen Verschlechterung wieder einholen konnte. Wenn das »kognitive Alter« einer Person also dem Äquivalent von 64 Jahren entsprach, dann konnte PS es auf 52 Jahre reduzieren – ein Jahr weniger für jede Woche, in der die Substanz eingenommen wurde. Die Gedächtnisverbesserung hielt nach Absetzen des Medikaments noch einen Monat lang an.

»PS ist keine Zeitmaschine«, sagt Dr. Crook. »Es kann keinen 75 Jahre alten Menschen zum 25jährigen machen. Aber es ist unter vielen, vielen Mitteln das erste, das eine klare, meßbare Wirkung hat, die die biologische Uhr um zwölf Jahre zurückdreht. Ich glaube fest daran, daß PS praktisch jede altersbedingte Verschlechterung des Gedächtnisses wieder rückgängig machen kann.«

Umfangreiche Studien in anderen Ländern bestätigten die Forschungsergebnisse von Dr. Crook. Seit den frühen achtziger Jahren gebrauchen italienische Forscher PS im großen Stil, um das Gedächtnis älterer Menschen aufzufrischen. Eine der eindrucksvollsten Doppelblindstudien wurde 1987 an der Universität von Catania durchgeführt. Drei Monate lang nahmen 170 Patienten mit mäßig beeinträchtigten kognitiven Fähigkeiten entweder eine tägliche Dosis von 300 Milligramm PS oder ein Placebo ein. Diejenigen, die PS zu sich genommen hatten, übertrafen die Placebo-Gruppe bei neuropsychologischen Tests verschiedener kognitiver Funktionen wie auch im Bereich des Erinnerungsvermögens. Bei zwei Erinnerungsmeßwerten – »semantische Assoziationsfähigkeit und Ausdrucksvermögen« – schnitt die PS-Gruppe um 50 Prozent besser ab als die Placebo-Gruppe.

Die größte italienische Doppelblindstudie von 425 älteren Menschen mit mittlerem bis schwerem geistigen Verfall zeigte, daß PS bei einer Dosierung von täglich 300 Milligramm über einen Zeitraum von 6 Monaten die Testwerte für totales Erinnerungsvermögen, Langzeitgedächtnis und Langzeiterinnerung gelernter Informationen erhöhte. PS verbesserte auch die Kommunikation und soziale Interaktion und verringerte Apathie und Zurückgezogenheit.

»Wenn Laborratten erst einmal das mittlere Alter erreicht haben, sind sie immer weniger in der Lage, sich im Labyrinth zurechtzufinden. Wenn sie PS bekommen, behalten sie bis ins hohe Alter ihre Schläue«, meint Dr. Parris M. Kidd, Experte für PS und Berater für Lucas Meyer, die Herstellerfirma von PS.

Wie verhält sich PS in bezug auf Morbus Alzheimer? PS wurde auch an Patienten getestet, die unter einer Alzheimerschen Erkrankung litten. In einigen Fällen mag es nützlich sein, doch insgesamt hat es sich nicht als effizient in der Behandlung dieser Krankheit erwiesen, insbesondere nicht in den fortgeschrittenen Stadien. Die verjüngende Wirkung auf das Gedächtnis, wie sie bei gesunden Menschen ohne die Krankheit beobachtet werden konnte, blieb bei Patienten mit einer Alzheimerschen Erkrankung aus. So verabreichten beispielsweise Dr. Crook und seine Kollegen von der Vanderbilt University im Jahr 1992 diesen Patienten PS. Sie kamen zu dem Ergebnis, daß die Substanz geeignet ist, im Frühstadium der Krankheit die kognitiven Funktionen zu verbessern. Doch bei Menschen, die sich in einem fortgeschrittenen Stadium der Krankheit befanden, waren jegliche durch PS induzierten kognitiven Verbesserungen extrem geringfügig und subtil.

Dr. Crook nennt PS eine ideale »Gedächtnis-Kur« für

genau den Typ von Gedächtnisabbau, der für gesunde Menschen mittleren Alters typisch ist. Es ist sehr unwahrscheinlich, daß PS der Alzheimerschen Erkrankung entgegenwirken kann. Ebenso wird es Ihnen kein Super-Gedächtnis verleihen, das Sie nie zuvor besessen haben. Aber es kann Ihnen helfen, das Erinnerungsvermögen wiederherzustellen, das Sie hätten, wenn es sich nicht während des normalen Alterungsprozesses abgebaut hätte.

Summa summarum: PS kann Gedächtnisverlust aufgrund des normalen Alterns stoppen oder das Erinnerungsvermögen wiederherstellen helfen.

Noch wirksamer – Sojabohnen-PS

Vor den Zeiten von BSE und Rinderwahn stellte man PS noch aus der Gehirnmasse von Kühen her, und auch die meisten Studien wurden mit diesen Präparaten durchgeführt. Heute gewinnt man PS ausschließlich aus Sojabohnen, wobei etwa 95 Prozent der Ergänzungspräparate von der Firma Lucas Meyer in Decatur, Illinois, unter dem Namen Leci-PS produziert werden. Etwa hundert verschiedene Firmen vertreiben das Produkt dann unter den verschiedensten Namen.

Da ein Großteil der Forschungsergebnisse unter Verwendung des tierischen PS erzielt wurden, stellt sich die Frage: Ist das gegenwärtige PS, das aus Sojabohnen hergestellt wird, gleichermaßen wirksam?

Dr. Crook stellt klar, daß das auf Sojabohnen basierende PS bezüglich der Erinnerungsverbesserung identisch, wenn nicht sogar in einigen Aspekten besser ist als das tierische PS. Das Ergebnis einer kürzlich durchgeführte Doppelblindstudie sprach für das Soja-PS. Dr. Crook fand heraus, daß Personen mit Erinnerungsproblemen, die zwölf Wochen lang

300 Milligramm Soja-PS (Leci-PS TM) täglich zu sich genommen hatten, eine erstaunliche Verbesserung zeigten: Im Vergleich zu der Placebo-Gruppe stieg ihre Fähigkeit, geschriebene Informationen zu lernen und im Gedächtnis zu behalten, um 33 Prozent an. Die Fähigkeit, sich die Namen beim gegenseitigen Vorstellen sofort zu merken, war um 24 Prozent höher, und die Erinnerung an Namen eine Stunde später war im Vergleich zur Placebo-Gruppe um 33 Prozent größer.

Dr. Crook hat diese Ergebnisse in Jahre der Verjüngung umgerechnet und kommt zu folgenden Resultaten: Das Soja-PS hat die Uhr um 14 Jahre zurückgedreht, was das Erinnerungsvermögen von Namen direkt nach der Vorstellung angeht, um zwölf Jahre, was das Lernen und Erinnern von geschriebener Information betrifft, um 7 Jahre, wenn es darum ging, jemanden wiederzuerkennen, den man schon einmal gesehen hat, und um 4 Jahre, was das Wählen einer zehnstelligen Telefonnummer aus dem Gedächtnis anbelangt – und das alles innerhalb eines Behandlungszeitraums von drei Monaten.

Wie funktioniert PS? Im Grunde versieht es das Gehirn mit Energie, bringt es in Schwung. Aus PET-Scans und Elektroencephalogrammen (EEG) kann man die allgemeine positive Wirkung von PS deutlich ablesen. Sogar bei jungen Männern, denen man Phosphatidylserin intravenös gespritzt hatte, stiegen die Alpha-Gehirnwellenrhythmen um 15 bis 20 Prozent, wie man an den EEGs ablesen konnte. Normalerweise ist eine solche Alpha-Aktivität bei älteren und kognitiv beeinträchtigten Gehirnen niedriger.

Bei älteren Personen mit geringfügigen Gedächtnisproblemen brachten oral eingenommene tägliche Dosierungen von 300 Milligramm PS »durchhängende« EEG-»Energie«-Kurven fast wieder auf Normalwerte. Die Ergebnisse der kognitiven Tests waren entsprechend.

Deutsche Neurologen vom Max-Planck-Institut in Köln fertigten PET-Scans von Patienten mit Verdacht auf eine Alzheimersche Erkrankung an, vor und nachdem sie drei Wochen lang täglich 500 Milligramm PS erhalten hatten. Die Ergebnisse waren bemerkenswert. Während die Versuchsteilnehmer sich einem geistigen Test unterzogen, zeichneten die PET-Scans eine gesteigerte Aktivität des Gehirns auf. Vor der Gabe von PS waren die Gehirnabbildungen wie ein ruhiges blaues Meer mit wenigen winzigen gelben und roten Punkten, was auf niedrige Stoffwechselwerte für Glukose und auf niedrige Gehirnaktivität schließen ließ. Nach der Behandlung mit PS flammten die Bilder vom Gehirn in großen hellgelben Flecken und roten Tupfen auf und zeigten klar und deutlich einen großen Sprung in der Aktivität und im Glukosestoffwechsel in verschiedenen Regionen des Gehirns. Die größere Gehirnaktivität, die durch PS angeregt wurde, entsprach den besseren Ergebnissen bei Tests der kognitiven Funktionen.

Man nimmt an, daß die Energie des Gehirns deswegen erhöht wird, weil PS die Reizweiterleitung in den Nervenzellen verstärkt. Studien zeigen, daß PS die Werte einiger Neurotransmitter in die Höhe treibt, zu denen die Gedächtnisverbesserer Azetylcholin und Dopamin gehören. Außerdem beschleunigt es die Weiterleitung von Nervenimpulsen und modifiziert die Struktur und die fettige Konsistenz der Neuronenmembranen und der Rezeptoren. Es macht die Neurotransmitter effizienter, erleichtert die Kommunikation von Zelle zu Zelle und hilft auch dabei, die Erosion der Dendritenverbindungen zu verhindern, die normalerweise im Alter stattfindet. Außerdem schützt PS die Zellmembranen vor Beschädigungen durch freie Radikale.

Welche ist die richtige Dosis? Die Standarddosis bei Tests ist eine 100-Milligramm-Tablette, die dreimal täglich zu den Mahlzeiten eingenommen wird, was eine tägliche Dosis von

300 Milligramm ergibt. An diese Dosierung hält sich auch Dr. Crook, der 55 Jahre alt ist, um sein Gedächtnis vor altersbedingtem Verfall zu bewahren. Er empfiehlt diese Dosierung für mindestens einen Monat, danach kann man sie entweder beibehalten oder auf täglich 100 Milligramm reduzieren. Leider ist PS ziemlich kostspielig, etwa zwei Mark für eine 100-Milligramm-Tablette. Um Kosten zu sparen, kann man auch gleich mit 100 Milligramm täglich beginnen und bei dieser Dosis bleiben. Der Unterschied besteht laut Dr. Crook darin, daß bei der 300-Milligramm-Dosis bereits nach drei oder vier Wochen ein Ergebnis festzustellen ist, während die 100-Milligramm-Dosierung acht oder zehn Wochen benötigen kann, um eine Verbesserung des Gedächtnisses zu bewirken.

Welche Art von PS soll man nehmen? PS ist in vielen Drogerien, Apotheken und im Ergänzungsmittelhandel erhältlich. Es ist entweder als Gelkapsel oder als Tablette und unter über 100 verschiedenen Markennamen auf dem Markt. Achten Sie darauf, daß auf der Verpackung der Name »Leci-PS« zu finden ist, dann können Sie sicher sein, daß der Inhalt von guter Qualität ist. Analysen von PS anderer Hersteller haben teilweise mindere Qualität und Unreinheiten zutage gebracht. Glücklicherweise kann man mit Leci-PS keinen Fehler machen, da fast das gesamte Soja-PS von diesem einen Hersteller angefertigt wird. Solange Leci-PS verwendet wurde, spielt der Markenname keine Rolle. Sie können dann getrost das preiswerteste Produkt wählen.

Wie sicher ist PS? PS ist vollkommen unbedenklich. Obwohl Millionen von Italienern zwanzig Jahre lang PS eingenommen haben, gibt es keinerlei Berichte über signifikante Nebenwirkungen oder gar Unverträglichkeiten mit pharmazeutischen Medikamenten. Der PS-Experte Dr. Parris Kidd mahnt jedoch zur Vorsicht. In einigen wenigen Fällen kann die Einnahme von hohen Dosierungen PS – 200 Milligramm oder mehr auf einmal – zu Schwindelgefühlen führen. »Um dies zu vermeiden, sollten Sie PS immer zu einer Mahlzeit einnehmen«, rät Dr. Kidd. Wenn Sie PS einnehmen, kurz bevor Sie ins Bett gehen, könnte es dazu führen, daß Sie nicht einschlafen können.

Kommt PS in Nahrungsmitteln vor? Kleine Mengen finden sich in Fisch, Sojaprodukten, Reis und grünem Blattgemüse. Doch dies reicht wahrscheinlich nicht aus, um Ihr Gedächtnis vor den Schädigungen zu schützen, die ab dem mittleren Alter zutage treten.

Cholin – der Architekt des Gehirns

Cholin, eine Aminosäure, kann das Gehirn ein Leben lang schützen – vom Embryo bis ins sehr hohe Alter. Wenn Ihre Mutter während der Schwangerschaft bereits genügend Cholin zu sich genommen hat, um Ihr embryonales Gehirn zu versorgen, können Sie sich wahrscheinlich lebenslang eines vorzüglichen Verstandes erfreuen und brauchen sich nicht einmal Sorgen zu machen, daß sich Ihr Gedächtnis im Alter verschlechtert. Dies ist ein bemerkenswertes Ergebnis, das man anhand von Tierversuchen ermittelte, und die Forscher sagen, daß es möglicherweise auf Menschen übertragbar sei, obwohl bislang noch keine Versuche mit Menschen durchgeführt wurden.

Die Ergebnisse der Forschungen sind phänomenal: Die Verabreichung von Cholin in der Mitte der Tragezeit hinterläßt einen bleibenden Eindruck im embryonalen Gehirn. Es diktiert, wie sich die Zellen organisieren, um das Gehirn zu formen und zu vernetzen. Im wesentlichen trägt das Cholin zu einer »übermäßigen Erinnerungskapazität« bei, die ein Leben lang bestehen bleibt. In einer Serie von Experimenten haben die Wissenschaftler vom Duke University Medical

Center trächtigen Ratten entweder eine reguläre, eine übermäßige Dosis oder kein Cholin gefüttert und anschließend die geistigen Funktionen und die Gehirne der Nachkommenschaft untersucht.

Es wurde deutlich, daß die Ratten, welche das zusätzliche Cholin im Mutterleib erhalten hatten, erheblich leistungsfähigere Gehirne besaßen. Als junge und als erwachsene Ratten zeigten sie weitaus bessere Gedächtnis- und Lernkapazitäten. Als man die Tiere nach ihrem Ableben sezierte, stellte sich heraus, daß ihre Gehirne über höchst effiziente Schaltkreise verfügten, um Botenstoffe zu übermitteln. Die Neuronen in ihrem Ammonshorn, dem Gedächtnisverarbeitungszentrum, reagierten sofort auf die winzigste elektrische Stimulation, was auf ein schnelles Lernvermögen ihrer Gehirne hindeutete. So erstaunlich es scheint, die zusätzliche Infusion mit einem einzigen Nährstoff, dem Cholin, befähigte die Natur, ein Gehirn von außerordentlicher Qualität wachsen zu lassen.

Die Ratten dagegen, denen das Cholin während des embryonalen Stadiums vorenthalten wurde, hatten beim Heranwachsen sehr träge Gehirne und ein eingeschränktes Gedächtnis.

Ein Gegenmittel zum Gedächtnisverlust

Noch erstaunlicher war, daß die Gehirnfunktionen der Rattennachkömmlinge selbst mit voranschreitendem Alter unverändert gut blieben. Ihr Gedächtnis ließ nicht nach, so wie bei den anderen Ratten, denen man kein pränatales Cholin verabreicht hatte. Im sehr fortgeschrittenen Alter machten die cholininduzierten Ratten nur halb so viele Fehler, wenn sie im Versuchslabyrinth nach Futter suchten, wie die geriatrischen Ratten, deren trächtige Mütter kein zusätzliches Cholin erhalten hatten.

»Die möglichen Auswirkungen dieser Erkenntnisse können von höchster Bedeutsamkeit sein. Wir haben herausgefunden, daß die Manipulation eines einzigen Nährstoffes während ein paar Tagen im Verlauf der Schwangerschaft eine lebenslange Auswirkung auf die Funktion des Gehirns hat. Theoretisch könnten wir Wege entwickeln, um altersbedingte Gedächtnisverluste signifikant zu reduzieren«, so Dr. Scott Swartzwelder, Neuropsychologe an der Duke University.

Wie kann Cholin, das vor der Geburt vom Körper aufgenommen wird, eine so starke und lang anhaltende Wirkung haben, daß dadurch im hohen Alter eine Verschlechterung des Gedächtnisses sogar verhindert wird? Forscher spekulieren, daß Cholin möglicherweise den Alterungsprozeß des gesamten Organismus, und damit auch des Gehirns, verlangsamt. Noch wahrscheinlicher ist, daß Cholin dazu beiträgt, daß das Gehirn über bessere anatomische Vernetzungen von Neuronen und Verbindungen verfügt – also ein großes Reservoir von effizienter Erinnerungsverarbeitung –, so daß die altersbedingte Erosion später im Leben der Funktion des Gedächtnisses nichts mehr anhaben kann.

»Cholin verändert einschneidend die Tiefenstruktur der Gedächtniszentren im Ammonshorn und Septum des sich entwickelnden embryonalen Gehirns«, erklärt Dr. Steven Zeisel, ein weltbekannter Cholin-Experte und Direktor der ernährungswissenschaftlichen Abteilung der University of North Carolina School of Medicine at Chapel Hill. Dr. Zeisel und seine Kollegen fanden heraus, daß ein Mangel an Cholin zu einer Reduktion der Zellteilung des embryonalen Gehirns führt. Zellen nehmen anomale Wege, und eine zunehmende Anzahl von Gehirnzellen stirbt vorzeitig ab. »Zum ersten Mal haben wir aufgezeigt, daß die Tiefenstruktur des embryonalen Gehirns durch die Ernährung der Mutter in der Schwangerschaft beeinflußt wird. Insbesondere der spezifische Nährstoff Cholin scheint von kritischer Bedeutung zu sein.

Eine zweite Chance

Doch was passiert, wenn die Mutter es versäumt hat, dem Gehirn ihres sich entwickelnden Embryos viel Cholin zukommen zu lassen. Wird die Einnahme von Cholin zu einem späteren Zeitpunkt, als Kind, Erwachsener oder alter Mensch die mentalen Funktionen verbessern können? Experten sagen, daß diese Möglichkeit durchaus besteht, obwohl man sich nicht darauf verlassen kann, daß das Cholin die Funktion Ihrer Gehirnschaltkreise vollständig reorganisieren kann. Der Bedarf des Gehirns an Cholin hört jedoch keineswegs mit der Geburt auf.

Cholin ist ganz besonders wichtig für Kinder, deren Gehirne sich noch entwickeln. Wenn also eine Mutter es versäumt hat, dem werdenden Kind bereits im Mutterleib reichlich Cholin zukommen zu lassen, gibt es durchaus eine zweite Chance. Es ist keine Überraschung, daß die Muttermilch, deren Zusammensetzung ebenfalls stark von der Ernährung der Mutter abhängig ist, sehr viel Cholin enthält. Ein Grund mehr, der für das Stillen spricht. In Baby-Fertignahrung aus Kuhmilch oder Soja muß Cholin zugesetzt werden, aber sie wird niemals soviel enthalten wie Muttermilch.

Stillen ist auf jeden Fall empfehlenswert, denn es kann sehr viel im Gehirn Ihres Kindes bewirken. »Weil Baby-Fertignahrung sich so stark von der Muttermilch unterscheidet«, sagt Dr. Zeisel, »ist es nicht unvernünftig, sich darüber Gedanken zu machen, daß einige Unterschiede in der geistigen Leistungsfähigkeit, die wir bei einigen Kindern beobachten, die Folge der wechselnden Versorgungslage von Cholin im embryonalen Stadium und kurz nach der Geburt sein könnten.«

Neben der Bildung leistungsstarker Gehirne ist Cholin auch von wichtiger Bedeutung für die Zellfunktion im Lauf des gesamten Lebens. Zum einen ist Cholin eine Vorläufersubstanz – ein Baustein – für Azetylcholin, dem Neurotransmitter, der für die Kodierung der Gedächtnisinhalte zuständig ist. Wenn ausreichend Cholin vorhanden ist, sind Ihre Neuronen eher bereit, Azetylcholin zu produzieren und freizusetzen. Die Blockierung der Azetylcholinproduktion im Gehirn beeinträchtigt das Gedächtnis. Eine Überflutung des Gehirns mit Azetylcholin kann also möglicherweise einige dieser Erinnerungsdefizite abbauen. Das ist die Theorie, die hinter der medikamentösen Behandlung von Alzheimer- und Demenz-Patienten steht. Cholin ist ein wichtiger Bestandteil des Fettes in den Gehirnzellmembranen. Es beeinflußt ihre Struktur und erleichtert die Übermittlung von Signalen von der Hülle zum Kern der Zelle. Außerdem hilft das Cholin, das Homozystein im Blut niedrig zu halten. Homozystein gilt als ursächlich in Verbindung mit Gehirnfunktionsstörungen, Gedächtnisverlust und sogar der Alzheimer-Krankheit und dem Schlaganfall.

Fünf Wege, wie Cholin für ein besseres Gehirn sorgt

- Cholin ist das Rohmaterial für die Synthese von Azetylcholin, dem Gedächtnis-Botenstoff, der in den Gehirnen eine umfassende und vielfältige Rolle spielt.
- In Kombination mit Fettsäuren bildet Cholin die Cholin-Phospholipide, die den Zellmembranen Struktur verleihen und die Übertragung von Signalen zwischen der Hülle und dem Kern der Zelle regeln und damit einen starken Einfluß auf die Gesamtaktivität des Gehirns haben.

- Cholin im Trinkwasser hat das Wachstum neuer dendritischer Stacheln im Vorderhirn älterer Mäuse angeregt, womit sich auch ihr Gedächtnis und ihre Lernfähigkeit verbesserten.
- Cholin hilft beim Abbau von Homozystein, einem Gehirntoxin.
- Cholin hilft in embryonalen Gehirnen die Tiefenstruktur, die Vernetzung zu bestimmen und damit die spätere geistige Kapazität des Gehirns nach der Geburt und bis ins hohe Alter.

Umfangreiche Forschungen zeigen, daß Cholin das Gedächtnis und die Lernfähigkeit bei vielen Arten verbessert, wie zum Beispiel bei Ratten, Mäusen, Nacktschnecken – und bei Menschen. Natürlich beweisen Tests bei Versuchstieren nicht, daß Menschen ihre Gehirne auf dieselbe Weise entwickeln. Doch hat sich in jahrzehntelanger Forschung die Annahme, daß das Geschehen im Gehirn kleiner Säugetiere auch auf die Funktionen des menschlichen Gehirns zutrifft, als berechtigt erwiesen. Auch die Wahrscheinlichkeit, daß Wissenschaftler neue Entdeckungen der Gehirnfunktion bei anderen Säugern irgendwann für den Menschen bestätigen können, ist relativ hoch. Ein Beweis dafür ist zum Beispiel das Nachwachsen neuer Gehirnzellen: Dreißig Jahre bevor dies bei Menschen nachgewiesen wurde, hatte man es bereits an Versuchstieren demonstriert.

Es ist unklar, in welchem Ausmaß die Einnahme von Cholin als Ergänzungspräparat später im Leben das menschliche Gedächtnis oder die geistige Leistungsfähigkeit verbessern kann. Einige Studien finden einen Nutzen, andere nicht. Ein kürzlich durchgeführtes Experiment mit 80 College-Studenten fand bei Tests eine Verbesserung des verbalen

Gedächtnisses bei denen heraus, die 25 Gramm Lecithin zu sich genommen hatten, das 3 750 Milligramm Cholin enthielt. Kein Nutzen für das Gedächtnis wurde festgestellt bei denen, die nur 10 Gramm des Lecithins veabreicht bekommen hatten. Im einzelnen waren die Studenten besser in der Lage, sich für eineinhalb Stunden nach der Einnahme des Cholins eine Reihe sinnloser Silben zu merken. Die Gedächtnisverbesserung war merkwürdigerweise am größten bei den »langsamen« Studenten. Die Forscher nehmen deshalb an, daß jemand, der langsam lernt, unter einem Mangel an Cholin leidet. Das Ergänzungspräparat konnte also ein leichtes Defizit ausgleichen.

Das könnte bedeuten, so sagen sie, daß Cholin zur Verbesserung des Gedächtnisses am besten bei langsam lernenden Personen und bei älteren Menschen beiträgt, die zu niedrige Cholinwerte haben. Die kontrollierte Doppelblindstudie wurde von Psychologen an mehreren Universitäten in Kalifornien durchgeführt, unter anderem in Stanford.

Cholin hat das Gedächtnis älterer Erwachsener erheblich verbessern können. Florence Stafford von der Florida International University ließ 41 gesunde Erwachsene zwischen 50 und 80 Jahren fünf Wochen lang täglich 500 Milligramm Cholin in zwei Teelöffeln Lecithingranulat einnehmen. Sie sagt, daß die Versuchspersonen von geringeren Gedächtnislücken berichteten. Sie würden weniger Namen vergessen, nicht mehr so viele Gegenstände verlegen und könnten sich viel schneller an Begriffe erinnern. Tatsächlich waren ihre Erinnerungsausfälle nur ungefähr halb so häufig wie bei denen, die kein Lecithin-Cholin eingenommen hatten – die Erinnerungsausfälle sanken von 35 pro Woche auf 19.

Andere, noch strengere Doppelblindstudien haben keinen geistigen Nutzen für Erwachsene gefunden, die Cholin einnahmen. Eine Erklärung wäre, daß das Cholin, welches dem Körper über Nahrungsmittel oder in Ergänzungspräparaten zugeführt wird, zwar den Weg in die Blutbahn findet, jedoch nicht bis ins Gehirn gelangt. Nach Meinung der Gehirnforscher nimmt die Fähigkeit, Cholin vom Blut zum Gehirn zu transportieren, ab dem mittleren Alter ständig ab.

Ganz gleich, ob hohe Dosierungen von Cholin das Gedächtnis bei Erwachsenen verbessern oder nicht – jeder Mensch braucht Cholin in der Ernährung oder über Ergänzungsmittel für eine optimale Funktion des Gehirns. Experten halten das Cholin mittlerweile für einen unerläßlichen Nährstoff für jedes Alter, denn von sich aus kann Ihr Körper nicht genügend Cholin für eine optimale Gesundheit produzieren.

Gehirnalarm: Cholin ist ein Nährstoff, der allmählich verschwindet, da die Ernährung in unserer Gesellschaft immer mehr zu fettarmem Essen neigt, und Eier, eine der wichtigsten Quellen des Cholins, wegen ihres Cholesteringehalts als schädlich gelten.

Eier als Gehirnnahrung

Vielleicht ist es für Sie eine Überraschung, zu hören, daß Eigelb eine der verläßlichsten und gehaltvollsten Cholinquellen ist. Daher kann es sein, daß Sie Ihren Gehirnfunktionen schaden, wenn Sie Eier meiden. Der Verzehr von Eiern ist in den vergangenen dreißig Jahren wegen der Warnungen, daß Eigelb sehr viel von dem arterienverstopfenden Cholesterin enthält, erheblich zurückgegangen und damit auch die Aufnahme von Cholin. Es gibt mittlerweile viele Hinweise darauf, daß die Menge des Cholesterins nicht die Hauptursache für einen Anstieg des Cholesterins im Blut ist. Hohes Blutcholesterin wird hauptsächlich durch den Verzehr von gesättigten Fettsäuren wie in Milch, Butter, Käse und Fleisch verursacht.

Tatsächlich ist das Ei gerade dabei, rehabilitiert zu werden. Im April 1999 verkündeten Wissenschaftler der Harvard University, daß es sehr unwahrscheinlich sei, daß ein Ei pro Tag das Risiko von Herzkrankheiten oder Schlaganfällen erhöht. Dies besagt eine neue Analyse der Harvard Nurses' Health Study und der Health Profession als Follow Up Study. Die Forscher untersuchten über zehn Jahre lang den Eierverzehr von 100 000 Menschen. Dr. Frank B. Hu und seine Kollegen fanden heraus, daß Eier nicht schädlich sind – sie können sogar Herzkrankheiten verhindern helfen, weil sie Nährstoffe und Antioxidantien enthalten – Folsäure, andere B-Vitamine und ungesättigte Fettsäuren, die jegliche schädlichen Wirkungen des hohen Cholesteringehalts im Eigelb aufwiegen. Einer dieser nützlichen Nährstoffe ist das Cholin.

Wieviel Cholin brauchen Sie täglich?

Erwachsene Männer	550 Milligramm
Erwachsene Frauen	425 Milligramm
Schwangere Frauen	450 Milligramm
Stillende Mütter	550 Milligramm

Wieviel ist zuviel?
Tägliche höchste Verträglichkeitsgrenze für

Kinder	1 000 Milligramm
Erwachsene	3 500 Milligramm

Quelle: National Academy of Sciences, USA

Wo finden Sie Cholin?

Die ertragreichsten Nahrungsmittel sind Eigelb, Erdnüsse, Weizenkeime, Leber, Fleisch, Fisch, Milch, Käse, Gemüse, insbesondere Brokkoli, Kohl und Blumenkohl.

Wie verhält es sich mit Ergänzungspräparaten? Wenn Sie zusätzliches Cholin einnehmen wollen, dann empfiehlt sich eher Lecithin als reines Cholin. Hohe Dosierungen von reinem Cholin verursachen einen »fischigen« Körpergeruch, sagen die Experten. Lecithin gibt es in vielen verschiedenen Formen – der wissenschaftliche Name lautet »Phosphatidylcholin« –, wie zum Beispiel auch als Granulat, das Sie in Flüssigkeiten wie Saft oder Milch auflösen oder über Ihr Müsli streuen können. Lecithin besteht zu etwa 20 Prozent aus Cholin und wird im Körper zu Cholin aufgespalten. Das heißt, daß 20 Gramm Lecithin Ihnen etwa 1 Gramm oder 1 000 Milligramm Cholin liefern. »Die meisten Menschen«, sagt Dr. Zeisel, »nehmen soviel über ihre Ernährung zu sich.«

Lecithin-Ergänzungsmittel sind offenbar völlig unbedenklich. »Es sind selbst bei sehr hohen Tagesdosierungen gemäß vom Staat in Auftrag gegebener Tests keine signifikanten Nebenwirkungen festgestellt worden«, sagt Dr. Zeisel.

Huperzine A – ein vielversprechendes Medikament bei der Alzheimer-Krankheit

Ein pflanzliches Mittel ist gegenwärtig auf der Überholspur zur wissenschaftlichen Anerkennung als Medikament gegen Morbus Alzheimer. Es heißt Huperzine A und ist aus einem chinesischen Moos hergestellt (Huperzia Serrata oder Qian Ceng Ta). Es gibt Beweise dafür, daß es das Gedächtnis wiederbeleben und zu einer verbesserten Konzentration führen kann. Top-Wissenschaftler setzen sich mit diesem Thema auseinander, darunter die forschenden Psychiater am National Institute of Mental Health und viele akademische Pharmakologen. Dr. Debasis Bagchi, ordentlicher Professor an der Creichton University School of Pharmacy, meint, daß Huperzine A sehr vielversprechend für »ein breites Spektrum von Gedächtnis- und Gehirnstörungen wie der Alzheimer-Krankheit ist«.

Huperzine wird in der traditionellen chinesischen Medizin seit Jahrhunderten eingesetzt, um das Gedächtnis bei alten Menschen zu fördern.

Das »Gedächtnis-Moos« wirkt angeblich ebenso wie die verschreibungspflichtigen Medikamente, die für die Behandlung einer Alzheimerschen Erkrankung zugelassen sind. Der Schlüssel bei der Wirkungsweise von Huperzine A und derartigen Medikamenten ist die Manipulation des Botenstoffes Azetylcholin, des sogenannten »Gedächtnismoleküls«. Azetylcholin ist in Gehirnen von Patienten, die an der Alzheimer-Krankheit leiden, ganz besonders wenig vorhanden, weil die geschädigten Nervenzellen es nicht mehr herstellen und ein Enzym – die Azetylcholinesterase – den verbliebenen Rest auch noch verbraucht. Man nimmt an, daß Huperzine A, ebenso wie andere gedächtniserhaltende Medikamente, das Enzym davon abhält, das Azetylcholin zu zerstören, wodurch mehr davon für die Übermittlung elektrischer Impulse zwischen Neuronen übrigbleibt. Daher nennt man Huperzine A, ebenso wie die bekannten Medikamente gegen die Alzheimer-Krankheit, »Azetylcholinesterase-Hemmer«.

Viele Studien, die meisten davon in China, zeigen, daß Huperzine die beiden wichtigsten zugelassenen pharmazeutischen Medikamente gegen Morbus Alzheimer, Aricept (Donepezil) und Cognex (Tacrin), noch übertrifft, wenn es darum geht, die Gedächtnisdefizite alternder Tiere auszugleichen. Die Wirkung von Huperzine ist zudem langanhaltend. Ein Test mit jungen gesunden Freiwilligen zeigte, daß Huperzine A das fragliche Enzym 288 Minuten lang blokkieren konnte, wodurch mehr Azetylcholin im Gehirn zirkulierte. Das Medikament Physostigmin hemmte das Enzym nur zwanzig Minuten lang.

Eine vor kurzem durchgeführte Doppelblindstudie an der Zhejiang Medical University in Shanghai testete Huperzine an Patienten mit einer Alzheimerschen Erkrankung. Zwei Monate lang bekam die eine Hälfte der Patienten das Medikament, die andere Hälfte Placebos. Die mentale Leistungsfähigkeit wurde anhand der sogenannten Gold-Standard-Tests gemessen, zu denen auch der »Wechsler Memory Scale« und der »Mini-Mental State Examination Scale« gehören. Die Teilnehmer, die Huperzine bekamen, schnitten um 36 Prozent besser ab als die Placebo-Gruppe.

Es wurde berichtet, daß Huperzine auch bei Patienten mit Multi-Infarkt-Demenz, die durch wiederholte Mini-Schlaganfälle verursacht worden war, die mentalen Funktionen verbesserte. Ebenso half es Patienten mit Myasthenia Gravis, einer neuromuskulären Erkrankung.

Das Besondere an Huperzine ist das offensichtliche Fehlen jeglicher Nebenwirkungen und die sehr niedrige Toxizität. Dies stellt gegenüber anderen Medikamenten ein großes Plus dar, weil die Pharmadrogen mit derselben Wirkungsweise häufig heftige Nebenwirkungen wie Leberschädigungen haben. Staatliche Gesundheitsbehörden sind jedoch besorgt, daß Huperzine, das Berichten zufolge ebenso wirksam ist wie konventionelle Medikamente, verkauft werden könnte, um die Alzheimer-Krankheit ohne ärztliche Verschreibung, ohne FDA-Zulassung und ohne die klinische Erprobung in den Vereinigten Staaten zu behandeln. Sie sind der Meinung, daß es mindestens unter Aufsicht eines Arztes eingenommen werden sollte.

Alan P. Kozikowski jedoch, der Direktor des Drug Discovery Program am Georgetown Medical Center in Washington, D.C., dem es erstmals gelang, Huperzine synthetisch herzustellen, ist der Meinung, daß diese Substanz nicht ausschließlich für Patienten, die an der Alzheimerschen Erkrankung leiden, geeignet sei, sondern allen Menschen nützen kann, die sich Sorgen um ihr Gedächtnis machen. »Jeder, der feststellt, daß er ein Problem mit seiner Erinnerung hat, wird es wahrscheinlich sehr schätzen«, sagt Alan Kozikowski. »Ich habe es selbst ausprobiert. Man fühlt sich wacher.«

Wieviel soll man nehmen? Die typische Dosierung, die bei chinesischen Studien Patienten mit der Alzheimerschen Erkrankung genützt hat, beträgt 200 Milligramm, zweimal täglich. Aber bereits weniger kann funktionieren. Dr. Alan Mazurek, ein Neurologe mit einer Privatpraxis in Rockville Center, New York, berichtete kürzlich, daß sich bei der Hälfte einer kleinen Gruppe von solchen Patienten die mentalen Funktionen verbesserten, nachdem sie täglich 100 Milligramm Huperzine eingenommen hatten.

Trotz der vielversprechenden Berichte über Huperzine könnte die These, daß die Substanz es mit den gegenwärtig verwendeten Medikamenten in der Wirkung gegen die Alzheimer-Krankheit aufnehmen kann, zweifelhaft sein. Neue Ergebnisse, die im »New England Journal of the American Medical Association« veröffentlicht wurden, behaupten, daß die klassischen Alzheimer-Medikamente, deren Wirkung in der Erhaltung des Azetylcholins besteht, nur wirksam bei Patienten mit fortgeschrittenem Alzheimer sind, nicht in leichteren Fällen. Wenn dem so ist, dann könnte auch Huperzine wenig oder gar keinen Nutzen für Menschen mit geringen oder mittelstarken Gedächtnisproblemen haben. Mehr klinische Versuche sind notwendig – einige sind bereits im Gange –, um die gedächtnisfördernde Wirkung von Huperzine A genau zu untersuchen. In der Zwischenzeit empfiehlt der kalifornische Arzt Ray Sahelian, Spezialist für pflanzliche Medizin und Autor zahlreicher Fachbücher zum Thema Kräutermedizin, Huperzine A nur in der Behandlung bei einer Alzheimerschen Erkrankung einzunehmen und nicht als Mittel, um ein gesundes Gedächtnis zu verbessern.

Johanniskraut – natürliches Fluoxetin

Wenn Sie deprimiert sind, kann eine kleine Pille, die aus der weitverbreiteten Pflanze Johanniskraut hergestellt ist, Ihre Stimmung deutlich verbessern. Johanniskraut, auch »Hypericum« genannt, wird mittlerweile von Ärzten weitgehend für die Behandlung leichter bis mittelschwerer Depressionen auch in den USA anerkannt, nachdem es seit Jahrzehnten erfolgreich in Europa – vor allem in Deutschland – eingesetzt wird. »Es gibt keinen Zweifel über die Wirksamkeit«, sagt Dr. Norman Rosenthal, Leiter der psychiatrischen Forschungsabteilung am National Institute of Mental Health.[49] Tatsächlich sehen viele Ärzte Johanniskraut mittlerweile als das erste Mittel, mit dem man behandeln sollte, bevor man zu konventionellen pharmazeutischen Antidepressiva wie Fluoxetin greift. Solche starken Medikamente haben häufig schwerwiegende Nebenwirkungen, im Gegensatz zum Johanniskraut, das nur sehr wenige Nebenwirkungen aufweist.

Weltweit ist Johanniskraut das gebräuchlichste Antidepressivum. Allein in Amerika nehmen es mehr als sieben Millionen Menschen ein.

In zahlreichen Doppelblindstudien in Europa hat sich Johanniskraut als wirksames Antidepressivum erwiesen. Eine Analyse unter vielen zeigte, daß Johanniskraut die Symptome leichter bis mittelschwerer Depressionen teilweise oder vollständig bei 80 Prozent von etwa 3 250 Patienten

---

49 Dr. Norman Rosenthal: »St. John's Wort: The Herbal Way to Feeling Good« (Johanniskraut: Der pflanzliche Weg zum Wohlfühlen)

beseitigen konnte. Es kann ebensogut wie verschreibungspflichtige Medikamente oder sogar wirksamer sein und in einigen Fällen eine gute Kombination mit diesen bilden.

Die Wirkungsnachweise für Johanniskraut sind so eindrucksvoll, daß die National Institutes of Health eine breit angelegte zweijährige Studie über die Wirksamkeit des Krautes bei der Behandlung leichter bis mittelschwerer Depressionen an zwölf U.S. Medical Centers begonnen hat. Die Studie wird von der Duke University koordiniert. Das Mittel, das in dieser Studie eingesetzt wird, ist ein ausgiebig getestetes Produkt der deutschen Firma Lichtwer (LI160 oder Jarsin), das in den Vereinigten Staaten unter dem Namen »Kira« verkauft wird. Es ist ohne Verschreibung frei erhältlich. In Deutschland kann sie jeder Apotheker über eine Reihe von Johanniskraut-Präparaten informieren.

Es folgen die Arten von Depressionen, die laut Dr. Rosenthal für eine Behandlung mit Johanniskraut geeignet sind:

Leichte Depressionen; kurzfristiger Streß in Verbindung mit Depressionen und Angstzuständen; mittelschwere Depressionen; Depressionen bei Menschen, die besonders empfindlich oder besorgt über mögliche Nebenwirkungen sind; Winterdepressionen (Seasonal Affective Disorder, SAD); Depressionen älterer Menschen; Dysthymia (chronisches leichtes Unwohlsein).

Neuere Forschungen zeigen, daß Johanniskraut ganz besonders wirkungsvoll gegen den »Winter-Blues« ist, die sogenannte jahreszeitlich bedingte Depression (SAD), die viele Menschen an langen Winterabenden ergreift. Britische Forscher vergleichen die Wirkung des Johanniskrauts mit der Lichttherapie, die sich als sehr erfolgreich bei der Bekämpfung des SAD herausgestellt hat. Die Behandlung mit Johanniskraut war nach acht Wochen im wesentlichen ebenso wirksam wie eine Lichttherapie. Von 301 Engländern, die unter SAD litten, wurde die eine Hälfte mit der Licht-Box-

Therapie behandelt, die andere Hälfte nahm Johanniskraut ein. Die Schwere der SAD-Symptome, wie zum Beispiel Depressionen, Schlafstörungen und Antriebslosigkeit, verringerte sich bei der Johanniskraut-Gruppe um 39 Prozent, bei der Lichttherapie-Gruppe um 43 Prozent – kein signifikanter Unterschied, sagten die Forscher und wiesen überdies darauf hin, daß die Einnahme einer Tablette weniger aufwendig sei, als sich einer Lichttherapie zu unterziehen.

Es ist nicht vollständig klar, auf welche Weise das Johanniskraut die Depressionen beseitigt. Anfangs glaubten die Wissenschaftler, daß es genauso funktioniert wie die sogenannten »Selektiven Serotoninrückaufnahme-Hemmer«, wie beispielsweise Fluoxetin. Der Hauptwirkstoff der Pflanze, Hypericin, beeinflußt vermeintlich den Neurotransmitter Serotonin, der für unsere Stimmungen verantwortlich ist. Nun glauben die meisten Wissenschaftler jedoch, daß Johanniskraut noch andere Neurotransmitter betrifft und daß weitere Wirkstoffe in dem Kraut vorhanden sind. Man kann davon ausgehen, daß die verschiedenen im Johanniskraut enthaltenen Wirkstoffe zusammenarbeiten und eine einheitliche Wirkung erzeugen, die anders ist, als diejenige synthetischer Antidepressiva.

Die empfohlene Tagesdosis beträgt insgesamt 900 Milligramm, die in dreimal täglich 300 Milligramm dosiert wird. Obwohl bei einigen Menschen bereits bei einer oder zwei Tabletten eine Erleichterung festzustellen ist, brauchen andere mehr als drei.

Die Depressionen können bereits nach wenigen Tagen verschwinden, wogegen die vollständige Wirkung bis zu sechs Wochen auf sich warten lassen kann. »Im allgemeinen sollte man spätestens nach drei Wochen der Einnahme von 900 Milligramm täglich eine positive Wirkung erkennen können«, sagt Dr. Rosenthal. Sollte dies nicht der Fall sein, können Sie die Dosierung erhöhen oder auf ein konventionelles Antidepressivum zurückgreifen – als Ersatz oder in Kombination mit Johanniskraut. Befragen Sie auf jeden Fall Ihren Arzt dazu.

Mögliche Nebenwirkungen: Am häufigsten treten geringfügige Nebenwirkungen wie Magen-Darm-Reizung, Schwindelgefühle, Verstopfung, Bauchschmerzen auf. Die Studien zeigen, daß solche Nebenwirkungen sehr geringfügig sind – etwa 2,5 Prozent. Starke Sonneneinwirkung nach der Einnahme von Johanniskraut kann gefährlich sein. Eine Frau, die Johanniskraut zu sich genommen hatte, erlitt einen temporären Nervenschaden mit schmerzhafter Empfindlichkeit an den Stellen des Körpers, die der Sonne ausgesetzt waren, so berichtete kürzlich die medizinische Fachzeitschrift »The Lancet«. Die Symptome verschwanden wieder, nachdem die Frau das Mittel abgesetzt hatte.

Ebenfalls sollten Sie den Alkoholgenuß einschränken – trinken Sie also nicht mehr als ein oder zwei Glas Bier oder Wein oder ein Mixgetränk, wenn Sie Johanniskraut einnehmen.

Vorsicht: Sie sollten ohne Absprache mit Ihrem behandelnden Arzt auf keinen Fall ein konventionelles Antidepressivum durch Johanniskraut ersetzen. Nehmen Sie kein Johanniskraut parallel zu anderen Antidepressiva ein! Die beiden Mittel könnten gefährliche Wechselwirkungen hervorrufen. Diagnostizieren Sie niemals an sich selbst Depressionen, sondern gehen Sie zu einem Arzt – Ihre Symptome könnten andere Ursachen haben. Nehmen Sie kein Johanniskraut, wenn Sie schwanger sind. Leiden Sie unter manischen Depressionen, verwenden Sie Johanniskraut ausschließlich unter Aufsicht eines Arztes, da nicht sichergestellt ist, ob es wirkt.

Johanniskraut dient dazu, Menschen mit klinischen Anzeichen leichter oder mittelschwerer Depression zu behandeln. Es ist nicht als gelegentliches Anregungsmittel für gesunde Menschen geeignet, die sich vorübergehend etwas niedergeschlagen fühlen. Ebenso gibt es keine einschlägigen Beweise dafür, daß es bei schweren Depressionen helfen kann.

Verbraucherhinweis: In einigen verkäuflichen Johanniskrautpräparaten haben Laboranalysen außerordentlich niedrige Werte der anerkannt aktiven Substanz nachgewiesen. Bei einem 1999 durchgeführten Test verschiedener Präparate wurden bei einem Mittel nur 5 Prozent der auf dem Etikett angegebenen Menge des Wirkstoffes festgestellt. Varro Tyler, emeritierter Dekan der Purdue University School of Pharmacy, der als führender Forscher auf dem Gebiet Phytopharmaka gilt, rät dazu, Johanniskraut nur in »standardisierten« Präparaten zu kaufen, die 0,3 Prozent Hypericin enthalten. Doch selbst dann können Sie sich nicht absolut sicher sein.

Am verläßlichsten scheint Jarsin zu sein, das Mittel, das in vielen Studien verwendet wurde, wie zum Beispiel auch in der aktuellen Untersuchung durch die National Institutes of Health.

»Sammy« – das neue Antidepressivum

Vor einigen Jahren gelangte das Johanniskraut als natürliches Mittel gegen Depressionen und beliebte Alternative zu den synthetischen Antidepressiva zu großem Ruhm. Jetzt folgt eine Pille namens SAM-e (»Sammy«) oder S-Adenosyl-Methionin, die über ähnlich erstaunliche Kräfte verfügt. »Es ist das beste Antidepressivum, das ich je verschrieben habe«, sagt der Psychiater Richard Brown vom Columbia University College of Physicians and Surgeons.[50]

---

50 Richard Brown u. a.: »Stop Depression Now« (Depressionen jetzt stoppen)

Ebenso wie Johanniskraut stammt das vielgerühmte Medikament ursprünglich aus Europa, wo es seit zwei Jahrzehnten zur Linderung von Depressionen sowie gegen Osteoarthritis eingesetzt wird. Aufwendige Untersuchungen – etwa vierzig Studien, die meisten davon in Europa – weisen darauf hin, daß SAM-e Depressionen ebenso wirksam und manchmal sogar noch wirksamer bekämpft wie moderne Psychopharmaka. Planmäßige Studien ergaben im allgemeinen eine Erfolgsrate von 70 Prozent für SAM-e, etwa dieselbe Rate wie bei einer konventionellen Therapie. Doch SAM-e wirkt schneller und ohne die beunruhigenden Nebenwirkungen, was es zu einem einzigartigen und weit verbreiteten Therapeutikum mache, sagen die Verfechter des neuen Medikaments.

Tatsächlich hat die erste Doppelblindstudie mit SAM-e, durchgeführt von italienischen Wissenschaftlern an Patienten mit schweren Depressionen, ergeben, daß 100 Prozent der Patienten unter der Einnahme des Supplements eine Verbesserung erfuhren. Einige erholten sich fast vollständig innerhalb von vier Tagen. Ein wichtiger italienischer Bericht von 1994 über die Ergebnisse von Untersuchungen (»Meta-Analyse«), die über einen Zeitraum von zwei Jahrzehnten durchgeführt worden waren und mehr als tausend Patienten einbezogen hatte, zeigte, daß SAM-e Depressionen immer besser linderte als das Placebo und stets zumindest die Effektivität trizyklischer Antidepressiva erreichte. In einigen Fällen übertrifft SAM-e die Psychopharmaka sogar.

Forscher an der University of California in Irvine stellten SAM-e in einem Test mit 26 Depressionspatienten Desipramin, einem trizyklischen Antidepressivum, gegenüber. 62 Prozent der Patienten, die SAM-e einnahmen, verbesserten sich gegenuber den 50 Prozent der Patienten, die Desipramin einnahmen.

SAM-e ist eine Substanz, die Ihr Körper selbst herstellt.

Es ist ein natürlicher Bestandteil der Zelle, der im Körper aus der essentiellen Aminosäure L-Methionin und ATP (Adenosintriphosphat), der Energiechemikalie der Zelle, hergestellt wird. SAM-e spielt eine zentrale Rolle im Energiehaushalt der Zelle. Angeregt durch Folsäure und Vitamin B_{12}, gibt SAM-e einen Bestandteil von sich selbst, und zwar die Methyl-Gruppe, an die nahegelegenen Zellen ab. »Ein wichtiger Moment auf zellulärer Ebene«, sagt einer der Wissenschaftler. Diese Methyl-Übertragung löst 35 wichtige chemische Reaktionen in den Zellen mit weitreichenden Folgen aus. Unter anderem verbessert es die Flüssigkeit in den Zellmembranen, was entscheidend für die Funktionen der Nervenzellen und die Produktion von stimmungshebenden Neurotransmittern, besonders Serotonin und Dopamin, ist. Man nimmt an, daß die Anregung von Serotonin und Dopamin eine der wichtigsten Aufgaben für SAM-e bei der Bekämpfung von Depressionen ist. Wenn Menschen, die unter Depressionen leiden, SAM-e einnehmen, erhöhen sich nachweislich der Serotonin- und der Dopaminspiegel in ihrem Nervensystem.

SAM-e vollbringt noch ein weiteres Wunder in Ihrem Gehirn. Nervenzellen brauchen SAM-e als Rohmaterial für die Herstellung von Glutathion, dem Schwergewicht unter den Antioxidantien für die Neutralisierung bestimmter Gehirntoxine und freier Radikale, die die Neuronen zerstören. Glutathion besitzt darüber hinaus entzündungshemmende Eigenschaften, die das Gehirn schützen. Allein die Sicherstellung, daß Glutathion produziert wird, ist Grund genug, den Zellen genügend SAM-e in Form von Ergänzungspräparaten zu geben. Der Glutathion- und der SAM-e-Spiegel im Gehirn nehmen mit dem Älterwerden ab. Seltsamerweise erhöht die Einnahme von Glutathion selbst die Blutwerte dieser Substanz nicht. Nur die Einnahme von SAM-e kann dies bewirken, wodurch dieses Mittel zu einer der wenigen zuverlässigen Möglichkeiten wird, die Blutwerte des kostbaren Glutathion anzuheben.

»Es gibt auch einige Hinweise darauf, daß SAM-e eine Hilfe für Menschen mit Demenz sein kann, unter anderem auch mit derjenigen Art der Krankheit, die durch eine Alzheimersche Erkrankung verursacht worden war«, sagt Dr. Teodoro Bottiglieri, Direktor der neuropharmakologischen Abteilung am Baylor University Medical Center in Dallas.

Dr. Bottiglieri, der seit annähernd zwanzig Jahren SAM-e untersucht, fand abnorm niedrige Werte von SAM-e in der Rückenmarksflüssigkeit von Patienten, die an der Alzheimer-Krankheit litten.

»Das Beste an SAM-e ist, daß es ebensogut wirkt wie synthetische Medikamente, aber weniger Nebenwirkungen hat und der Effekt schneller eintritt, so daß die Menschen sich in kürzerer Zeit wieder wohlfühlen«, sagt Dr. Richard Brown von der Columbia University.

Schnelle Hilfe

Eine der herausragenden Eigenschaften von SAM-e ist, daß eine Linderung sehr schnell eintritt. Konventionelle Antidepressiva brauchen normalerweise vier bis sechs Wochen, um die Stimmung zu verbessern. Bei Patienten, die SAM-e einnehmen, können die Depressionen schon innerhalb weniger Tage behoben sein. In einer Doppelblindstudie mit Frauen, die unter postmenopausaler Depression litten, stellten italienische Wissenschaftler fest, daß SAM-e – in hohen Dosierungen von täglich 1600 Milligramm – die Depression nach zehn Tagen beheben konnte. Dr. Maurizio Fava, Direktor der Depression Clinic und des Forschungsprogramms am Massachusetts General Hospital in Boston, fand heraus, daß tägliche Injektionen von 400 Milligramm SAM-e die Depressionssymptome bei der Hälfte der Teilnehmer innerhalb einer Woche signifikant reduzieren konnten – ohne irgendwelche schwerwiegenden Nebenwirkungen.

Auch wenn die Wirkung von SAM-e bei Depressionen sehr schnell einsetzt, sollten Sie es unbedingt eine gewisse Zeit über die Besserung hinaus einnehmen, um keinen Rückfall zu riskieren. Dr. Brown rät, die Behandlung mindestens sechs bis neun Monate lang fortzusetzen.

Wenige Nebenwirkungen

Ein großes Manko traditioneller pharmazeutischer Medikamente sind ihre unangenehmen Nebenwirkungen wie zum Beispiel sexuelle Dysfunktion, Gewichtszunahme, trockener Mund, getrübte Sicht, Verstopfung, Blasenprobleme, Schwindelgefühle, Kopfschmerzen, Übelkeit, Schlaflosigkeit und Nervosität. Natürlich schrecken viele Menschen deshalb davor zurück, diese Mittel einzunehmen. Tatsächlich hören 30 Prozent der Personen, die an klinischen Tests teilnehmen, eher, als es ratsam ist, mit der Einnahme auf, wodurch die tatsächliche Erfolgsrate pharmazeutischer Antidepressiva nur bei 40 Prozent liegt.

»Im Gegensatz dazu hat SAM-e keine dieser Nebenwirkungen«, sagt Dr. Brown, »sondern ist völlig ungiftig, selbst in hohen Dosierungen.« In Studien zeigte SAM-e nicht mehr Nebenwirkungen als Placebos oder Zuckertabletten. Gibt es überhaupt irgendwelche Nachteile von SAM-e? Dr. Brown meint, ja. SAM-e kann die manische Phase der manischdepressiven Episoden verschärfen. »Menschen mit manischen Depressionen sollten SAM-e nur nach Absprache mit einem Psychiater einnehmen«, rät Dr. Brown. SAM-e hat keine bekannten schädlichen Wechselwirkungen mit anderen Medikamenten, wie zum Beispiel mit pharmazeutischen Antidepressiva oder Johanniskraut. Sie sollten jedoch keine als MAO-Inhibitoren wirkenden Antidepressiva und SAM-e kombinieren. »Fragen Sie im Einzelfall Ihren Arzt, und informieren Sie ihn, was Sie einnehmen«, empfiehlt Dr. Brown.

Wieviel soll man nehmen?

Eine übliche und wirksame Dosierung für die meisten Menschen mit leichten bis mittelschweren Depressionen ist 400 Milligramm täglich, laut Dr. Brown und Dr. Bottiglieri. Wenn Sie nicht innerhalb von zwei Wochen eine Verbesserung um 25 Prozent feststellen, raten die beiden Ärzte, die Dosierung von SAM-e auf 800 Milligramm pro Tag zu steigern. Wenn Sie im allgemeinen empfindlich auf Medikamente reagieren, beginnen Sie mit 200 Milligramm in der ersten Woche. Die beiden Ärzte empfehlen auch, SAM-e auf nüchternen Magen, eine halbe Stunde vor den Mahlzeiten, einzunehmen. Falls Sie unter Sodbrennen leiden, können Sie es auch zu den Mahlzeiten schlucken.

Wo ist es erhältlich? SAM-e wird in Fläschchen oder Kapselpackungen in Drogerien, Apotheken und im Ergänzungsmittelhandel verkauft.

Summa summarum: SAM-e scheint eine gute Alternative zu pharmazeutischen Medikamenten gegen leichte Depressionen darzustellen. Mit etwa 150 DM pro Monat kostet es weniger als die synthetischen Pharmaka, ist aber teurer als Johanniskraut.

Anmerkung: Ein Mangel an Folsäure oder Vitamin B_{12} unterdrückt Konzentrationen von SAM-e im Zentralnervensystem. Beide B-Vitamine stehen in engem Zusammenhang mit der Produktion von SAM-e. Ein niedriger SAM-e-Spiegel ist möglicherweise der Hauptgrund, warum ein niedriger Folsäure- und B_{12}-Spiegel mit Depressionen zu tun haben.

Achtung: Es kann gefährlich sein, an sich selbst eine Depression zu diagnostizieren und ohne Rücksprache mit einem Arzt Arzneimittel einzunehmen. Sie sollten diese Ergänzungspräparate auf keinen Fall ohne Absprache mit einem Arzt mit konventionellen Antidepressiva kombinieren. Wenn Sie mehr als nur leicht deprimiert sind, wenn Sie also unter Streß stehen, niedergeschlagen, wetterfühlig, müde, etwas ängstlich, kraftlos sind, wenn Sie keinen Spaß am Leben haben oder nicht so produktiv und kreativ wie üblich sind, sollten Sie kompetente Hilfe suchen und eine genaue Diagnose stellen lassen. Schwerwiegendere Depressionen können körperliche Ursachen wie einen Gehirntumor oder Fehlfunktionen der Schilddrüse haben und müssen zusätzlich medizinisch behandelt werden.

Teil 4: Wie Sie die Gefäßkiller davon abhalten, Ihr Gehirn zu zerstören

Was Ihrem Herzen schadet, schadet auch Ihrem Gehirn. Diese beiden zentralen Organe sind untrennbar miteinander verbunden durch Kilometer von Arterien, Blutgefäßen und Kapillaren, die zu Ihrem Herzen und hinauf in Ihren Kopf führen, um das Gehirn mit Blut zu versorgen. Eine Störung Ihres Blut-Sauerstoff-Glukose-Transportsystems wirkt sich also nicht nur auf das Herz, sondern auch auf das Gehirn aus. Was auch immer die großen Arterien verstopft und Herzen zum Stillstand bringen kann, wird auch dazu neigen, andere Blutgefäße bis hin zu den winzigen Kapillaren zu verstopfen und zu beschädigen, was für Gehirnzellen Funktionsstörungen und Zerstörung bedeutet.

Molekulare Stoffe – wie Cholesterin, Triglyzeride und toxisches Homozystein –, die durch Ihre Blutgefäße transportiert werden, können Ihre Intelligenz, Ihr Gedächtnis, Ihre Stimmung und Ihre Anfälligkeit für Schlaganfall und geistigen Verfall beeinflussen. Forschungen zeigen sogar, daß Mini-Schlaganfälle und Entzündungen der Zerebralgefäße bei Morbus Alzheimer an der Tagesordnung sind, was die geistigen Verluste noch verstärkt. Die sogenannte gefäßbedingte Demenz – hauptsächlich aufgrund winziger Schlaganfälle – und die Alzheimer-Demenz sind keine isolierten Phänomene, wie man ursprünglich annahm, sondern sie stehen in Verbindung miteinander. Schwere Gefäßerkrankungen erhöhen das Risiko, Morbus Alzheimer zu entwickeln.

Wenn Sie also frei von ernsthaften Herzerkrankungen bleiben, können Sie dadurch auch das Risiko von Gedächtnisverlust und Demenz während des Älterwerdens drastisch reduzieren. Können Sie zudem noch Diabetes und die Alzheimer-Krankheit vermeiden, ist ein gut funktionierendes Gehirn bis ins hohe Alter praktisch garantiert.

Summa summarum: Erst vor kurzem haben Wissenschaftler angefangen zu verstehen, wie verschiedene Substanzen, die an den Gefäßen großen Schaden anrichten, auch das Gehirn massiv verletzen können und wie wichtig es ist, Ihr Gehirn vor den Verwüstungen durch kardiovaskuläre Krankheiten zu schützen. Die zusätzlichen Vorkehrungen, um Herzkrankheiten und Diabetes zu vermeiden, machen sich enorm bezahlt – durch ein gut funktionierendes, leistungsfähiges Gehirn bis ins hohe Alter.

Schlechte Arterien – schlechtes Gehirn

Während der vergangenen Jahre hat die medizinische Forschung zunehmend einen Zusammenhang zwischen Anomalien der Blutgefäße – zum Beispiel hohem Blutdruck, hohem Blutzucker, Verdickung der Carotidarterie – und geistigem Abbau im Alter herstellen können. Eine neue, bahnbrechende Studie definiert nun genau, wie wichtig diese Faktoren sind, um Ihren Geist intakt zu halten. Zehn Jahre lang haben Mary N. Haan und ihre Kollegen an der School of Medicine und am Medical Center der University of California in Davis 5 888 Personen im Alter von über 65 Jahren beobachtet und ihre mentalen Funktionen jedes Jahr getestet. Das beunruhigende Ergebnis ergab, daß schwere Atherosklerose das Risiko einer Verschlechterung der geistigen Funktionen verdreifachte. Dies schloß sämtliche Aspekte geistiger Aktivität ein – Wahrnehmung, Denken, Logik, Gedächtnis und Geschwindigkeit der Informationsverarbeitung –, so, wie sie in den standardisierten Tests gemessen wurden. Am schlimmsten wirkten sich folgende Faktoren aus: hoher systolischer Blutdruck, atriale Fibrillation (unregelmäßige Herzschläge), Verdickungen der Carotidarterien (Halsschlagader), Herzinfarkte und Schlaganfälle. Auch Personen mit Diabetes und Glukoseunverträglichkeit wiesen Anzeichen beschleunigten geistigen Abbaus auf.

Ein weiterer Faktor erwies sich als in hohem Maße mitverantwortlich für eine kognitive Verschlechterung: Ungefähr 25 Prozent der Versuchsgruppe trug ein Gen (das sogenannte »Apolipoprotein E4-Gen«), das mit Morbus Alzheimer in Verbindung gebracht wird. Dieses Gen trieb das Risiko eines Verlustes der geistigen Funktionen um das drei- bis vierfache in die Höhe. Am verheerendsten erwies sich eine Kombination aus schwerwiegenden Gefäßkrankheiten oder Diabetes und dem Gen. Menschen in dieser Situation unterlagen einem achtmal höheren Risiko, geistig abzubauen, als Personen mit leichter Atherosklerose oder Diabetes und ohne genetischen Anomalie.

Das bedeutet, daß kardiovaskuläre Krankheiten oder Diabetes allein bereits die Gefahr erhöhen, im Alter unter geistigen Beeinträchtigungen zu leiden. Die gute Nachricht dabei ist, daß eine genetische Veranlagung für die Alzheimersche Erkrankung möglicherweise nicht zum Tragen kommt, wenn Sie sich erfolgreich vor kardiovaskulären Krankheiten oder Diabetes schützen können. Die Schwere der Bedrohung ist allerdings alarmierend. Es bedeutet nämlich auch, daß schwere Herzkrankheiten und Diabetes Anzeichen oder Auslöser für schwere, irreversible geistige Erosion bei einem Viertel aller Erwachsenen sein könnte, die, ohne es zu wissen, das Gen in sich tragen. Wenn Sie nicht schon genügend Anregungen erhalten haben, ohnehin Herzkrankheiten in Ihrem Leben vorzubeugen, könnte dies ein ausschlaggebender Grund sein, es von nun an zu tun. Wohin das Herz geht, folgt der Verstand.

Im folgenden finden Sie die allerneuesten wissenschaftlichen Erkenntnisse über spezifische Faktoren im Blut, die Ihr Gehirn schädigen können.

Achtung vor Homozystein, dem gefährlichen Gehirngift

Eine Aminosäure in Ihrem Blut, von der viele Ärzte bis vor kurzem nicht einmal etwas ahnten, gilt mittlerweile als einer der Hauptfaktoren für Gehirnversagen. Das sogenannte Homozystein kann sich bei einem Zuviel davon im Blut ansammeln und dazu beitragen, daß Blutgefäße verstopfen und zerstört werden. Das gilt natürlich besonders für solche Gefäße, die zum Gehirn hinführen, woraus eine toxische Wirkung auf die Gehirnzellen entsteht, die wiederum die Schärfe Ihres Verstandes und Ihre Stimmung erheblich beeinträchtigen kann. Glücklicherweise kann Homozystein leicht durch geringe Dosen von B-Vitaminen unschädlich gemacht werden, weshalb es um so schlimmer ist, daß es die Menschheit immer noch plagt. Hohe Homozysteinwerte können ebenso wie hohe Cholesterinwerte durch einen Bluttest bestimmt werden.

Hohes Homozystein zählt zweifellos zu den Hauptursachen für das Versagen der geistigen Fähigkeiten. Wissenschaftler der Tufts University berichteten vor kurzem, daß Männer im mittleren Alter mit den höchsten Homozysteinkonzentrationen im Blut bei einem Test der geistigen Kompetenz ebenso schlecht abschnitten wie Patienten, die an der Alzheimer-Krankheit litten. Tatsächlich konnten von den 25 Prozent mit den höchsten Homozysteinwerten nur 22 Prozent einen Würfel und nur 17 Prozent einen spitz zulaufenden Kasten abmalen. Ungefähr 75 Prozent der Teilnehmer mit den niedrigsten Homozysteinwerten zeichneten die

Figuren korrekt ab, ebenso wie es die meisten Kinder im Alter von 13 Jahren können. Derartige Fehlleistungen bei älteren Menschen weisen darauf hin, daß das Gehirn beschädigt ist, sagen die Forscher.

Gehirnalarm: Bis zu 40 Prozent aller zerebrovaskulären Erkrankungen treten aufgrund zu hoher Homozysteinwerte auf.

Hohe Homozysteinwerte stehen nicht nur in Verbindung mit Gedächtnisproblemen sowie der Konzentrations- und Denkfähigkeit, sondern auch mit Stimmungsstörungen. In einer Gruppe junger und alter Menschen mit Depressionen waren die Ergebnisse des geistigen Schärfe- und des Stimmungs-Assessment-Tests um so niedriger, je höher das Homozystein war. In einer kürzlich durchgeführten Studie mit ambulanten Patienten mit schweren Depressionen hatten 20 Prozent erhöhtes Homozystein und 19 Prozent niedrige Folsäurewerte im Blut.

Summa summarum: Hohe Homozysteinblutwerte erhöhen das Risiko der Empfänglichkeit für geistige Beeinträchtigungen und Depressionen bei alten und bei jungen Menschen.

Die Schlaganfall-Connection

Es gibt überwältigende Beweise dafür, daß hohe Homozysteinwerte im Blut ein Prädiktor für den Schlaganfall sind. Eine Meta-Analyse, die 1992 von schwedischen Wissenschaftlern durchgeführt wurde, fand heraus, daß immerhin ein Viertel der Patienten mit zerebrovaskulären Erkrankungen hohe Homozysteinwerte im Blut aufwiesen. Angiogramme der Karotis (Halsschlagader), die das Gehirn mit Blut und Sauerstoff versorgt, zeigten eine Blockade oder einen Verschluß bei 85 Prozent einer Gruppe von Patienten mit hohem Homozystein, die ein TIA – den Vorläufer eines Schlaganfalls – oder einen schwachen Schlaganfall erlitten hatten. Homozystein ist in der Tat ein stärkerer Prädiktor für Schlaganfall als Rauchen, hoher Blutdruck oder hohes Cholesterin, so zeigte eine großangelegte Studie an Schlaganfallpatienten des schwedischen Neurologen Dr. Lars E. Brattstrom am Universitätshospital in Lund. 40 Prozent der Patienten, die Schlaganfälle verschiedener Typen erlitten hatten – durch Embolie, Blutung, Blockade oder Karotisdeformation –, hatten hohe Homozysteinwerte im Blut.

In einer ähnlichen Studie untersuchten britische Forscher 7 735 Männer im mittleren Alter über einen Zeitraum von 13 Jahren. Sie fanden, daß das Schlaganfallrisiko stieg, je höher die Homozysteinwerte waren – unabhängig von Körpergewicht, Diabetes, Cholesterin, hohem Blutdruck oder Rauchen. Alle Männer mit den höchsten Homozysteinwerten hatten eine etwa dreimal so schlechte Prognose für Schlaganfall als diejenigen mit den niedrigsten Werten.

Homozystein erhöht das Risiko für eine Alzheimersche Erkrankung

Ebenso beunruhigend ist die Tatsache, daß hohes Homozystein ein Zeichen dafür ist, daß Sie auf eine Alzheimer-Krankheit zusteuern. Eine neue Studie von Dr. Robert Clarke von der Oxford University in England belegt, daß ein hoher Homozysteinwert die Wahrscheinlichkeit, eine Alzheimersche Erkrankung zu entwickeln, um erstaunliche 450 Prozent in die Höhe schnellen läßt. Keine Überraschung war es daher, als er feststellte, daß Patienten, die an der Alzheimer-Krankheit litten, ebenfalls niedrige Folsäure- und Vitamin-B_{12}-Blutwerte hatten, die beide das Homozystein niedrig halten. Daraus ergab sich, daß niedrige Folsäurewerte das Risiko, eine Alzheimer-Krankheit zu entwickeln, verdreifachen.

Noch alarmierender ist die Tatsache, daß, je höher das Bluthomozystein ist, desto schneller die Alzheimer-Krankheit das Gehirn zerstören kann. Die Fähigkeit des Homozystein, den Gehirnverfall zu beschleunigen, konnte sowohl auf Abbildungen vom Gehirn als auch anhand der immer schlechter werdenden Ergebnisse der Gedächtnis- und geistigen Tests festgestellt werden. Die Forscher stellten den allmählichen Zerfall bestimmter Gehirnlappen visuell dar: Je höher das Homozystein anstieg, desto stärker war die Schrumpfung. Bei den Personen, die das höchste Homozystein hatten, schrumpfte ein bestimmter Gehirnlappen um etwa 20 Prozent in drei Jahren, im Vergleich mit nur fünf Prozent bei denen, die die niedrigsten Homozysteinwerte hatten. Wie erwartet, war der Fortschritt der Alzheimer-Krankheit ebenso bei denen am größten, die am wenigsten Folsäure und Vitamin B_{12} im Blut hatten.

Wie das Homozystein die Alzheimer-Krankheit fördert, ist nicht genau bekannt, obwohl neuere Forschungen Hinweise darauf geben, daß die Kombination von erkrankten zerebralen Blutgefäßen und Morbus Alzheimer den Gehirnschaden noch vergrößert. Hohes Homozystein kann darüber hinaus ein Zeichen für niedrige Werte an Folsäure sein, von der man annimmt, daß sie das Gehirn vor Alzheimer schützt.

Gehirnalarm: Hohes Homozystein verdreifacht Ihr Schlaganfallrisiko und vervierfacht die Wahrscheinlichkeit, daß Sie eine Alzheimersche Erkrankung entwickeln.

Wie Sie das Homozystein verjagen

Es ist erstaunlich einfach und preiswert, das gehirnschädigende Homozystein loszuwerden, nämlich mit B-Vitaminen und der Folsäure. Das Fehlen von Folsäure ermöglicht es dem toxischen Homozystein, sich im Blut unkontrolliert auszubreiten. Folsäure spaltet es auf und ist damit der stärkste Homozysteinhemmer. Aber auch Vitamin B_6 und B_{12} helfen dabei, das Homozystein loszuwerden. Harvard-Wissenschaftler haben festgestellt, daß mindestens zwei Drittel aller hohen Homozysteinwerte im Zusammenhang mit niedrigen Folsäurewerten stehen. Personen, die Multivitamintabletten einnehmen, die gewöhnlich 400 Mikrogramm Folsäure enthalten, haben weitaus weniger Homozystein als solche, die keinerlei Vitamine zu sich nehmen.

Die Einnahme von B-Vitaminen kann dem Schaden, den das Homozystein an der vitalen Karotis anzurichten droht, Einhalt gebieten und ihn sogar rückgängig machen, laut einer bahnbrechenden Studie des kanadischen Kardiologen Dr. J. David Spence an der University of Toronto von 1998. Er und seine Kollegen maßen den fortschreitenden Verschluß und die Plaquebildung in der Karotis bei 38 Männern und Frauen, Durchschnittsalter 58, bevor und nachdem sie viereinhalb Jahre lang Vitamin B eingenommen hatten. Die Ergebnisse waren erstaunlich.

Wenn sie keine B-Vitamine einnahmen, vergrößerte sich der Plaquebereich um etwa 50 Prozent. Nachdem sie die Vitamine eingenommen hatten, verringerte sich die Größe des Plaques tatsächlich um etwa 10 Prozent. Die Vitamine funktionierten also als eine Art Reinigungsmittel, die Arterien säubern und Atherosklerose rückgängig machen konnten. Dr. Spence's Studie verwendete eine hohe Dosierung Folsäure – 2,5 Milligramm –, weil einige Menschen offenbar so viel brauchen, um eine genetische Veranlagung für besonders hohes Homozystein zu überwinden. Er sagt jedoch, daß die übliche Dosis von täglich 400 Mikrogramm ausreicht, um hohes Homozystein bei den meisten Menschen zu senken.

Er verabreichte überdies 250 Mikrogramm B_{12} und 25 Milligramm B_6.

Warum ist hohes Homozystein so schlimm für die Blutgefäße und schädigt das Gewebe? Eine Theorie ist, daß Homozystein die Häute der Blutgefäße für die Bildung und Ablage von Plaques anfällig macht – Verkalkungen, die letztlich zur Schädigung und Blockierung der Gefäße führen. Insbesondere vermutet man, daß das Homozystein die Arterienzellen dazu anregt, Kollagen zu bilden, den Hauptbestandteil atherosklerotischer Plaques, der auch zur Versteifung des Blutgefäßes beitragen kann. Zweitens kann das Homozystein die Synthese von Neurotransmittern wie Serotonin blockieren, und zum Dritten kann es als eine Art Nervengift funktionieren, indem es Stoffwechselveränderungen auslöst, die eine Aktivierung von Substanzen wie Glutamat bewirken, welche wiederum direkt die Gehirnzellen verletzen und zerstören können.

Gehirnalarm: Nur einer von zehn Amerikanern bekommt genug Folsäure, welche das Homozystein in Schach halten kann, so sagen die Wissenschaftler der Harvard University.

Eier und Homozystein

In gleichem Maße, in dem man – wie allgemein üblich – wegen des hohen Cholesteringehalts vor dem Verzehr von Eiern warnt, in dem Maße entsteht auch der gefährliche Nebeneffekt, daß sich das Homozystein-Problem verschlimmert. Denn Eigelb ist eine der ergiebigsten Quellen für das B-Vitamin Cholin in unserer Ernährung. Bereits aus den fünfziger Jahren sind Studien bekannt, die gezeigt haben, wie der Homozysteinspiegel von Tieren, denen man Cholin entzogen hatte, in schwindelnde Höhen stieg. Die

Verbannung von Eiern aus der Speisekammer als Versuch, Herzerkrankungen zu vermeiden, erhöht also dieses Risiko womöglich noch, indem es zu einem hohen Homozysteinspiegel beiträgt. Dazu kommt noch, daß das Cholesterin in der Ernährung, wie etwa das im Eigelb, als Ursache für erhöhtes Blutcholesterin gar keine so große Rolle spielt.

Fünf Wege zu weniger gehirnschädigendem Homozystein

- Nehmen Sie Folsäure, B_6 und B_{12} in Form von Nahrungsergänzungsmitteln zu sich. Experten raten allgemein zu 400 Mikrogramm Folsäure täglich, um das Homozystein zu bannen. Niederländische Forscher haben kürzlich herausgefunden, daß 250 Mikrogramm Folsäure das Homozystein bei jungen Frauen um 11 Prozent senkte, 500 Mikrogramm sogar um 22 Prozent. Am besten funktionierte die Therapie gegen die höchsten Homozysteinwerte.[51] Eine weitere große Studie fand heraus, daß Menschen, die mehrere Vitamine einschließlich 400 Mikrogramm Folsäure einnahmen, 10 bis 15 Prozent weniger Homozystein hatten als solche, die überhaupt keine Vitamine einnahmen. Einige Personen mit genetischer Prädisposition brauchten höhere Dosierungen, die von einem Arzt verschrieben wurden. Die meisten Experten sagen, daß 25 Milligramm B_6 und 150 Mikrogramm B_{12} generell ausreichen, um das Homozystein zu hemmen.
- Um das Homozystein in Grenzen zu halten, sollten Sie die B-Vitamine ununterbrochen einnehmen. Das Absetzen des Präparats bewirkt, daß das Homozystein innerhalb von etwa vier Monaten wieder auf anomal hohe Werte ansteigt.

---

51 Brouwer IA: *Low dose folic acid supplementation decreases plasma homocysteine concentrations: a randomized trial.* »Am J Clin Nutr« (69, 1999), S. 99-104.

- Achten Sie in Ihrer Ernährung auf folsäurereiche Kost – Orangensaft, Gemüse, vor allem grünes Blattgemüse, Mandeln, mit Vitaminen angereicherte Frühstücksflokken, Avocados. Ihr Körper nutzt allerdings nur etwa halb soviel Folsäure aus der Ernährung wie aus Ergänzungspräparaten. Eine kürzlich durchgeführte Studie fand, daß der bloße Verzehr von folsäurereicher Kost bei zwei Dritteln einer Gruppe älterer Menschen nicht ausreichte, um hohe Homozysteinwerte erfolgreich zu unterdrücken. Folsäure-Ergänzungsmittel werden daher dringend empfohlen.
- Schränken Sie Ihren täglichen Kaffeekonsum auf weniger als fünf Tassen ein. Norwegische Forscher fanden vor kurzem heraus, daß das Homozystein bei Personen, die mehr als neun Tassen Kaffee tranken, um 20 Prozent höher war als bei denen, die nur eine Tasse oder weniger tranken. Aus den Forschungsergebnissen konnte man schließen, daß mehr als fünf Tassen Kaffee täglich das Homozystein in die Höhe treiben können. Personen, die sowohl rauchten als auch große Mengen von Kaffee tranken, hatten besonders hohes Homozystein.
- Halten Sie sich zurück beim Fleisch. Der Körper stellt aus Nahrungsmitteln, die einen hohen Eiweißgehalt haben, Homozystein her. »Das gilt besonders für tierisches Eiweiß«, erklärt Dr. Kilmer S. McCully vom Veterans Affairs Medical Center in Providence, einer der Entwickler der Homozystein-Theorie. »Proteinreiche vegetarische Kost ist harmlos, weil sie normalerweise genügend B-Vitamine enthält, um das Homozystein in Grenzen zu halten«, fügt er hinzu.
- Rauchen Sie nicht! Das Rauchen läßt Ihre Folsaurewerte in den Keller gehen und macht den Weg frei für die Bildung von Homozystein.

Hohe Triglyzeride machen schlechte Laune

Vielleicht ist Ihnen bekannt, daß ein Zuviel an Triglyzerid – einer Art von Fett in Ihrem Blut – gefährlich für Ihr Herz sein kann. »Weniger bekannt ist, daß hohe Triglyzeridwerte auch gefährlich für das Gehirn sein können«, sagt Dr. Charles Glueck, Medical Director des Cholesterol Center am Jewish Hospital in Cincinnati im U.S.-Bundesstaat Ohio. Seine innovativen Forschungsarbeiten haben ergeben, daß hohe Triglyzeridwerte in direktem Zusammenhang mit Depression, Wut, Aggression und sogar mit Hyperaktivität bei Kindern stehen. Dr. Glueck stellte fest, daß hohe Triglyzeridwerte Sauerstoffmangel im Gehirn erzeugen, der zu kleinen Läsionen und Blutverklumpungen führen kann. Für die Allgemeinheit sieht dies dann so aus, als handle es sich um ein »Organisches Gehirn-Syndrom«.

In einer Studie von 1993 zeigte Dr. Glueck, daß eine Absenkung der Triglyzeride die Stimmung deutlich verbessern und Depressionen lindern kann. In einer Gruppe von 23 Männern und Frauen mit hohem Triglyzeridspiegel litten ungefähr 40 Prozent unter leichten Depressionen, die auf der Grundlage von standardisierten Kriterien gemessen wurden. Nachdem sie sich ein Jahr lang triglyzeridsenkend ernährt und Medikamente zu sich genommen hatten, fielen ihre durchschnittlichen Triglyzeridwerte um annähernd 50 Prozent, und ihre Depressionen waren praktisch nicht mehr vorhanden. Volle 90 Prozent der vorher depressiven Personen wurden vollständig gesund, die meisten innerhalb von sechs Wochen, sagt Dr. Glueck. Noch eindrucksvoller war die Beobachtung, daß sich die Stimmung verbesserte, je mehr das Triglyzerid gesenkt wurde.

Dr. Glueck untersuchte auch 220 Kinder im Alter von 5 bis 18 Jahren, die mit Stimmungsstörungen, Schizophrenie, Angststörungen und organischen psychiatrischen Erkrankungen in stationärer Behandlung waren. Kinder mit Verhaltensstörungen und ADD-bedingter Hyperaktivität hatten höhere Triglyzeridwerte als eine Gruppe gesunder Kinder.

Eine Kette weiterer Anhaltspunkte weist Triglyzeride als Hauptursache für Gehirn- und Verhaltensstörungen aus. Britische Forscher fanden heraus, daß Männer mit zu hohen Triglyzeridwerten zu frauenfeindlichen Einstellungen neigen, leichter gewalttätig werden und eine »dominante« Haltung an den Tag legen. Psychologen der Brandeis University haben hohes Triglyzerid in Verbindung mit »kognitiven Beeinträchtigungen« bei Diabetikern gebracht, zu denen auch Depressionen und Gedächtnisprobleme gehörten. Parallel zum Anstieg der Triglyzeridwerte über einen Zeitraum von fünf Jahren stieg auch die Gewalttätigkeit innerhalb einer Gruppe von Männern im Alter von 23 bis 35 Jahren, so berichteten Wissenschaftler an der University of Alabama 1997.

Zweifellos gelten mittlerweile hohe Triglyzeridwerte als wichtigster Auslöser von (ischämischen) Schlaganfällen, die durch Blutgerinnsel verursacht wurden, was zahlreiche Studien untermauern. Japanische Wissenschaftler stellten fest, daß Diabetiker im mittleren Alter mit hohem Triglyzerid (mehr als 2,30 mmol/L) zweimal häufiger einen Schlaganfall bekamen.

Auf welche Weise schaden Triglyzeride dem Gehirn? Dr. Glueck sagt, daß zu hohe Triglyzeride das Blut träge machen und das Risiko von Gerinnungsbildung erhöhen, wodurch die Blut- und Sauerstoffzufuhr zu den Gehirnzellen abgeschnitten werden kann.

Dr. Robert Rosenson vom Rush Medical College in Chicago hat herausgefunden, daß Triglyzeride das Blut mit einem Anteil von über 190 Milligramm pro Deziliter deutlich dickflüssiger und gerinnungsgefährdeter machen. Hohe

Triglyzeride stehen darüber hinaus in Verbindung mit dem gefährlichsten Typ des Cholesterins, den LDL-Partikeln kleiner Dichte, die am ehesten die Blutgefäßwände durchdringen und die Gerinnung vorantreiben können. Hohe Triglyzeride sind auch ein integraler Bestandteil des »Insulinresistenzsyndroms«, das Arterien zerstört, Diabetes ankündigt und sich nachteilig auf die geistigen Funktionen auswirkt. Obwohl 200 Milligramm pro Deziliter als ein relativ unbedenklicher Wert gelten, halten viele Experten mittlerweile 100 oder weniger Milligramm pro Deziliter für den Idealwert.

Ist es wirklich der Fisch?

Wenn viel Triglyzerid Depressionen fördert und Fischöl Triglyzeride absenken kann, ist dieser Zusammenhang dann einer der Gründe dafür, warum Fischöl Depressionen lindert?

»Ja, das ist wohl die logische Verbindung«, sagt der Experte für Fischöl und Depressionen an den National Institutes of Health, Dr. Joseph Hibbeln.

Wie lassen sich die gehirnschädigenden Triglyzeride senken?

Essen Sie Fisch beziehungsweise nehmen Sie Fischöl-Ergänzungspräparate. Omega-3-Fischöl ist der wirksamste, sicherste Weg, um die Triglyzeride zu senken, laut Experten sogar besser als alle bisher bekannten Medikamente. Nach der Revision von 72 verschiedenen Studien kam Dr. William Harris, Direktor des Lipoprotein Research Laboratory am St. Luke's Hospital in Kansas City, zu dem Ergebnis, daß eine tägliche Dosis von 3 000 bis 4 000 Milligramm Fischöl hohe Triglyzeridwerte um durchschnittlich 28 Prozent senken konnte. Eine andere Studie fand heraus, daß eine tägliche Dosis, die dem Verzehr von 200 Gramm Lachs, Makrele oder Sardinen entspricht, die Triglyzeride um mehr als 50 Prozent senkt. Und es wirkt relativ schnell – normalerweise pendeln sich die Triglyzeridwerte in ein paar Wochen wieder auf das richtige Maß ein.

Sogar der Ersatz der üblichen Fleisch-, Eier-, Milch- und Käseproteine durch Schalentiere kann die Triglyzeride drastisch senken, so ergab eine Studie der University of Washington. Die Triglyzeridwerte sanken um 61 Prozent bei Menschen, die Jakobsmuscheln aßen, 51 Prozent durch den Genuß von Austern und 23 Prozent durch Krabben und Garnelen.

- Trinken Sie wenig Alkohol! Alkohol kann Triglyzeride in die Höhe treiben. Ein oder zwei Glas Wein oder Bier täglich stellen jedoch kein Problem dar.
- Schränken Sie Ihre Kohlenhydrataufnahme ein, insbesondere bei raffiniertem Zucker, zu den auch Fruktose gehört, der vor allem in gesüßten Soft-Drinks enthalten ist.

Studien haben gezeigt, daß Zucker die Triglyzeride weitaus mehr in die Höhe treibt als Stärke-Kohlenhydrate. Stärke findet sich in Brot, Kartoffeln und Nudeln. Besonders bei »insulinresistenten« Personen – üblicherweise angezeigt durch hohe Triglyzeride und niedriges »gutes« HDL-Cholesterin – läßt eine zuckerreiche Ernährung die Triglyzeridwerte steil in die Höhe schnellen. Um diese in Schach zu halten, sind ganze Früchte immer besser als ballaststoffarme »Bequemlichkeitskost« wie Chips, fettarme, aber stark gesüßte »Diät-Kekse« und Süßigkeiten.

Hoher Blutdruck schadet dem Gedächtnis

Wenn Sie älter werden, ist Ihr Gehirn von der Gefahr eines Schlaganfalls bedroht, der häufig durch zu hohen Blutdruck ausgelöst wird. Außerdem kann hoher Blutdruck, selbst wenn es nicht zu einem Schlaganfall kommt, durch geringfügige Schädigungen die geistigen Fähigkeiten beeinträchtigen.

Heute hoher Blutdruck – morgen Verlust des Gedächtnisses – das ist die Botschaft, die neuere Forschungen uns vermitteln. Sie stellen den Zusammenhang zwischen hohem Blutdruck und geschädigtem Gehirngewebe, kognitiven Beeinträchtigungen und »gefäßbedingter Demenz« her. Gefäßbedingte Demenz ist der Verfall der geistigen Funktionen, wozu auch das Gedächtnis gehört, der häufig durch Gefäßschädigungen oder Mini-Schlaganfälle verursacht wird.

In einer Studie von 1998 an 999 Männern dokumentierten schwedische Wissenschaftler vom Karolinska Hospital in Stockholm klar und deutlich, daß hoher Blutdruck zu »kognitiven Beeinträchtigungen führen kann«. Männer, bei denen vor zwanzig Jahren ein erhöhter Blutdruck festgestellt wurde, zeigten im Alter von fünfzig Jahren einen Verfall ihrer geistigen Kapazität und motorischen Fertigkeiten in hohem Maße, als sie sich kürzlich einem Test unterzogen. Männer mit dem höchsten diastolischen (niedrigere Zahl) Blutdruck – über 105 mm/Hg – erlitten die gravierendsten geistigen Beeinträchtigungen. Männer mit dem niedrigsten diastolischen Blutdruck – weniger als 70 mm/Hg – erzielten die höchsten Werte auf der geistigen Leistungsskala. Männer, deren hoher Blutdruck nicht behandelt worden war, erlitten den schlimmsten geistigen Verfall.

Diese Studie befindet sich in Übereinstimmung mit Ergebnissen einer noch laufenden Gemeinschaftsstudie der Universitäten Stanford, UCLA, Indiana University und Boston University. Die Forscher haben hohen systolischen (höhere Zahl) Blutdruck im mittleren Alter mit einem schnelleren Verfall der geistigen Fähigkeiten in einem Alter von über 60 Jahren in Verbindung gebracht. Männer, die beispielsweise über 25 Jahre hinweg einen systolischen Blutdruck von über 140 hatten, wiesen 100 Prozent mehr geistigen Leistungsabbau auf als Männer mit normalem Blutdruck. Die vermutliche Ursache war, daß die Männer wahrscheinlich bereits kleine, unerkannte (stille) Schlaganfälle erlitten hatten, die durch ihren hohen Blutdruck ausgelöst worden waren.

Hoher Blutdruck läßt Gehirne schrumpfen

Hoher Blutdruck kann sogar dazu beitragen, daß die Schrumpfung des Gehirns im Alter beschleunigt wird. Dies kann möglicherweise den geistigen Abbau erklären, der typisch für den Verfall des alternden Gehirns ohne eine Alzheimer-Krankheit ist. Das stellten die Wissenschaftler am National Institute of Aging fest. Sie verwendeten Gehirnabbildungsverfahren und neuropsychologische Tests, um Menschen im Alter von 56 bis 84 Jahren zu untersuchen – einige mit hohem Blutdruck und einige mit normalem Blutdruck.

Die Forscher stellten erstaunliche Unterschiede in den Gehirnen fest, obwohl keiner der Patienten mit hohem Blutdruck jemals einen Schlaganfall erlitten hatte. Die Scans zeigten, daß hoher Blutdruck seinen Tribut in Form erhöhter Gehirnatrophie in den temporalen und occipitalen Lappen gefordert hatte, die das Gedächtnis und die Sprache steuern. Personen mit hohem Blutdruck schnitten darüber hinaus schlechter bei Sprach- und Gedächtnistests ab als ihre Altersgenossen mit normalem Blutdruck. »Und der Effekt verschlimmert sich mit dem Alter«, sagte der Forschungsleiter Gene E. Alexander. Je älter der Mensch, desto größer ist der Verlust von Gehirnmaterie und -funktion. Leider konnte die Einnahme von Medikamenten zur Kontrolle des hohen Blutdrucks die schädlichen Gehirnveränderungen nicht vollständig verhindern.

Vor kurzem hat Dr. Charles DeCarli, ordentlicher Professor der Neurologie und Direktor des Alzheimer Disease Center an der University of Kansas Magnetresonanztomographie (MRI) eingesetzt, um zu dokumentieren, daß hoher Blutdruck im mittleren Alter den Alterungsprozeß und die Schrumpfung des Gehirns beschleunigt und damit das Risiko eines Schlaganfalls im hohen Alter erhöht.

Er beobachtete 414 Personen über etwa 25 Jahre hinweg, beginnend im Alter von durchschnittlich 47 Jahren. Im einzelnen fand er heraus, daß diejenigen mit hohem Blutdruck in der Mitte ihres Lebens kleinere Gehirne hatten, ungewöhnlich viel weiße Masse, also spezifisches Nervengewebe im Gehirn, und im hohen Alter ein höheres Schlaganfallrisiko, auch in bezug auf stille Schlaganfälle. Letztere treten in den winzigen Blutgefäßen des Gehirns ohne große symptomatische Auffälligkeiten auf. Doch im Laufe der Zeit machen sie sich in Form von progressiven Schädigungen bemerkbar, die normalerweise nur durch MRI festgestellt werden können. Ungefähr zwölf Prozent der Teilnehmer dieser Studie wiesen in den Gehirnabbildungen Anzeichen eines »stillen Schlaganfalls« auf. Allgemein gilt: »Je höher Ihr Blutdruck im mittleren Alter ist, desto höher ist das Risiko im höheren Alter – je kleiner Ihr Gehirn, desto umfassender die Schäden der weißen Masse und desto größer die erwartete geistige Schädigung«, sagt Dr. DeCarli.

Ein Blutdruck, der zwar noch nicht als hoher Blutdruck gilt, aber an der Grenze zum Bluthochdruck ist, kann bereits im mittleren Alter die Prognose für das hohe Alter auf größere Gehirnschädigungen verschlechtern. Dr. DeCarli befürchtet, daß viele Menschen im mittleren Alter, die völlig gesund erscheinen, in Wirklichkeit »Borderline-Blutdruck«

haben, das heißt, an der Grenze zu hohem Blutdruck liegen. Dieser leicht erhöhte Blutdruck wird ausreichen, um langsam aber sicher das Gehirn zu sabotieren. Das Schadenspotential ist so gravierend, daß Dr. DeCarli jeden Menschen mit Borderline-Blutdruck auffordert, Maßnahmen zu ergreifen, ihn zu senken.

Gehirnalarm: Menschen mit zu hohem Blutdruck haben eine viermal schlechtere Prognose für Schlaganfall, so Dr. Philip Wolf, Professor der Neurologie an der Boston University.

Selbst leichte Blutdruckerhöhungen können einen Schlaganfall begünstigen. Forscher von der Boston University haben kürzlich in einer Studie mit 566 Menschen über einen Zeitraum von 40 Jahren herausgefunden, daß die Hälfte der Schlaganfälle bei Menschen auftrat, die hohen – definiert als einen systolischen Blutdruck von 130-139 mm/Hg als Obergrenze – oder leicht erhöhten Blutdruck hatten, also 140-159 mm/Hg systolisch.

Spielt Koffein eine Rolle? Dr. Jack E. James, LaTrobe University Melbourne, Australien, sagt, daß Kaffee den Blutdruck in der Bevölkerung im Durchschnitt um 2 bis 4mm/Hg erhöhe. Der Verzicht auf Koffein, sagt er voraus, könnte das Schlaganfallrisiko um 17 bis 34 Prozent senken.

Alkohol – Ursache für hohen Blutdruck

Viele Experten bezeichnen Alkohol als eine weit verbreitete, aber weithin unerkannte Ursache für hohen Blutdruck. Einige Studien zeigen, daß übermäßiges Trinken den Blutdruck in die Höhe treibt und daß bereits die Einschränkung des Alkoholkonsums auf ein vernünftiges Maß dem wieder abhelfen kann. Doch neue Forschungen zeigen, daß überhaupt kein Alkohol die beste Methode ist, um den Blutdruck zu senken. In einer neuen Studie, die überwiegend mit schwarzen Amerikanern durchgeführt wurde, fanden die Wissenschaftler heraus, daß bereits ein einziges alkoholisches Getränk pro Tag sowohl den diastolischen als auch den systolischen Blutdruck in die Höhe trieb.

Wissenschaftler eines amerikanischen staatlichen Forschungsinstituts, die den berühmten DASH-Ernährungsplan zur Blutdruckreduktion durchführten, stellten außerdem fest, daß die Alkohol-Abstinenz eher geeignet ist, den Blutdruck zu senken als mäßiger Alkoholgenuß.

Sechs Möglichkeiten, ohne Tabletten den Blutdruck zu senken

- Nehmen Sie täglich 1000 Milligramm Vitamin C. Forschungen des U.S. Department of Agriculture haben gezeigt, daß sechs Wochen Vitamin-C-Zufuhr in Form von Ergänzungspräparaten den systolischen Blutdruck bei Borderline-Blutdruck um durchschnittlich 8 bis 10 Punkte und den diastolischen um durchschnittlich 7 Punkte senken konnte. Selbst normaler Blutdruck wurde dadurch gesenkt.
- Reduzieren Sie die Natriumaufnahme auf 2400 Milligramm täglich. Dies erreichen Sie am besten dadurch, daß Sie wenig stark gesalzene, aufbereitete Kost mit verstecktem Natrium zu sich nehmen. Schauen Sie genau, was auf dem Etikett steht.
- Wenn Sie übergewichtig sind, sollten Sie ein paar Pfunde abnehmen. Selbst ein geringer Gewichtsverlust von nur zehn Pfund kann bereits eine Wirkung haben. Übergewicht ist die häufigste Ursache für zu hohen Blutdruck. Eine aktuelle Analyse zahlreicher Forschungsergebnisse (Meta-Analyse) hat herausgefunden, daß Gewichtsverlust

fast doppelt so wirksam war wie andere Ernährungsmaßnahmen zur Senkung des Blutdrucks. Abnehmen senkte den systolischem Blutdruck um 5,2 Punkte, im Vergleich mit 2,9 Punkten durch Salzreduktion.

- »Trinken Sie überhaupt keinen Alkohol mehr!« ist der wirkungsvollste Rat. Ansonsten beschränken Sie sich wenigstens auf zwei Drinks am Tag, wenn Sie ein Mann sind, oder auf einen, wenn Sie eine Frau sind.
- Bewegen Sie sich regelmäßig! Gehen Sie beispielsweise einmal täglich eine halbe bis eine Stunde schnell spazieren.
- Essen Sie Obst und Gemüse! Es ist klar, sagen die Ernährungswissenschaftler der Harvard University, daß die Inhaltsstoffe und Ballaststoffe in Früchten und Gemüse den Blutdruck senken. Eine israelische Studie an 200 Menschen zeigte, daß nur 2 Prozent der Vegetarier hohen Blutdruck hatten, im Vergleich dazu waren es 26 Prozent bei denjenigen, die Fleisch aßen.

Beugen Sie dem Schlaganfall vor, dann schützen Sie sich auch vor der Alzheimer-Krankheit

Obwohl die meisten Menschen weitaus mehr Angst vor der Alzheimerschen Erkrankung haben als vor einem Schlaganfall, sollten Sie sich eigentlich viel mehr um Ihr Schlaganfallrisiko Sorgen machen. Ein Schlaganfall wird mit viel größerer Wahrscheinlichkeit einen großen Schaden an Ihrem Gehirn anrichten, und selbst unerkannte, winzige Schlaganfälle können der entscheidende Faktor sein, der Ihr Gehirn über die Grenze zu schweren Funktionsstörungen treibt. In einer bahnbrechenden Studie im »Journal of the American Medical Association« vom März 1997 berichtet Dr. David Snowdon, Gehirnforscher an der University of Kentucky, von der erstaunlichen Beobachtung, daß ein oder zwei Mini-Schlaganfälle in strategisch wichtigen Abschnitten des Gehirns Ihre Prognose für Alzheimer-typische Demenz um das zwanzigfache erhöht. Seine Erkenntnisse, die er aus der Untersuchung von Funktion und Struktur der Gehirne einer großen Gruppe älterer Nonnen nach ihrem Ableben gewann (die sogenannte »Nun's Study«, die »Nonnenstudie«), legen die Vermutung nahe, daß die Alzheimer-typischen Plaques andere spezifische Gehirnregionen schädigen als Schlaganfälle und daß sie in Kombination einen synergetischen Totalanschlag auf das Gehirn verüben, der schlimmere Schäden hinterläßt, als dies beide allein hätten anrichten können. »Schlaganfall plus Alzheimer ist nicht eins plus eins gleich zwei. Es ist eher wie eins plus eins gleich vier oder fünf«, sagt Dr. Snowdon.

Interessanterweise kann Ihr Gehirn zwar Anzeichen von Alzheimer-typischen Schäden aufweisen, werden diese jedoch nicht durch einen Schlaganfall verstärkt, kann Ihr Gehirn durchaus weiter normal funktionieren – mit geringen geistigen Beeinträchtigungen in Form von Gedächtnisverlust oder sogenannter »Demenz«. Derartige »kleine Schlaganfälle können die Auslöser sein, die ein geringfügig beeinträchtigtes Gehirn in vollständige Demenz treiben«, war im »Time Magazine« zu lesen. »Wenn Sie keinen Schlaganfall erleiden, können Sie mehr Alzheimer-Läsionen verkraften«, sagt Dr. Snowdon. Er vermutet, daß ein Schlaganfall zusätzlich zu den Verletzungen durch eine Alzheimer-Krankheit die Zerstörung der Zellen potenziert. Auch großflächige Entzündungen fanden sich in den Gehirnen der Personen, die am stärksten geistig beeinträchtigt waren.

Dr. Snowdons Entdeckung ist deshalb so wichtig, weil es Strategien gibt, um Schlaganfälle zu vermeiden. Gegen die Anfangsschädigungen durch eine Alzheimersche Erkrankung hingegen gibt es nur einige vielversprechende Ansätze, aber noch keine sichere Methode. Der Ansatz von Dr. Snowdon ist daher, der Ausweitung der durch die Alzheimer-Krankheit bedingten Schädigungen vorzubeugen, indem man Schlaganfälle vermeidet. »Selbst die Verschiebung der Alzheimer-typischen Demenz um fünf Jahre würde die Anzahl der Personen mit offenen Symptomen der Krankheit halbieren«, sagt Dr. Snowdon.

Summa summarum: Verringern Sie Ihr Schlaganfallrisiko, und Sie werden mehrere Stufen von einer Alzheimerschen Erkrankung samt ihrer geistigen Beeinträchtigungen, der »Demenz«, entfernt bleiben.

Erstaunliche Möglichkeiten, einen Schlaganfall zu vermeiden oder zu überleben

Ein Anti-Schlaganfall Geheimrezept ist sehr einfach: Essen Sie Obst und Gemüse, und trinken Sie Tee! Es ist sonnenklar, daß der Verzehr von Obst und Gemüse Schlaganfälle vermeiden hilft und, falls Sie dennoch einen erleiden sollten, die Schäden in Grenzen hält. Die medizinische Forschung versucht dies seit mehr als zwei Jahrzehnten in der Öffentlichkeit bekanntzumachen. Nach wie vor ist es jedoch ein Rätsel, warum Obst und Gemüse eine so mächtige vorbeugende Wirkung gegen Schlaganfall haben. Vielleicht ist es der hohe Anteil an Antioxidantien, das Kalium, die Folsäure oder viele Faktoren in Kombination. Doch die Erfolge sind so überwältigend, daß die erste Maßnahme, die Sie ergreifen sollten, darin besteht, mehr Obst und Gemüse zu essen.

Im Rahmen der groß angelegten Framingham-Studie beobachteten die Forscher der Harvard University zwanzig Jahre lang 832 Männer im Alter von 45 bis 65 Jahren. Je mehr Obst und Gemüse sie zu sich nahmen, desto geringer war die

Wahrscheinlichkeit, daß sie einen Schlaganfall oder das einem Schlaganfall vorangehende Warnsignal einer TIA (»Transient Ischemic Attack«) entwickelten. Die Erhöhung des Verzehrs von Früchten und Gemüse auf drei Mahlzeiten täglich reduzierte die Gesamtzahl der Schlaganfälle um 22 Prozent und das Risiko eines hämorrhagischen Schlaganfalls um 51 Prozent. Als eine Mahlzeit gilt dabei eine Frucht oder eine Portion, also eine halbe Tasse Gemüse. Die Früchte und das Gemüse taten ihre Wirkung unabhängig von Blutdruck, Cholesterin, Rauchen, Trinken, sportlicher Betätigung, Fett- und Kalorienaufnahme. Es scheint, als würden einige »magische« Inhaltsstoffe in Obst und Gemüse helfen, Schlaganfällen vorzubeugen, ganz gleich, wie Ihr Lebensstil sonst sein mag. In dieser Studie hatten Gemüse eine noch stärkere Anti-Schlaganfall-Wirkung als Obst.

Auch Frauen können ihr Schlaganfallrisiko verringern, indem sie Obst und Gemüse, vor allem Möhren, verzehren. Dies ergab eine Harvard-Studie, die 90 000 Krankenschwestern acht Jahre lang beobachtete. Bereits wenig mehr als eine Möhre täglich verringerte das Schlaganfallrisiko bei Frauen um immerhin 68 Prozent im Vergleich zu denen, die nur einmal im Monat Möhren aßen. Auch Spinat trug zu einer drastischen Verringerung des Schlaganfallrisikos bei. Ein gemeinsamer Wirkstoff in Gemüse könnte das Antioxidans Beta-Carotin sein, sagt die Gehirnforscherin Dr. Joann E. Manson von der Brigham and Women's Hospital and Harvard Medical School.

Eine vor kurzem abgeschlossene dreißigjährige Studie an 1 834 Männern, die bei Beginn der Studie im mittleren Alter waren, fand heraus, daß diejenigen, die Früchte und Gemüse mit dem höchsten Beta-Carotin-Gehalt aßen, am wenigsten nicht-tödliche und tödliche Schlaganfälle erlitten. Die höchste Beta-Carotin-Aufnahme verringerte das Schlaganfallrisiko um etwa 15 Prozent im Vergleich zu der niedrigsten Aufnahmequote. Vitamin C verringerte das Schlaganfallrisiko um etwa 30 Prozent.

Ein weiterer gehirnschützender Wunderwirkstoff in Obst und Gemüse ebenso wie im Tee sind Flavonoide, welche nicht zu den Nährstoffen zählende Inhaltsstoffe wie Quercetin, Katechine und Pigmente sind. Niederländische Forscher fanden heraus, daß Personen, die die meisten Flavonoide in Früchten, Gemüse und Tee zu sich nahmen, 73 Prozent weniger Risiko eines Schlaganfalls hatten als diejenigen, die am wenigsten Flavonoide einnahmen. In diesem Fall war Schwarztee die wichtigste Quelle für die Anti-Schlaganfall-Flavonoide in der Ernährung. Das Trinken von etwa fünf Tassen Tee täglich reduzierte das Risiko eines Schlaganfalls um 70 Prozent im Gegensatz zu zweieinhalb Tassen.

Die sensationellen Kalium-Studien

Eine weitere geheime Wundersubstanz in Obst und Gemüse ist das Kalium. Schon ein wenig mehr Kalium in der Ernährung, wie es auch in Fisch oder Milch enthalten ist, kann Sie vor einem tödlichen Schlaganfall bewahren. Die Beweise sind eindeutig und überzeugend. Eine der vielzitierten Studien, die den Anfang machten, fand vor etwa zehn Jahren in Kalifornien statt. Sie kam zu der erstaunlichen Erkenntnis, daß bereits eine einzige zusätzliche kaliumreiche Mahlzeit mit 400 Milligramm Kalium täglich das Risiko eines tödlichen Schlaganfalls um immerhin 40 Prozent reduziert. Eine Banane, ein Apfel oder eine halbe Tasse Spinat können über Leben und Tod entscheiden! Durch die Analyse der Ernährungsgewohnheiten von 859 Frauen und Männern im Alter von über 50 Jahren dokumentierten Dr. Kay Tee Khaw und ihre Kolleginnen an der University of California, daß die Aufnahme von Kalium bestimmte, wer aus der Gruppe

Zuckerrübe = Şeker pancarı

zwölf Jahre später am wahrscheinlichsten einen Schlaganfall erleiden würde.

Unter denen, die am wenigsten Kalium zu sich nahmen – weniger als 1 950 Milligramm täglich –, stieg das Risiko eines tödlichen Schlaganfalls um das 2,6fache bei Männern und um das 4,8fache bei Frauen. Der schutzbringende Unterschied: nur 400 Milligramm Kalium täglich. Außerdem sank das Schlaganfallrisiko um so mehr, je mehr kaliumreiche Kost die Versuchsteilnehmer zu sich nahmen.

Was müssen Sie essen, um einen Schlaganfall zu vermeiden?

Jedes dieser Nahrungsmittel liefert zusätzliche 400 Milligramm Kalium täglich – die Dosis, die Ihr tödliches Schlaganfallrisiko um 40 Prozent reduziert:

1/2 Tasse gedünsteter frischer Spinat (423 Milligramm)
1/2 Tasse gedünstete frische Bohnen (654 Milligramm)
1 Teelöffel Zuckerrübensirup (400 Milligramm)
1 Tasse Tomatensaft (536 Milligramm)
1 Tasse frischer Orangensaft (472 Milligramm)
1/4 Honigmelone (412 Milligramm)
1/2 Tasse Zucchini (446 Milligramm)
10 getrocknete Aprikosenhälften (482 Milligramm)
2 Möhren (466 Milligramm)
1/2 Tasse gekochte Süßkartoffel (455 Milligramm)
1/2 Tasse gekochte grüne Limabohnen (484 Milligramm)
1 Tasse fettarme Milch (418 Milligramm)
1/2 Avocado (742 Milligramm)
1 Banane (451 Milligramm)
50 Gramm Mandeln (440 Milligramm)
30 Gramm geröstete Sojabohnen (417 Milligramm)
1 Pfund Ofenkartoffel ohne Haut (512 Milligramm)

1 Pfund Ofenkartoffel mit Haut (844 Milligramm)
1/2 Tasse Baked Beans (613 Milligramm)
85 Gramm (etwa acht) Dosensardinen (456 Milligramm)
85 Gramm Schwertfischsteak (465 Milligramm)
(aus: »Food – Your Miracle Medicine«, »Nahrung ist die beste Medizin«)

Es gibt noch weitere Beweise dafür, daß Kalium Sie vor Schlaganfall schützen kann.

- Harvard-Wissenschaftler untersuchten 43 738 gesunde berufstätige Männer über einen Zeitraum von acht Jahren und stellten kürzlich fest, daß diejenigen, die das meiste Kalium durch die Ernährung und in Ergänzungsmitteln zu sich nahmen, dem geringsten Schlaganfallrisiko unterlagen. Die Männer, die unter den 20 Prozent mit der höchsten Kaliumaufnahme waren, hatten eine um 38 Prozent niedrigere Prognose eines Schlaganfalls als die 20 Prozent mit der niedrigsten. Die Männer mit dem geringsten Risiko aßen etwa acht Portionen Obst und Gemüse täglich, doppelt soviel wie diejenigen mit dem höchsten Schlaganfallrisiko. Außerdem hatten die Männer, die gegen ihren hohen Blutdruck Diuretika und zusätzlich Kalium-Ergänzungsmittel einnahmen – etwa 1 000 Milligramm täglich – ein um 64 Prozent niedrigeres Risiko, einen Schlaganfall zu bekommen, als diejenigen, die Diuretika einnahmen, aber keine Kalium-Ergänzungsmittel.
- Eine der überzeugendsten Studien in jüngster Zeit maß die Kalium-Blutwerte bei 824 Frauen und Männern, die an der Northern Manhattan Stroke Study teilnahmen. Diejenigen mit den höchsten Kaliumwerten im Blut verringerten ihr Schlaganfallrisiko um 40 Prozent.

- Die Wissenschaftler der University of Minnesota haben in Tierversuchen herausgefunden, daß Kalium mehr zur Vorbeugung eines Schlaganfalls beiträgt als niedriger Blutdruck allein. Kalium schützt auch die Hülle der Blutgefäße, das Endothel, gegen Beschädigungen durch freie Radikale bei Tieren mit hohem Blutdruck. Kalium kann Schäden an Arterien unmittelbar beseitigen, die durch freie Radikale, begünstigt durch hohen Blutdruck, angerichtet wurden. Dadurch sind die Arterien weniger anfällig für Schlaganfälle.

Alkohol – Schaden und Nutzen

Soviel steht fest: Wenn Sie zuviel Alkohol über einen zu langen Zeitraum trinken, kann das einen Schlaganfall herbeiführen. Sieben oder mehr alkoholische Getränke täglich verdreifacht Ihr Risiko, einen ischämischen – also durch ein Blutgerinnsel verursachten – Schlaganfall zu erleiden. Dies ergaben aktuelle Forschungen von Ralph L. Sacco vom Columbia University College of Physicians and Surgeons in New York, der 677 Schlaganfallopfer im Alter von 40 Jahren oder älter untersuchte. Starke Trinker, so stellte er fest, können trotz allem ihr erhöhtes Schlaganfallrisiko dadurch mindern, daß sie entweder ihren Alkoholkonsum auf zwei Drinks täglich verringern oder gänzlich aufhören, Alkohol zu trinken. Auf der anderen Seite hatten mäßige Alkoholkonsumenten – bis zu zwei Getränke täglich – ein um 45 Prozent niedrigeres Risiko eines Gerinnsel-Schlaganfalls im Vergleich zu Abstinenzlern.[52]

Andere Studien zeigen, daß starker Alkoholkonsum das Risiko eines hämorrhagischen Schlaganfalls deutlich erhöht.

---

52 JAMA (281, 1999), S. 53-60.

Außerdem kann die Menge des Alkohols, den Sie konsumieren, das Ausmaß eines Schlaganfalls beeinflussen. Je mehr Sie trinken, desto schwerer und zerstörerischer wird der Schlaganfall sein, so zeigte eine aktuelle Analyse. Übermäßiges Trinken ist besonders riskant und löst gelegentlich sogar bei jungen Menschen einen Schlaganfall aus.

Wein gegen Schlaganfall

Es gibt hochaktuelle Hinweise darauf, daß Weintrinker offenbar ein geringeres Schlaganfallrisiko haben. Der dänische Forscher Dr. Thomas Truelsen vom Copenhagen University Hospital hat in einer groß angelegten Studie mit 13 000 Frauen und Männern über einen Zeitraum von 16 Jahren festgestellt, daß die Schlaganfallprognose bei den Personen, die zwischen einem und sechs Gläsern Wein pro Tag tranken, um 34 Prozent niedriger war als bei denen, die überhaupt keinen oder nur selten Wein tranken. – Ungefähr zwei Drittel allen Weins, der in Dänemark konsumiert wird, ist Rotwein. – Mäßige Trinker von harten Spirituosen hatten ein um 3 Prozent niedrigeres Schlaganfallrisiko. Menschen, die einmal pro Woche oder häufiger Bier tranken, hatten jedoch eine um 9 Prozent vergrößerte Wahrscheinlichkeit, einen Schlaganfall zu erleiden.

Wie erwartet, erwies sich exzessives Trinken als schädlich. Sechs oder mehr alkoholische Getränke vergrößerten das Schlaganfallrisiko um 50 Prozent.

Wieviel ist angebracht?

»Mäßiges Trinken« ist definiert als ein bis zwei alkoholische Getränke pro Tag für Männer und eines für Frauen und Menschen im Alter von über 65 Jahren. Als ein Getränk gilt ein halber Liter Bier oder »gespritzter« Wein, ein Viertelliter Wein oder ein 0,1 cl Schnaps.

»Alkoholkonsum und Krankheitsvorbeugung sind ein schwieriges Thema für Ärzte, die ihren Patienten nicht unbedingt empfehlen wollen, um ihrer Gesundheit willen anzufangen, Alkohol zu trinken. Der körperliche und emotionale Schaden, der durch Alkoholmißbrauch in unserer Gesellschaft angerichtet wird, ist enorm, und für viele Menschen ist es nicht möglich, wenig oder mäßig Alkohol zu trinken [...] Doch weil [...] Alkohol offenbar eine große Rolle bei der Vorbeugung [von Herzkrankheiten] und nun auch von Schlaganfall spielt, raten Ärzte ihren Patienten, die ohnehin bereits mäßig Alkohol konsumieren, das weiterhin zu tun [...] alles in Maßen.«[53]

Der Konsum von sieben oder mehr alkoholischen Getränken pro Tag verdreifacht Ihr Risiko eines ischämischen Schlaganfalls. Frühere starke Trinker, die ihren Alkoholkonsum auf nicht mehr als zwei Getränke pro Tag reduzieren oder völlig damit aufhören, entledigen sich damit auch wieder dieses Risikos.

Summa summarum: Mäßiger Alkoholkonsum – ein Drink täglich für Frauen, nicht mehr als zwei für Männer, vorzugsweise Rotwein – kann helfen, einem gerinnungsbedingten Schlaganfall vorzubeugen. Übermäßiges Trinken dagegen ist schädlich und begünstigt einen Schlaganfall, vor allem den hämorrhagischen Typ. Wenn Sie jedoch gegenwärtig keinen Alkohol trinken, sollten Sie nun nicht eigens als Vorbeugungsmaßnahme gegen Schlaganfall damit beginnen. Angesichts der Gefahren des Alkohols gibt es zahlreiche andere, weitaus unbedenklichere Möglichkeiten, für Gehirn und Körper zu sorgen, die eine noch viel größere vorbeugende Wirkung gegen Schlaganfall haben können.

53 »Harvard Health Letter«, März 1999.

Trinken Sie keinen Alkohol:

- wenn Sie schwanger sind oder mit dem Gedanken spielen, es zu werden,
- wenn Sie unter einer Krankheit leiden, die sich durch Alkoholgenuß verschlimmern kann, wie beispielsweise Magengeschwüre oder eine Lebererkrankung,
- wenn Sie selbst alkoholabhängig waren oder ein Mitglied Ihrer Familie alkoholkrank war,
- wenn Sie ein Medikament einnehmen, das sich nicht mit Alkohol vertragen könnte,
- wenn Sie vorhaben, mit dem Auto zu fahren oder irgend etwas anderes zu tun, das Ihre volle Aufmerksamkeit erfordert.

Quelle: American Medical Association

Salz, Schlaganfall und Blutdruck

Bei vielen Menschen kann ein Zuviel an Salz oder Natrium den Blutdruck und damit auch das Schlaganfallrisiko in die Höhe treiben, jedoch nicht bei allen. Einige sind aus genetischen Gründen »salzempfindlicher« als andere, das heißt, daß ihr Gefäßsystem heftiger reagiert, wenn es mit Salz überflutet wird. Wenn Sie übergewichtig sind, sind Ihre Chancen noch schlechter. Wissenschaftler der Tulane University haben vor kurzem festgestellt, daß eine Erhöhung der Natriumzufuhr um lediglich 100 mmol täglich das Risiko eines tödlichen Schlaganfalls bei den 2 700 untersuchten Frauen und Männern vergrößerte.

Japan ist ein schlagendes Beispiel. Historisch gesehen, verzehren die Japaner enorme Mengen von Natrium, beispielsweise in Form von Sojasoße oder gesalzenem Fisch. Die Japaner haben gleichzeitig eine der höchsten Schlaganfallraten der Welt, vor allem hämorrhagische Schlaganfälle. Viel Natrium macht die Blutgefäße im Gehirn durchlässiger und undicht, sagen die Experten, und empfindlicher für Verletzungen, durch die Blut ins Gehirn fließt. Eine vor kurzem gestartete Gesundheitsinitiative in Japan zur Senkung des Blutdrucks und des Natriumkonsums hat zu einer entscheidenden Verringerung der Schlaganfallrate geführt – zum ersten Mal in der jüngeren Geschichte Japans.

Lassen Sie den Schlaganfall links liegen!

Aufregende neue Forschungsergebnisse zeigen, daß mäßig intensive körperliche Übungen Ihre Prognose, einen Schlaganfall zu bekommen, um immerhin 50 Prozent senken. Das entspricht etwa einem Marsch von einer Stunde täglich oder einer vergleichbaren körperlichen Anstrengung, so die Forscher von Harvard und Stanford, die zwölf Jahre lang 11 130 Studenten beobachteten. Im Vergleich zu Männern, die wenig oder überhaupt keine körperliche Betätigung hatten, unterlagen diejenigen, die 2 000 Kilokalorien pro Woche abarbeiteten – was etwa einem einstündigen Marsch fünfmal pro Woche entspricht – einem 46 Prozent niedrigerem Schlaganfallrisiko. Ein halb so langer Marsch brachte immer noch eine Risikoverringerung um 24 Prozent.

Warum? Die Forscher vermuten, daß eine solche körperliche Aktivität die Blutgerinnung reduziert, das Cholesterin senkt, den Blutdruck und das Gewicht senkt – sämtlich Faktoren, die in Zusammenhang mit Schlaganfall gebracht werden. Obwohl die Studie mit männlichen Studenten durchgeführt wurde, vertreten die Forscher die Ansicht, daß es logisch sei, anzunehmen, daß dasselbe auch für Frauen gilt.

»Gehen, Treppensteigen und mäßig intensive körperliche Aktivitäten wie Tanzen, Fahrradfahren und Gartenarbeit haben sich als gute Mittel erwiesen, das Risiko eines Schlaganfalls zu verringern.« Dr. I-Min Lee, Harvard School of Public Health

Cholesterin – gut oder böse

Es gibt zahlreiche Hinweise darauf, daß Blutcholesterin eine der Hauptursachen für Atherosklerose ist, eine Gefäßerkrankung, die Blutgerinnsel entstehen läßt und die Blutgefäße des gesamten Körpers, im Gehirn ebenso wie im Herzen, verhärtet. Am schlimmsten scheint das LDL (Low Density Lipoprotein – Lipoprotein niedriger Dichte) zu sein, das, wenn es unter dem Einfluß der freien Radikale »oxidiert«, in die Blutgefäßwände eindringen und dort die Plaquebildung beschleunigen kann. Die Folge ist, daß der Blutfluß immer mehr behindert wird und Gerinnsel in die Blutbahn gelangen.

Es ist bekannt, daß ein hoher Anteil von schlechtem LDL-Blutcholesterin in Verbindung mit einem erhöhten Schlaganfall- und Herzinfarktrisiko steht. Eine aktuelle Studie von kanadischen Neurologen am London Health Sciences Center-University Campus in Ontario ergab, daß das Schlaganfallrisiko parallel zu einem Anstieg des Gesamtcholesterins und insbesondere des LDL-Cholesterins steigt. Auch hohe Triglyzeridwerte erhöhten das Schlaganfallrisiko. Auf der anderen Seite fanden die Forscher heraus, daß hohe Werte des »guten« HDL-Cholesterins die Schlaganfall- und Herzinfarktanfälligkeit verringerten.

Zahlreiche Studien bestätigen, daß viel »gutes« HDL-Cholesterin Ihnen helfen kann, Schlaganfällen vorzubeugen, vor allem »ischämischen«, also durch Blutgerinnsel verursachten, die die häufigsten darstellen. Urhan Goldbourt vom Sheba Mecial Center in Te-Hashomer, Israel, beobachtete 8586 Männer über einen Zeitraum von 21 Jahren. Es war deutlich, daß die Männer mit den niedrigsten HDL-Cholesterinwerten – unter 35,5 Milligramm pro Deziliter (mg/dl) – einem um 32 Prozent erhöhten Risiko eines Schlaganfalls unterlagen als die Männer mit den höchsten HDL-Werten von über 42,5 Milligramm/dl. »Blutcholesterin muß als Risikofaktor für Schlaganfall betrachtet werden«, erklärte er. Trotzdem fügte er hinzu, daß hoher Blutdruck ein noch größeres Risiko darstellt als niedrige HDL-Werte.

Cholesterin und die Alzheimer-Krankheit

Das schlechte LDL-Cholesterin kann sogar für Morbus Alzheimer verantwortlich gemacht werden, ergaben aktuelle Forschungen. LDL-Cholesterin regt die Depotbildung eines Proteins namens Beta-Amyloid an, eines der Hauptbestandteile der »senilen« Plaques, die immer bei der Alzheimer-Krankheit vorkommen. Man nimmt an, daß dieses Beta-Amyloid ein Hauptverursacher des Gehirnzellverfalls bei dieser Krankheit ist. Der Zusammenhang zwischen schlechtem Cholesterin und Beta-Amyloid könnte zu der Erklärung beitragen, warum der Zustand von Gehirnen von Patienten, die an der Alzheimer-Krankheit leiden, sich in der Nähe erkrankter Blutgefäße verschlimmert.

Cholesterin und Entzündungen

Hohes Cholesterin kann in Verbindung mit schwachen chronischen Entzündungen gebracht werden, die seit einiger Zeit als extrem schädlich für die Blutgefäße und das Gehirngewebe gelten. Harvard-Forscher haben 1997 herausgefunden, daß Menschen mit hohem Blutprotein, das verstärkte Entzündungen anzeigt, doppelt so anfällig für Schlaganfall sind. Das Protein wird als »C-reaktives Protein« (CRP) bezeichnet. Es ist ein meßbarer chemischer Anzeiger im Blut, der sich vermehrt, wenn die Entzündung schlimmer wird.

Eine Folgestudie des Harvard-Kardiologen Paul Ridker von 1999 fand heraus, daß eine der Hauptwirkungen cholesterinsenkender Medikamente gegen Herzkrankheiten in ihrer entzündungshemmenden Aktivität liegt. In einer fünfjährigen Doppelblindstudie hatten Patienten, die eines der cholesterinsenkenden Statine (Pravastatin, Pravasin) einnahmen, 38 Prozent niedrigere Werte des CRP-Entzündungsproteins hatten als die Placebo-Gruppe. Die entzündungshemmende Wirkung war völlig unabhängig vom Blutcholesterin. »Was die Entzündung verursacht, ist ein Rätsel«, sagt Ridker. »Atherosklerose wird sich möglicherweise als eine Entzündungskrankheit herausstellen, ebenso wie wir heute Rheuma als Entzündungskrankheit sehen.«

Summa summarum: Wenn Sie Ihre Blutgefäße gesund halten, bewirken Sie, daß Ihr Gehirn gesund bleibt.

Nachwort: Das Superhirn, das Sie verdienen – die Top ten der Strategien

Ihr Gehirn ist auf wundervolle Weise formbar. Es ist ein kostbarer Schatz, den es ein Leben lang zu pflegen und zu nähren gilt, von Geburt an bis ins hohe Alter. Alle in diesem Buch vorgestellten Forschungsergebnisse bestätigen dies. Wir haben guten Grund zu der Annahme, daß Ihr Gehirn ein Leben lang dafür sorgen kann, daß Sie glücklich, klug, leistungsfähig und zufrieden sein können. All dies basiert auf einem neuen Bild vom Gehirn als wachsendes, in ständigem Wandel begriffenes Organ, das durch Umwelteinflüsse und ganz besonders durch die richtigen Nährstoffe, Vitamine und Nahrungsergänzungsmittel beeinflußt wird, die es täglich mit dem versorgen, was es braucht.

Unglücklicherweise ist unsere heutige Ernährung wenig förderlich für die Erzeugung und Erhaltung eines hochleistungsfähigen Gehirns. Wenn man einmal genau betrachtet, was wir täglich zu uns nehmen, wird man feststellen, daß wir alles tun, um unser Gehirn zugrunde zu richten. Wir essen die falschen Fette und garantieren damit Funktionsstörungen unserer Gehirnzellen, möglicherweise sogar ihren Tod. Wir essen zuviel Zucker und überschütten unser Gehirn weit über das Maß hinaus mit Glukose, das es zur Ernährung und Energieversorgung unserer Gehirnzellen überhaupt nicht braucht. Im Gehirn kann die Glukose dann heftig mit den freien Radikalen reagieren und unsere Gehirnzellen buchstäblich zu Tode verbrennen. Wir essen so viele Kalorien und bewegen uns so wenig, daß beinahe die Hälfte aller Menschen mittlerweile unter Übergewicht leiden. Solche Kalorienüberladungen erzeugen zusätzliche Aktivität freier

Radikale im Gehirn und verdammen unsere Gehirnzellen zu Funktionsstörungen und Tod. Wir machen unsere Gehirne zu einer Wüste, in der die freien Radikale ungehindert wüten können. Wir scheuen vor Übungen zurück, die unser Gehirn mit Energie versorgen. Wir geizen mit Früchten und Gemüse, deren Antioxidantien unser Gehirn vor Fehlfunktion und Tod bewahren könnten. Mit unserer Mangelernährung enthalten wir uns selbst die nötigen Nährstoffe vor, wie B-Vitamine und Vitamin E, die für ein gutes Funktionieren unseres Gehirns unerläßlich sind. Wir riskieren viele mehr oder weniger offensichtliche Schädigungen für unser Gehirn – verstopfte Arterien, hohen Blutdruck, Insulinresistenz und hohes Homozystein. Wir enthalten unseren Säuglingen und Kindern die richtige, gehirnbildende Ernährung vor. Wir versäumen es, unser Gehirn und das unserer Kinder durch gezielte geistige Übungen zu fördern, durch die Gehirnzellen und synaptische Verbindungen zum Wachstum angeregt werden könnten.

Die innovativen Forschungsergebnisse, die in diesem Buch vorgestellt werden, sind eine beachtliche Herausforderung für unser Verhalten. Wir sollten uns der Gefahren bewußt sein, die wir für uns selbst und für die Gesellschaft heraufbeschwören, indem wir die Gesundheit unseres Gehirns vernachlässigen. Natürlich kann nur ein Teil der Information in dieser Form vorgestellt werden, aber die vorgestellten Fakten sollten ausreichen, um auf die richtige Ernährung und die notwendigen Nahrungsergänzungsmittel hinzuweisen, die entscheidend dazu beitragen können, daß unser kostbarstes Organ in seiner großartigen Leistungsfähigkeit erhalten bleibt. Die vorgelegten Beweise sollten jeden von uns anregen, sein eigenes Gehirn mit Respekt und Optimismus zu betrachten, in dem Wissen, daß es an uns selbst liegt, wie leistungsfähig unser Gehirn in Zukunft sein wird.

Aufgrund der vorliegenden umfangreichen Forschungsergebnisse gibt es zehn zentrale Dinge, die Sie tun können, um die Funktionalität und Gesundheit Ihres Gehirns zu erhalten und zu bereichern:

1. Nehmen Sie Multivitamine.

Die Beweise, daß die Einnahme mäßiger Dosierungen einer Vielzahl von Vitaminen und Mineralstoffen eine ausgezeichnete Absicherung der Leistungsfähigkeit Ihres Gehirns darstellt, sind überwältigend. Ihre geistigen Funktionen und Ihr emotionales Wohlbefinden können dadurch erhalten und verbessert werden, und das höchstwahrscheinlich in jedem Lebensalter. Schwangere Frauen sollten Multivitamine unter Aufsicht ihres Arztes einnehmen, um die Gesundheit ihres Kindes zu garantieren. Bis zu einem Drittel aller Schulkinder könnten ihren IQ durch die Einnahme von Multivitamintabletten verbessern, hat Dr. David Benton festgestellt, einer der führenden britischen Gehirnforscher. Vielen Kindern und Erwachsenen mangelt es in ihrer Ernährung an den grundlegenden Vitaminen und Mineralstoffen, die für das richtige Funktionieren des Gehirns unerläßlich sind. Dazu zählen Folsäure und Selen. Ein Multivitaminpräparat könnte diesen Mangel beseitigen. Vergessen Sie nicht: Die Funktionseinschränkungen des Gehirns aufgrund eines solchen Mangels sind häufig so subtil, daß sie überhaupt nicht bemerkt oder sogar für normal gehalten werden. Selbst in Bluttests treten sie nicht immer zutage. Eine Kombination aus Vitaminen und Mineralien, die man in Multivitaminpräparaten findet, kann optimale geistige Funktionen wiederherstellen und gleichzeitig zu einer Verbesserung des allgemeinen Befindens beitragen.

Für ältere Menschen ist ein Multivitaminpräparat absolut unerläßlich, weil ihr Bedarf für die Sicherstellung einer angemessenen Versorgung des Gehirns mit dem Alter ansteigt. Studien zeigen, daß ältere Menschen, die eine Kombination von Vitaminen und Mineralien einnehmen, und das möglichst noch über einen Zeitraum von mehreren Jahren, bessere kognitive Funktionen aufweisen und sich im Alter wohler fühlen. Vor allem B-Vitamine erhalten das alternde Gehirn und vermeiden Demenz und Altersdepressionen. Auch hier sind es die geringfügigen Mangelerscheinungen, durch die ältere Menschen ihre Gehirnfunktionen verlieren und sogar Gehirnerkrankungen bis hin zur Demenz entstehen können, die jedoch leicht durch Multivitaminpräparate ausgeglichen werden können.

2. Nehmen Sie Antioxidantien-Vitamine.

Häufig reicht es nicht aus, nur eine Multivitamintablette einzunehmen. Die meisten dieser Präparate enthalten nicht genügend hohe Mengen der hochwirksamen gehirnschützenden Vitamine E und C, ganz zu schweigen von den wichtigen Substanzen Alpha-Lipoische Säure und Coenzym Q10. In einigen Studien wiesen Teilnehmer, die nur Multivitamine einnahmen, einen Abbau ihrer kognitiven Funktionen im Alter auf, während das bei denjenigen, die hohe Dosierungen der einzelnen Antioxidantien wie Vitamin E zuführten, nicht der Fall war. Einer aktuellen Studie zufolge entwickelte kein einziger der älteren Teilnehmer, die zusätzlich Vitamin E und Vitamin-C-Tabletten einnahmen, Morbus Alzheimer.

»Vier antioxidative Ergänzungsmittel sind absolut unerläßlich: Vitamin E, Vitamin C, Alpha-Lipoische Säure und Coenzym Q10«, sagt der Antioxidantienspezialist Dr. Lester Packer von der University of California in Berekely. Es ist weitaus klüger, verschiedene Antioxidantien auf einmal, statt nur eines einzunehmen, sagt er, weil sie isoliert nicht so gut wirken. Die wirklich gehirnschützende Wirkung können sie nur entfalten, wenn sie zusammenarbeiten können.

Sollten auch Kinder zusätzlich zu Multivitamin noch

Antioxidantien einnehmen? »Jawohl«, sagt Dr. Packer und empfiehlt die Hälfte der üblichen Erwachsenendosis für Kinder. Je früher das Gehirn mit Antioxidantien versorgt wird, desto kleiner ist der im Laufe der Jahre zu erwartende Schaden durch freie Radikale, der sich im Alter in Form von Gedächtnisverlust, Demenz bis hin zu einer Alzheimerschen Erkrankung entwickeln kann. Antioxidantien können auch chronischen Erkrankungen vorbeugen, wie Diabetes, verstopften Arterien und hohem Blutdruck, die dem Gehirn auf Dauer ebenfalls schaden können.

3. Ernähren Sie sich reich an Antioxidantien.

Das heißt, Sie sollten viel Obst und Gemüse essen, die voll von verschiedenen Antioxidantien sind, von denen einige wahrscheinlich noch immer auf ihre Entdeckung warten. Aufregende neue Tierversuche an der Tufts University geben einen Vorgeschmack darauf, welche mächtige Wirkung eine antioxidantienreiche Ernährung auf das Gehirn haben kann. Das Füttern der Tiere mit gebräuchlichen antioxidantienreichen Nahrungsmitteln wie Blaubeeren, Spinat und Erdbeeren hat die Alterung ihrer Gehirne verzögert, ihre geistigen Fähigkeiten in Hochform gebracht und sogar Erinnerungs- und Lernverluste bei alten Tieren ausgleichen können. Es ist höchst erstaunlich, wenn man sich vorstellt, daß Obst und Gemüse Ihr Gehirn verjüngen können!

Praktisch jedes Obst und alle Gemüse enthalten Antioxidantien. Es ist nicht schwierig, bereits in mäßigen Mengen bestimmter Früchte und Gemüse hohe Dosen von Antioxidantien aufzunehmen. Drei Trockenpflaumen, eine Tasse gemischte Blau- und Erdbeeren, plus eine halbe Tasse gekochten Spinat reichen aus, Ihnen mehr Antioxidantien zuzuführen, als die Ernährungswissenschaftler als maximale Tagesdosis empfehlen.

Generell enthalten die Früchte, Beeren und Grüngemüse mit den intensivsten Farben auch am meisten Antioxidantien. Wenn Sie sich Snacks aus Beeren, Kirschen, Trauben, Pflaumen und Rosinen statt oder zumindest zusätzlich zu den üblichen Chips genehmigen, dann können Sie erheblich dazu beitragen, daß Sie geistig leistungsfähig und emotional stabil bleiben.

4. Trinken Sie Tee.

Man kann die phantastischen Wirkungen eines so gebräuchlichen Getränks wie Tee zur Erhaltung und zum Schutz aller Zellen, auch der Gehirnzellen, vor Zerstörung überhaupt nicht hoch genug preisen. Wie Dr. John Weisburger, ein renommierter Ernährungswissenschaftler, der jetzt in der American Health Foundation arbeitet, häufig gesagt hat: »Tee sollte das nationale Gesundheitsgetränk sein.« Es ist eine der leichtesten, schnellsten Möglichkeiten, den Körper und das Gehirn mit Anitoxidantien zu versorgen. Legen Sie einen Teebeutel in eine Tasse kochendes Wasser. Lassen Sie ihn fünf Minuten ziehen und trinken Sie ihn. Damit haben Sie etwa 1 200 ORAC-Einheiten Antioxidantien zu sich genommen – das ist laut den Ernährungswissenschaftlern der Tufts University etwa ein Drittel bis ein Viertel der täglich empfohlenen Dosis.

Auch Eistee wirkt. Gießen Sie dazu Ihren Tee einfach auf ein paar Eiswürfel. Es ist jedoch wichtig, zu wissen, daß Sie keine nennenswerten Antioxidantien über Kräutertees, Eistee in Dosen oder Tee-Mischgetränke aus Granulat erhalten. Tee muß aus Teeblättern – lose oder in Teebeuteln – hergestellt sein. Sie können dazu den ganz einfachen Schwarztee aus dem Supermarkt nehmen, oder den feineren, exotischen Grüntee aus dem Teeladen. Zwar wurde der grüne Tee häufig wegen seiner krebsvorbeugenden Wirkung über den Klee gepriesen, die Tufts-Forscher haben jedoch herausgefunden, daß schwarzer Tee tatsächlich viel mehr Antioxidantien als grüner enthält.

Vorschlag: Ersetzen Sie wenigstens eine der Tassen Kaffees, die Sie täglich zu sich nehmen, durch eine Tasse Tee. Nehmen Sie Eistee, statt eines Soft-Drinks. Bestellen Sie sich im Restaurant Eistee, aber fragen Sie vorher, ob er auch wirklich aus echtem Tee hergestellt wurde.

5. Meiden Sie die schlechten Fette.

Sie können ohne weiteres das feine Kommunikationsnetzwerk Ihres perfekt funktionierenden Gehirns, mit dem Sie auf die Welt gekommen sind, zerstören, indem Sie es mit schlechten Fetten füttern, und das in jedem Alter, also von Geburt an, in der Kindheit, als Heranwachsender, im mittleren Alter und im hohen Alter. Ihr Gehirn kann bei einer Ernährung mit den falschen Fetten nicht optimal funktionieren. Nur wenige Menschen sind sich darüber im klaren, wie wichtig die Fettsäuren auf der molekularen Ebene Ihrer Gehirnzellen sind. Erst die richtigen Fette machen eine klare und schnelle Übermittlung der Botschaften und eine ausreichende Energieversorgung möglich, die Ihre Gehirnzellen lebendig und vital hält. Das wohl Gefährlichste, was Sie Ihren Gehirnzellen überhaupt antun können, ist, es mit gesättigten Fettsäuren zu überhäufen – mit jenem Fett, das in allen Arten von Fast food so reichlich vorhanden ist, von Hamburgern bis zu Milchshakes.

Es gibt gar keinen Zweifel, daß Tiere, denen man absichtlich eine Ernährung reich an gesättigten tierischen Fetten hat zukommen lassen, dümmer waren, ein schlechteres Gedächtnis hatten und nicht so gut lernen konnten. Tierische Fette, so zeigen andere Forschungen, verzerren die normale Struktur der Nervzellmembrane, behindern das Wachstum der Synapsen – der Kommunikationszentren im Gehirn – und stören die Biochemie der Neurotransmitter, also der Botenstoffe. Darüber hinaus fordern solche Fette sogar bei jungen Menschen die »Insulinresistenz«, die zu einem abnormalen Stoffwechsel des Insulins und des Blutzuckers führt – ausgerechnet der beiden Substanzen, die das

Gehirn so dringend braucht, weil es die einzige Energiequelle ist.

Ebenso schädlich für die Zellen sind zuviel mehrfach ungesättigte Pflanzenfette wie Maisöl, die sogenannten Omega-6-Fettsäuren, die chronische Entzündungen im Gehirngewebe hervorrufen. Von diesen geringfügigen Entzündungen nimmt man an, daß sie irgendwann zu feinen Gehirnverletzungen führen, zu Schlaganfällen und zu Morbus Alzheimer. Der Verzehr von Trans-Fettsäuren in aufbereiteten Lebensmitteln wie den meisten Margarinen, Süßgebäck und Pommes frites, kann ebenfalls Blutgefäßschaden verursachen, der abträglich für die Blutversorgung im Gehirn ist.

6. Nehmen Sie Omega-3-Fischöl – entweder durch den Verzehr von Fisch und/oder durch Fischölkapseln.

Das Fett, das Ihr Gehirn am meisten braucht, ist das sogenannte Omega-3-Fett, das sich im Fischöl befindet. Durch diese Substanz ist unser Gehirn im Verlauf der Evolution zu dem geworden ist, was es ist, denn ohne diese Fettsäuren können die Gehirnzellen nicht optimal funktionieren. Vor allem heranwachsende Gehirne – im Mutterleib, bei Babys und Kindern – brauchen Omega-3-Fettsäuren, um die beste neuronale Struktur und biochemische Vernetzung zu bilden. Wenn das Gehirn in den frühen Entwicklungsphasen nicht ausreichend von dieser Substanz erhält, kann dies im späteren Leben zu einem niedrigeren IQ führen. Ebenso kann kein erwachsenes Gehirn ohne eine ausreichende Versorgung mit Omega-3-Fettsäuren sein höchstes kognitives Potential entwickeln. Derartiges Fett wird gebraucht, um das Wachstum der Dendriten und Synapsen anzuregen, den Mechanismen der Neuronen zur Übermittlung und Verarbeitung von Botschaften innerhalb des gesamten Gehirns. Eine Abspaltung des Fischöls, das DHA, erhöht nachweislich die Kapazität des Gehirns im Bereich des Gedächtnisses und der Lernfähigkeit und kann möglicherweise eine Alzheimersche Erkrankung verhindern oder sogar behandeln.

Omega-3-Fettsäuren vermitteln Ihrem Gehirn außerdem, daß es sich wohlfühlen kann. Die Substanz hat eine stimmungsfördernde Wirkung, kann Depressionen vorbeugen und sogar bereits vorhandene lindern. Außerdem kann sie alkoholbedingten Schaden verhindern und ist möglicherweise sogar ein Mittel zu Vorbeugung und Behandlung in manchen Fällen von Schizophrenie. Kinder und Erwachsene mit Aufmerksamkeitsmangelsyndrom (ADD) und Legasthenie leiden möglicherweise unter einem Mangel an Omega-3-Fettsäuren. Wenn dieser Mangel behoben wird, kann dies zu einer besseren Gehirnfunktion führen.

Der Verzehr von fettreichem Fisch mehrmals wöchentlich – oder etwa fünfzig Gramm jeden Tag – reicht aus, damit die Gehirnzellen sich wohl fühlen. Die Alternative: Ergänzen Sie Ihre Ernährung mit Fischölkapseln, möglichst die vom Typ DHA.

7. Nehmen Sie gehirnfreundliche Nahrungsergänzungsmittel ein.

Wenn Sie älter werden, braucht Ihr Gehirn ein bißchen Unterstützung, um gegen subtile Verschlechterungen des Gedächtnisses anzugehen, die möglicherweise die Folge davon sind, daß die Neurotransmitter-Aktivität verringert ist oder Neuronen durch Krankheiten oder freie Radikale beschädigt wurden. Einige frei erhältliche Nahrungsergänzungsmittel können die Aktivität Ihrer Gehirnzellen wieder verbessern. Eines der beliebtesten Präparate ist Ginkgo Biloba, das von vielen prominenten Gehirnforschern eingenommen wird, um altersbedingte Gedächtnisverluste abzuwehren. Ein weiteres Mittel ist Phosphatidylserin oder PS, das dafür bekannt ist, daß es die Bildung des »Gedächtnis«-Neurotransmitters Acetylcholin anregt, die im Alter nachlassen kann. Gehirnforscher sind der Meinung, daß es Sinn macht, diese Mittel einzusetzen, wenn es darum geht, Problemen mit dem Kurzzeitgedächtnis, die zum normalen Altern gehören, vorzubeugen oder sie zu heilen. Vielleicht helfen sie, vielleicht aber auch nicht, je nachdem, wo das Problem liegt und wie die individuelle biochemische Verfassung des Gehirns ist. Der große Vorteil: Im Gegensatz zu wirksamen pharmazeutischen Medikamenten, die schwerwiegende Nebenwirkungen auslösen können, haben diese rezeptfrei erhältlichen Gehirn-Anregungsmittel keine oder nur geringe Nebenwirkungen. Wenn Sie jedoch in ärztlicher Behandlung sind oder Medikamente einnehmen müssen, sollten Sie sich mit Ihrem Arzt beraten, bevor Sie solche Nahrungsergänzungsmittel anwenden, vor allem, um mögliche gefährliche Wechselwirkungen zu vermeiden.

8. Achten Sie auf Zucker, vor allem auf Blutzucker.

Der Verzehr von zuviel Zucker und einigen anderen Kohlenhydraten ist sowohl für junge als auch für alte Gehirne nicht gesund. Zuckerüberschüsse können eine »Insulinresistenz« auslösen, den Blutzucker-(Glukose-)Spiegel aus der Bahn werfen und den Gehirnzellen dauerhaften Schaden zufügen, der dann sogar zu Fehlfunktionen und zum Tod führen kann. Da das Gehirn jedoch überwiegend von der Energie zehrt, die ihm von Kohlenhydraten zugeführt wird, ist es unerläßlich, die richtige Menge von Blutzucker für das Gehirn zur Verfügung zu haben, und zwar zu jedem Zeitpunkt, um Gedächtnis, Lernen und andere kognitive Funktionen zu fördern. Kohlenhydrate helfen darüber hinaus, die Stimmung zu kontrollieren, können Streß lindern und bei vielen Menschen die Konzentrationsfähigkeit erhöhen. Doch ist ein feines Gleichgewicht einzuhalten. Einige Gehirne, wie die von Kindern mit Hyperaktivität oder Aufmerksamkeitsstörungen, sind ganz besonders empfindlich für Kohlenhydrate und verarbeiten den Zucker auf abnormale

Weise. Die besten Kohlenhydrate für ein optimal funktionierendes Gehirn sind die, welche am langsamsten verdaut werden.

9. Reduzieren Sie die Kalorienzufuhr – specken Sie ab.

Übergewicht schadet dem Gehirn, weil es eine Insulinresistenz herbeiführen kann, sowie den Boden für hohen Blutdruck und möglicherweise auch Diabetes bereitet. Dies wiederum verursacht Gedächtnisverschlechterungen, vorzeitiges Altern und geringfügige, aber keineswegs harmlose Schädigungen der Gehirnzellen. Der einzige und sicherste Weg, um das Altern zu verlangsamen sowie das Gehirn und andere Organe vor den Beschädigungen durch freie Radikale zu schützen, ist die Verringerung der Kalorienzufuhr.

10. Geben Sie acht auf sich.

Ein etwas gelasseneres Herangehen an die alltäglichen Dinge des Lebens kann den chronischen geistigen Streß abbauen, der Ihr Gehirn ständig mit Adrenalin und anderen Streß-Substanzen überflutet, die den Neuronen tatsächlich Schaden zufügen können. Körperliche Betätigung, so zeigen die neuesten Forschungen, verbessert den Blutfluß zum Gehirn und regt sogar die geistige Aktivität in bestimmten Bereichen des Gehirns an. Wenn Sie Ihre Blutgefäße vor Gerinnungsschäden schützen, tragen Sie wesentlich zu einer Erhaltung der Gehirnfunktionen bei. Das bedeutet, daß Sie den Blutdruck, das schlechte Cholesterin und die giftigen Substanzen im Blut, wie das Homozystein, unter Kontrolle halten müssen, die Schlaganfälle und die Entwicklung der Alzheimer-Krankheit zur Folge haben können. Stimulieren Sie Ihr Gehirn, indem Sie neue Sachen lernen und neue Dinge tun. Derartige geistige Gymnastik kann das Wachstum neuer Gehirnzellverbindungen tatsächlich fordern sowie das Gedächtnis und die Lernkapazität vergrößern.

Das Wichtigste ist, niemals zu vergessen, daß Ihr Gehirn immer weiter wächst und sich wandelt. Es gedeiht durch

Anregungen, Übungen, Bildung sowie durch die richtige Ernährung und die richtigen Nahrungsergänzungsmittel. Es ist niemals zu früh oder zu spät, sich zu entschließen, das Schicksal Ihres Gehirns selbst in die Hand zu nehmen.

Literaturangaben

Ackerman, Sandra, »Discovering the Brain«, Washington D.C.: National Academy Press 1992, für das Institute of Medicine, National Academy of Sciences.

Benton, David, »Food for Thought«, London: Penguin Books 1996.

Blaylock, Russell L., »Excitotoxins: The Taste that Kills«, Health Press: Santa Fe 1997.

Brand-Miller, Jennie, und Thomas Wolever, »The Glucose Revolution«, New York: Marlowe & Company 1999.

Brown, Richard, Teodoro Bottiglieri und Carol Colman, »Stop Depression Now«, New York: G. P. Putnam's Sons 1999.

Carper, Jean, »Stop Aging Now!«, New York: HarperCollins 1996; Dt.: »Jungbrunnen Nahrung«, München: Econ 1998.

Carper, Jean, »Food – Your Miracle Medicine«, New York: HarperCollins 1993; Dt.: »Wundermedizin Nahrung«, München: Econ 1994.

Carper, Jean, »Miracle Cures«, New York: HarperCollins 1998; Dt.: »Natur wirkt Wunder«, München: Econ 1999.

Christensen, Larry, »Diet-Behavior Relationships«, Washington D.C.: American Psychological Association 1996.

Conners, C. Keith, »Feeding the Brain«, New York: Plerum 1989.

Crook, Thomas H., und Brenda Adderly, »The Memory Cure«, New York: Pocket Books 1998.

Diamond, Dr. Marian, und Janet Hopson, »Magic Trees of the Mind: How to Nurture Your Child's Intelligence, Creativity and Healthy Emotions«, New York: Dutton 1998.

Harman, Denham, Robin Holliday und Mohsen Meydani, Hg., *Towards Prolongation of the Healthy Life Span*, in: »Annals of the New York Academy of Sciences« (854, New York 1998).

Kotulak, Ronald, »Inside the Brain: Revolutionary Discoveries of How the Mind Works«, Kansas City: Andrews McMeel Publishing 1996.

Lombard, Jay, und Carl Germano, »The Brain Wellness Plan«, New York: Kensington 1997.

Masters, Roger D., und Michael T. McGuire, »The Neurotransmitter Revolution«, Carbondale, III., Southern Illinois: University Press 1994.

Packer, Lester, »The Antioxidant Miracle«. New York: John Wiley & Sons, Inc. 1999.

Packer, Lester, Midori Hiramatsu und Toshikazu Yoshikawa, »Free Radicals in Brain Physiology and Disorders«, San Diego: Academic Press 1996.

Papas, Andres, »The Vitamin E Revolution«, New York: HarperCollins 1999.

Rosenthal, Norman, »St. John's Wort«. New York: HarperCollins 1998.

Schmidt, Michael A., »Smart Fats. Berkeley«, California: Frog, Ltd. 1997.

Woodruff-Pak, Diana S., »The Neuropsychology of Aging«, Malden, MA: Blackwell Publishers, Inc. 1997.

Ausgewählte Lektüreempfehlungen

Als ich »Powernahrung fürs Gehirn« schrieb, stellte ich mit meinem Computer umfangreiche Literaturrecherchen mit Medline an und forschte mit Lexis-Nexis nach Artikeln in größeren Zeitungen, Zeitschriften und medizinischen Journalen. Ich nahm an zahlreichen wissenschaftlichen Symposien teil beziehungsweise las ihre Sitzungsberichte und Zusammenfassungen der Meetings. Außerdem führte ich zahlreiche Interviews mit Wissenschaftlern, entweder persönlich, am Telephon oder per E-Mail. Darüber hinaus las ich zahlreiche Bücher über die Funktionen des Gehirns. Im Text gebe ich die Quellen meiner Informationen an. Für alle, die gern genauere wissenschaftliche Referenzen hätten, liste ich hier eine Auswahl von Artikeln auf, von denen viele zu den Quellen für dieses Buch zählen.

Al Abed, Y, et al. *Inhibition of advanced glycation endproduct formation by actaldehyde: role in the cardioprotective effect of ethanol*, in: »Proc Natl Acad Sci USA« (96 (5), 1999), S. 2 385–2 390.

Alpert, J. E., et al., *Nutrition and Depression: the role of folate*, in: »Nutrition Reviews« (55 (5), o. J.), S. 145–149.

Amendola, C. A. P., et al., *Caffeine's effects on performance and mood are independent of age and gender*, in: »Nutritional Neuroscience« (1 (4), 1998), S. 269–280.

Bendich, Adrianne, et al., *Rationale for the introduction of long chain polyunsaturated fatty acids and for concomitant increase in the level of vitamin E in infant formulas*, in: »International Journal of Vitamin and Nutrition Research« (67, 1997), S. 213–231.

Benton, David, und Jurg Haller, *The impact of long-term vitamin supplementation on cognitive functioning*, in: »Psychopharmacology« (117, 1995), S. 298–305.

Benton, David, et al., *Vitamin and mineral supplements improve the intelligence scores and concentration of six-year-old children*, in: »Person Individ Diff« (12 (11), 1991), S. 1151–1158.

Benton, David, et al., *Selenium supplementation improves mood in a double-blind trial*, in: »Psychopharmacology« (102, 1990), S. 549–550.

Benton, David, et al., *The impact of long term vitamin supplementation on cognitive functioning*, in: »Psychopharmacology« (117, 1995), S. 298–305.

Benton, David, et al., *Vitamin/mineral supplementation and intelligence*, in: »The Lancet« (12. Mai 1990), S. 1158–1160.

Benton, David, Symposium on »Nutrition and cognitive efficiency«, Proceedings of the Nutrition Society (51, 1992), S. 295–302.

Benton, David, et al., *Vitamin and mineral supplements improve the intelligence scores and concentration of six-year-old children*, in: »Person Individ Diff« (12 (11), 1991), S. 1151–1158.

Benton, David, et al., *Effect of vitamin and mineral supplementation on intelligence of a sample of schoolchildren*, in: »The Lancet« (23. Januar 1998), S. 140–143.

Benton, David, et al., *Breakfast, blood glucose and cognition*, in: »Am J Clin Nutr« (67 Supplement, 1998), S. 772S–778S.

Berr, Claudine, et al., *Systemic oxidative stress and cognitive performance in the population-based Eva study*, in: »Free Radical Biology & Medicine« (24 (7/8), 1998), S. 1202–1208.

Bertelli, A., et al., *Carnitine and coenzyme Q10: biochemical properties and functions, synergism and complementary action*, in: »Int J Tiss Reac« (XII (3), 1990), S. 183–186.
Birch, E. E., et al., *Visual acuity and the essentiality of docosahexaenoic acid and arachidonic acid in the diet of term infants*, in: »Pediatric Research« (44 (2), 1998), S. 201–209.
Blaylock, Russell L., *Neurogeneration and aging of the central nervous system: Prevention and treatment by phytochemicals and metabolic nutrients*, in: »Integrative Medicine« (1 (3), 1998), S. 117–133.
Blusztajn, J. K., *Choline, a vital amine*, in: »Science« (281, 7. Aug. 1998), S. 794–795.
Bottiglieri, T., *The clinical potential of ademetionine (S-adenosylmethionirie) in neurological disorders*, in: »Drugs« (48 (2), Aug. 1994), S. 137–152.
Brattstrom, Lars., et al., *Hyperhomocysteinemia in stroke: prevalence, cause and relationships to type of stroke and stroke risk factors*, in: »Eur J Clin Invest« (22, 1992), S. 214–221.
Brattstrom, Lars, et al., *Hyperhomocysteinemia as a risk factor for stroke*, in: »Neurol Res« (14 (2 Suppl), 1992), S. 81–84.
Brouwer, IA., *Low dose folic acid supplementation decreases plasma homocysteine concentrations: a randomized trial*, in: »Am J Clin Nutr« (69, 1999), S. 99–104.
Brighenti, F., et al., *Effect of neutralized vinegar and native vinegar on blood glucose and acetate responses in healthy subjects,* in: »European Journal of Clinical Nutrition« (49, 1995), S. 242.
Broadhurst, C. L., und M. A. Crawford, *Rifts Valley lake fish and shellfish provided brain-specific nutrition for early Homo*, in: »Br J Nutr« (79 (1), 1998), S. 3–21.
Cao, G., et al., *Increases in human plasma antioxidant capacity after consumption of controlled diets high in fruits and*

vegetables, in: »American Journal of Clinical Nutrition« (68, 1998), S. 1081–1067.

Carlson, Linda E., et al., *Steroid hormones, memory and mood in a healthy elderly population*, in: »Psychoneuroendocrinology (23 (6), 1998), S. 583–603.

Cenacchi, B., et al., *Cognitive decline in the elderly: a double blind, placebo-controlled multicenter study on efficacy of phosphatidylserine administration*, in: »Aging Clin Exp Res« (5, 1993), S. 123–133.

Chen, C., et al., *Different effects of the constituents of EGb761 on apoptosis in rat cerebrellar grazule cells induced by hydroxyl radicals*, in: »Biochem Mol Biol Int« (47 (3), März 1999), S. 397–405.

Chome', J., et al., *Effects of suboptimal vitamin status on behavior*, in: »Biblthca Nutr Dieta« (38, 1986), S. 94–103.

Clarke, Robert, *Lowering blood homocysteine with folic acid based supplements: meta-analysis of randomized trials*, in: »British Medical Journal« (316 (7 135), 1998), S. 894.

Clarke, Robert, et al., *Folate, vitamin B_{12} and serum total homocysteine levels in confirmed Alzheimer disease*, in: »Arch Neurol« (55, 21. März 1998), S. 1449–1455.

Connor, William E., *Increased docosahexaenoic acid levels in human newborn infants by administration of sardines and fish oil during pregnancy*, in: »Lipids«, (31 Supplement, 1996), S. 183–187.

Crook, T. H., et al., *Effects of phosphatidylserine in ageassociated memory impairment*, in: »Neurology« (41 (5), 1991), S. 644–649.

Dager, S. R., et al., *Human brain metabolic response to caffeine and the effects of tolerance*, in: »American Journal of Psychiatry« (156, Februar 1999), S. 229–237.

Dai, J., et al., *Recovery of axonal transport in »dead« neurons*, in: »The Lancet« (351 (9 101), 1998), S. 499–500.

Daviglus, M.L, et al., *Dietary vitamin C, beta carotene and*

30-year risk of stroke: results from the Western Electric Study, in: »Neuroepidemiology« (16 (2), 1997), S. 69–77.

Davis, D. G., et al., *Alzheimer neuropathologic alterations in aged cognitively normal subjects*, in: »J Neuropathol Exp Neurol« (58 (4), April 1999), S. 376–388.

De Carli, C., et al., *Predictors of brain morphology for the men of the NELBI twin study*, in: »Stroke« (30, 1999), S. 529–536.

de Rijk, M. C., et al., *Dietary antioxidants and Parkinson disease. The Rotterdam Study*, in: »Arch Neurol« (54 (6), Juni 1997), S. 762–765.

Deijen, J. B., et al., *Vitamin B_6 supplementation in elderly men: effects on mood, memory, performance and mental effort*, in: »Psychopharmacology« (109, 1992), S. 489–496.

di Tomaso, E., et al., *Brain cA-nabinoids in chocolate*, in: »Nature« (382 (6 593), 22. Aug. 1996), S. 677–678.

Durlach, P. J., *The effects of a low dose of caffeine on cogniti ve performance*, in: »Psychopharmacology« (140 (1), 1998), S. 116–119.

Eaton, S. B., et al., *An evolutionary perspective enhances understanding of human nutritional requirements*, in: »Journal of Nutrition« (126, 1996), S. 1732–1740.

Edwards, Rhian, et al., *Omega-3 polyunsaturated fatty acid levels in the diet and in red blood cell membranes of depressed patients*, in: »J of Affective Disorders« (48, 1998), S. 149–155.

Ernst, M., Zametkin, A. J., et al., *Age related changes in brain glukose metabolism in adults with attention deficit/hyperactivity disorder and control subjects*, in: »J Neuropsychiatry Clin Neurosci Spring« (lO (2), 1998), S. 168–177.

Evans, S. M., und R. R. Griffiths, *Caffeine withdrawal: a parametric analysis of caffeine dosing conditions*, in: »J Pharmacol Exp Ther« (289 (1), 1999), S. 285–294.

Field, Barbara H., et al., *Ginkgo biloba and memory: An overview*, in: »Nutritional Neuroscience« (1, 1998), S. 255–267.
Finley, J. W., und J. G. Penland, *Adequacy or deprivation of dietary selenium in healthy men: clinical and psychological findings*, in: »Journal of Trace Elements in Experimental Medicine« (11 (1), 1998), S. 17.
Fioravanti, M., et al., *Low folate levels in the cognitive decline of elderly patients and the efficacy of folate as a treatment for improving memory deficits*, in: »Archives of Gerontology and Geriatrics« (26, 1997), S. 1–13.
Gale, Catharine R., et al., *Cognitive impairment and mortality in a cohort of elderly people*, in: »British Medical Journal« (312, 1996), S. 608–611.
Gale, Catharine R., et al., *Vitamin C and risk of death from stroke and coronary heart disease in a cohort of elderly people*, in: »BMJ« (310, 1995), S. 1563–1566.
Gillman, Matthew W., et al., *Protective effect of fruits and vegeables on development of stroke in men*, in: »JAMA« (273 (14), 1995), S. 1113–1117.
Glueck, C. J., et al., *Improvement in symptoms of depression and in an index of life stressors accompany treatment of severe hypertriglycemia*, in: »Biol Psychiatry« (34 (4), 1993), S. 240–252.
Goodwin, James S., et al., *Association between nutritional status and cognitive functioning in a healthy elderly population*, in: »JAMA« (249 (21), 3. Juni 1983), S. 2 917–2 921.
Greenwood, C. E., et al., *Cognitive impairment in rats fed high fat diets: A specific effect of saturated fatty acid intake*, in: »Behav. Neurosci.« (110, 1996), S. 451–459.
Griffiths, R. R., *Low dose caffeine discrimination in humans*, in: »Journal of Pharmacology and Experimental Therapeutics« (252 (3), 1990), S. 970–978.

Haan, Mary N., et al., *The role of APOE e4 in modulating effects of other risk factors for cognitive decline in elderly persons,* in: »JAMA« (282 (1), 7. Juli 1999), S. 40–46.

Hachinski, V., et al., *Lipids and stroke: a paradox resolved*, in: »Arch Neurol Apr« (53 (4), 1996), S. 303–308.

Hagan, TM, et al., *R-alipoic acid-supplemented old rats have improved mitochondrial function, decreased oxidative damage, and increased metabolic rate*, in: »FASEB Journal« (13, 1999), S. 411–418.

Haller, J., *Mental Health: Minimental State Examination and geriatric depression score of elderly Europeans in the SENECA study of 1993*, in: »Eur J Clin Nutr« (50 Supplement 2, Juli 1996), S. S112–116.

Heseker, H., et al., *Psychological disorders as early symptoms of a mild-to-moderate vitamin deficiency,* in: »Annals New York Academy of Sciences« (669, 1992), S. 352–357.

Hibbeln, J. R., *Fish consumption and major depression*, in: »The Lancet« (351, 1998), S. 1213.

Hibbeln, J. R., et al., *Dietary polyunsaturated fatty acids and depression: When cholesterol does not satisfy,* in: »American Journal of Clinical Nutrition« (62, 1995), S. 1–9.

Hindmarch, I., et al., *The effects of black tea and other beverages on aspects of cognition and psychomotor performance*, in: »Psychopharmacology« (139, 1999), S. 230–238.

Hoffer, Abram, *Gaining control of schizophrenia*, in: »American Journal of Natural Medicine« (5 (5), 1998), S. 21–25.

Howard, Barbara V., *Dietary fatty acids, insulin resistance, and diabetes*, in: »Annals New York Academy of Sciences« (1997), S. 215–220.

Hu, Frank B., et al., *A prospective study of egg consumption and risk of cardiovascular disease in men and women*, in: »JAMA« (281 (15), 21. April 1999), S. 1387–1394.

Kalmijn, S., et al., *Polyunsaturated fatty acids, antioxidants, and cognitive function in very old men*, in: »Am. J Epidemiol« (145, 1997), S. 3 341.
Kaplan, Randall J., und Carold E. Greenwood, *Dietary saturated fatty acids and brain function*, in: »Neurochemical Research« (23 (5), 1998), S. 615–626.
Keli, SQ, et al., *Dietary flavonoids, antioxidant vitamins and incidence of stroke: the Zutphen Study*, in: »Arch Intern Med« (156 (6), 1996), S. 637–642.
Khaw, K., *Dietary potassium and stroke associated mortality*, in: »New England Journal of Medicine« (216, 1987), S. 235–240.
Korol, D. L., und P. E. Gold, *Glucose, memory and aging*, in: »Am J Clin Nutr« (67 Supplement, 1998), S. 764S–771S.
Hall, J. L., et al., *Glucose enhancement of performance on memory tests in young and aged humans*, in: »Neuropsychologia« (27, 1989), S. 1129–38.
Heiss, W. D., et al., *Activation of PET as an instrument to determine therapeutic efficacy in Alzheimer's disease*, in: »Annals NY Acad Sci« (695, 1993), S. 327–31.
Horwood, L. J., et al., *Breastfeeding and later cognitive and academic outcomes*, in: »Pediatrics« (101 (1), 1998), S. E9.
Hyman, B. T., *Neuronal loss in Alzheimer's disease*, in: »Aging Clin Exp Res.« (10 (2), 1998), S. 156.
Jama, J. Warsama, et al., *Dietary antioxidants and cognitive function in a population-based sample of older persons. The Rotterdam Study*, in: »American Journal of Epidemiology« (144, 1996), S. 275–280.
James, Jack E., *Acute and chronic effects of caffeine on performance, mood, headache and sleep*, in: »Neuropsychobiology« (38, 1998), S. 32–41.
Johnson, D. L., et al., *Breast feeding and children's intelligence*, in: »Psychol Rep« (79 (3 Pt 2), 1996), S. 179–1185.
Joseph, J. A., et al., *Oxidative stress and age-related neuronal*

deficits, in: »Molecular and Chemical Neuropathology« (28, 1996), S. 35–40.
Joseph, J. A., et al., *Long-term dietary strawberry, spinach, or vitamin E supplementation retards the onset of age-related neuronal signal transduction and cognitive behavioral deficits*, in: »The Journal of Neuroscience« (18 (19), 1. Okt. 1998), S. 8 047–8 056.
Kalmijn, S., et al., *Polyunsaturated fatty acids, antioxidants, and cognitive function in very old men*, in: »American Journal of Epidemiology« (145, 1997), S. 33–41.
Kempermann, G., und Fred H. Gage, *Closer to neurogenesis in adult humans*, in: »Nature Medicine« (4 (5), 1998), S. 555–557.
Kilander, Lena, et al., *Hypertension is relaed to cognitive impairment*, in: »Hypertension« (31, 1998), S. 780–786.
Kritchevsky, S. B., et al., *Dietary antioxidants and carotid artery wall thickness: the ARIC study*, in: »Circulation« (92, 1995), S. 2 142–2 150.
Kubala, Albert L., et al., *Nutritional factors in psychological test behavior (citrus fruit)*, in: »The Journal of Genetic Psychology 96« (1960), S. 343–352.
La Rue, Asenath, et al., *Nutritional status and cognitive functioning in a normally aging sample: a 6-y reassessment*, in: »Am J Clin Nutr« (65, 1997), S. 20–29.
Lanting, C. I., et al., *Neurological difference between 9-year-old children fed breast milk or formula-milk as babies*, in: »The Lancet« (334, 1994), S. 1319–1322.
Le Bars, Pierre L., et al., *A placebo controlled, double blind randomized trial of an extract of ginkgo biloba for dementia*, in: »JAMA« (278 (16), 1997), S. 1327–1332.
Lehto, S., et al., *Predictors of stroke in middle aged patients with non-insulin dependent diabetes*, in: »Stroke« (27 (1), 1996), S. 63–68.
Levi, B., et al., *Long-term fructose consumption acclerates*

glycation and several age-related variables in male rats, in: »J Nutr« (128 (9), 1998), S. 1442–1449.

Lieberman, H. R., R. J. Wurtman et al., *The effects of low doses of caffeine on human performance and mood*, in: »Psychopharmacology« (92, 1987), S. 308–312.

Ligeberg, H. G. M., et al., *Delayed gastric emptying rate as a potential mechanism for lowered glycemia after eating sourdough bread*, un: »Am J Clin Nutr« (64, 1996), S. 886.

Linko, Y. Y., et al., *Docosahexaenoic acid: a valuable nutraceutical?*, in: »Trends in Food Science & Technology« (7, 1996), S. 59–63.

Logroscino, Giancarlo, et al., *Dietary lipids and antioxidants in Parkinson's Disease: a population-based case-control study*, in: »Ann Neurol« (39, 1996), S. 89–94.

Lonsdale, Derrick, *Red cell transketolase studies in a private practice specializing in nutritional correction*, in: »Journal of the American College of Nutrition« (7 (1), 1988), S. 61–67.

Lonsdale, Derrick, et al., *Red cell transketolase as an indicator of nutritional deficiency*, in: »Am J Clin Nutr« (33, 1980), S. 305–211.

Lucas, A., et al., *Breast milk and subsequent intelligence quotient in children born preterm*, in: »The Lancet« (339 (8 788), 1992), S. 261–264.

Lovell, M. A., et al., *Elevated thiobarbituric acid-reactive substances and antioxidant enzyme activity in the brain in Alzheimer's disease*, in: »Neurology« (45 (8), 1995), S. 1594–1601.

Manson, J. E., et al., *Vegetable and fruit consumption and incidence of stroke in women*, in: »Circulation« (89, 1994), S. 932.

Matthews, R. T., et al., *Coenzyme Q10 administration increases brain mitochondrial concentrations and exerts neuro-*

protect effects, in: »Proceedings of the National Academy of Sciences« (95 (15), 21. Juli 1998), S. 8 892.

McDonald, R. B., *Influence of dietary sucrose on biological aging*, in: »Am J Clin Nutr« (62 Supplement, 1995), S. 284S–293S.

Meck, Warren H., et al., *Characterization of the facilitative effects of perinatal choline supplementation on timing and temporal memory*, in: »NeuroReport« (8, 1997), S. 2 831–2 835.

Minami, M., et al., *Dietary docosahexaencic acid increases cerebral acetylcholine levels and improves passive avoidance performance in stroke-prone spontaneously hypertensive rats*, in: »Pharmacol Biochem Behav« (58, 1997), S. 1123–1129.

Morris, M. C., et al., *Vitamin E and vitamin C supplement use and risk of incident Alzheimer Disease*, in: »Alzheimer Dis Assoc Disord« (12 (3), 1998), S. 121–126.

Mueller, E. A., et al., *Brain-volume preserved in healthy elderly through the eleventh decade*, in: »Neurology« (51, 1998), S. 1555–1562.

Munch, G., et al., *Advanced glycation endproducts in ageing and Alzheimer's disease*, in: »Brain Res. Brain Res Rev« (23, 1997), S. 134–143.

Murphy, J. Michael, et al., *The relationship of school breakfast to psychosocial and academic functioning*, in: »Arch Pediatr Adolesc Med« (152, 1998), S. 899–907.

Neeper S. A., et al., *Physical activity increases mRNA for brain derived neurotrophic factor and nerve growth factor in rat brain*, in: »Brain Research« (726 (1–2), 8. Juli 1996), S. 49–56.

Okuyama, Harumi, et al., *Dietary fatty acids – the n-6/n-3 balance and chronic elderly diseases. Exces linoleic acid and relatively n-3 deficiency syndrome seen in Japan*, in: »Prog Lipid Res« (35, 1997), S. 409–457.

Orencia, A. J., et al., *Fish consumption and stroke in men. 30year findings of the Chicago Western, Electric Study*, in: »Stroke« (27, 1996), S. 204–209, 1996.

Ortega, R. M., et., *Dietary intake and cognitive function in a group of elderly people*, in: »American Journal of Clinical Nutrition« (66, 1997), S. 803–809.

Paleologos, Michael, et al., *cohort study of vitamin C intake and cognitive impairment*, in: »Am J Epidemiol« (148, 1998), S. 45–50.

Packer, L., et al., *Alpha lipoic acid – the metabolic antioxidant*, in: »Free Radical Biology & Medicine« (20, 1996), S. 625–626.

Packer, L., et al., *Neuroprotection by the metabolic antioxidna alipoic acid*, in: »Free Radical Biology & Medicine« (22 (1–2), 1997), S. 359–378.

Peet, Malcolm, *Depletion of Omega-3 fatty acid levels in red blood cell membranes of depressive patients*, in: »Biol Psychiatry« (43, 1998), S. 315–319.

Perkins, Anthony J., *Association of antioxidants with memory in a multiethnic elderly sample using the Third National Health and Nutrition Examination Survey*, in: »Am J Epidemiol« (150, 1999), S. 37–44.

Perrig, Walter J., et al., *The relation between antioxidants and memory performance in the old and very old*, in: »J Am Geriatr Soc« (45, 1997), S. 718–724.

Perry, I. J., et al., *Prospective study of serum total homocysteine concentration and risk of stroke in middle aged British men*, in: »The Lancet« (346, 1995), S. 1395–1398.

Prasad, K. N., et al., *Prostaglandins as putative neurotoxins in Alzheimer's disease*, in: »Proceedings of the Society of Experimental and Biological Medicine« (219, Nov. 1998), S. 120–125.

Prior, Ronald L., et al., *Antioxidant capacity and polyphenolic components of teas: implications for altering in vivo antio-*

xidant status, in: »Proceedings of the Society for Experimental Biology and Medicine« (220 (4), 1999), S. 255–261.

Pyapali, Gowri X., et al., *Prenatal dietary choline supplementation decreases the threshold for induction of long-term potentiation in young adult rats*, in: »J Neurophysiol« (79 (4), 1998), S. 1790–1796.

Richardson, Alexandra J., et al., *Abnormal cerebral phospholipid metabolism in dyslexia indicated by phosphorus-31 magnetic resonance spectroscopy*, in: »NMR in Biomedicine« (10, 1997), S. 309–314.

Riedel, W., et al., *Caffeine attenuates scomolamine-induced memory impairment in humans*, in: »Psychopharmacology« (Berl) (122 (2), Nov. 1995), S. 158–168.

Riggs, Karen M., et al., *Relations of vitamin B_{12}, vitamin B_6, folate, and homocysteine to cognitive performance in the normative aging study*, in: »Am J Clin Nutr« (63, 1996), S. 306–314.

Riso, P., et al., *Does tomato consumption effectively increase the resistance of lymphocyte DNA to oxidative damage?*, in: »Am J Clin Nutr« (69, 1999), S. 712–718.

Robinson, K., et al., *Low circulating folate and vitamin B_{12} concentrations: risk factors for stroke, peripheral vascular disease, and coronary artery disease*, in: »European COMAC Group. Circulation« (97 (5), 10. Feb. 1998), S. 437–443.

Sano, Mary, et al., *A controlled trial of selegiline, Alphatocopherol or both as treatment for Alzheimer's disease*, in: »New England Journal of Medicine« (336, 24. April 1997), S. 1216–1222.

Sapolsky, R. M., 1996, *Why stress is bad for your brain*, in: »Science« (273, 527G, 1999), S. 749–750 und »FASEB abstracts« (1999).

Schmidt, R., et al., *Plasma antioxidants and cognitive perfor-*

mance in middle-aged and older adults: results of the Austrian stroke prevention study, in: »J Am Geriatr Soc« (46 (11), Nov. 1998), S. 140–710.

Schmidt, R., et al., *Magnetic resonance imaging white matter hyperintensities in clinically normal elderly individuals*, in: »Stroke« (27, 1996), S. 2 043–2 047.

Schoenthaler, Stephen J., et al., *Controlled trial of vitamin-mineral supplementation on intelligence and brain function*, in: »Person Individ Diff« (12 (4), 1991), S. 343–350.

Schoenthaler, Stephen J., et al., *Controlled trials of vitamin-mineral supplementation: effects on intelligence and performance*, in: »Person Individ Diff« (12 (4), 1991), S. 351–362.

Selhub, J., et al., *Vitamin status and intake as primary determinants of homocysteinemia in the elderly*, in: »JAMA« (270, 1994), S. 269–398.

Serafini, M., et al., *In vivo antioxidant effect of green and black tea in man*, in: »Eur J Clin Nutr« (50, 1996), S. 28–32.

Shaywitz, Sally E., et al., *Effect of estrogen on brain activation patterns in postmenopausal women during working memory tasks*, in: »JAMA« (281 (13), 1999), S. 1197–1202.

Skolnick, A., *Brain researchers bullish on prospects for preserving mental functioning in the elderly*, in: »JAMA« (267 (16), 22. April 1992), S. 2 154.

Skoog, I., *The relationship between blood pressure and dementia: a review*, in: »Biomed & Pharmacother« (51, 1997), S. 367–375.

Snowdon, David A., et al., *Antioxidants and reduced functional capacity in the elderly; findings from the Nun Study*, in: »J Gerontol A Biol Sci Med Sci« (51 (1), 1996), S. 10–16.

Sokol, Ronald J., *Vitamin E and neurologic function in man*,

in: »Free Radical Biology & Medicine« (6, 1989), S. 189–207.
Solfrizzi, V., et al., *High monounsaturated fatty acids intake protects against age-related cognitive decline*, in: »Neurology« (52, 1999), S. 1563–1568.
Stevens, L.J, et al., *Essential fatty acid metabolism in boys with attention deficit hyperactivity disorder*, in: »Am J Clin Nutr« (62, 1995), S. 761–768.
Stoll, S., et al., *The potent free radical scavenger a-lipoic acid improves memory in aged mice. Putative relationship to NMDA receptor deficits*, in: »Pharmacol Biochem Behav« (46, 1993), S. 799–805.
Streufert, S., et al., *Excess coffee consumption simulated complex work settings: detriment or facilitation of performance?* in: »Journal of Applied Psychology« (82 (5), 1997), S. 774–782.
Tomeo, AC, et al., *Antioxidant effects of tocotrienols in patients with hyperlipidemia and carotid stenosis*, in: »Lipids« (30 (12), Dez. 1995), S. 117–983.
Truelsen, T., *Intake of beer, wine and spirits and risk of stroke: the Copenhagen city heart study*, in: »Stroke« (1998), S. 29.
Tun, PA., et al., *Cognitive and affective disorders in elderly diabetics*, in: »Clin Geriatr Med« (6 (4), 1990), S. 731–746.
Vallardita, C., et al., *Multicentre clinical trial of brain phosphatidylserine in elderly subjects with mental deterioration*, in: »Clin Trials J.« (24, 1987), S. 84–93.
Wainwright, P. E., et al., *A saturated fat diet during development alters dendritic growth in mouse brain*, in: »Nutritional Neuroscience« (1, 1998), S. 49–58.
Walton, Ralph G., et al., *Adverse reactions to aspartame: doubleblind challenge in patients from a vulnerable population*, in: »Biol Psychiatry« (34, 1993), S. 13–17.

Warburton, D. M., *Effects of caffeine on cognition and mood without caffeine abstinence*, in: »Psychopharmacology« (119, 1995), S. 66–70.
Waterhouse, A. L., *Antioxidants in chocolate*, in: »The Lancet« (1996), S. 348–834.
Willatts, P., et al., *Effect of long chain polyunsaturated fatty acids in infant formula on problem solving at 10 months of age*, in: »The Lancet« (352, 1998), S. 688–691.
Wickelgren, Ingrid, *Tracking insulin to the mind*, in: »Science« (280 (5 363), April 1998), S. 517.
Winther, K., et al., *Effects of ginkgo biloba extract on cognitive function and blood pressure in elderly subjects*, in: »Current Therapeutic Research« (59 (12), 1998), S. 881–888.
Yao, E., *Decreased plasma tryptophan associated with deep white matter lesions in elderly subjects*, in: »J Neurol Neurosurg Psychiatry« (66, 1999), S. 100–103.
Yehuda, S., et al., *Essential fatty acids preparation (SR-3) improves Alzheimer's patients' quality of life*, in: »Int J Neurosci« (87, 1996), S. 141–149.
Yehuda, S, et al., *Fatty acids and brain peptides*, in: »Peptides« (19 (2), 1998), S. 407–419.
Yokota, A., *relationship of polyunsatruated fatty acid composition and learning ability in rat*, in: »Nippon Sanfujinka Gakkaishi« (45, 1996), S. 15–22.
Young, S. N., *Folic acid and psychopathology*, in: »Prog. Neuro-Psychopharmacol & Biol Psychiat« (13, 1989), S. 841–863.
Yudkin, John, *Intelligence of children and vitamin-mineral supplements: the DRF study. Discussion, conclusion and consequences*, in: »Personality and individual Differences« (12, 1991), S. 363–365.